五运六气简史

著 刘明武

湖南科学技术出版社 · 长沙

序 一

介绍彝族文化中的洛书河图
——兼论彝汉文化同根同源

汉族学者刘明武先生在他发表的文章与出版的专著中，多次介绍彝族文化中的河图洛书，引起了一些学者的好奇和震惊：彝族文化也有河图洛书吗？

作为贵州省彝学研究会原会长，有责任、有必要介绍一下彝族文化中的洛书河图，有责任、有必要介绍一下彝汉文化的同根同源。

彝族文化中有河图洛书，有阴阳五行、太极八卦、五运六气、天干地支，所有这些其根其源都源于太阳历。

阴阳，彝族文化是用太阳回归解释的。太阳回归年一年分两截，两截分阴阳。前一截为阳年，后一截为阴年。

五行，彝族文化同样是用太阳回归年解释的。彝族保留了一种十月太阳历，十月太阳历一年分五季，五季称五行，五行命名为木火土金水。

"五行之五，是太阳回归年分出的五个时间段；五行之行，是五个时间段内运行的五种气候。"这是刘明武先生解读的五行。用太阳回归年解释五行，毫无疑问，这一解释是正确的。

五行还可以表达青、红、黑、白、黄五色。历史上的彝族，按照五色分为五个支系；发展到近代，有的学者写彝族史，由于文化失传的原因，出现了黑贵白贱的异说。太极图内的阴阳，阴黑阳白，能说阴贵阳贱吗？黑贵白贱，严重背离了祖先创造的优秀文化，严重影响了民族内部团结，我曾经在各类会议上公开批判过这种狭隘的"山头"文化。

太极，彝族文化是用寒暑、昼夜解释的。同一个太极图，可以表达太阳回归形成的一寒一暑，可以表达日往月来形成的一昼一夜。

洛书，在彝族文化中，名字叫"鲁素"。"鲁素"，汉语意思是"龙书"。

洛书，表达的是十月太阳历。十月太阳历分五行十个月：每一行 72 日，一行含两个月；一月 36 日；一月含两个节气；一节一气，各 18 日。天干地支，源头在十月太阳历。十天干是用来表达十个月月序的。一月分三旬，一旬 12 日。十二地支是表达一旬日序的。

河图，在彝族文化中，名字叫"付托"。"付托"，汉语意思是"联姻"。联姻，指的是阴阳联姻，奇偶联姻。河图，表达的是十二月阴阳合历。

六气，彝族文化解释为太阳回归年分出的六种气候——萌气、生气、长气、沉气、收气、藏气。五行六气，源头都在太阳历。"六气之六，是太阳回归年分出的六个时间段；六气之气，是六个时间段内的六种气候。"这是刘明武先生解读的六气。用太阳回归年解释六气，毫无疑问，这一解释是正确的。

二十四节气，彝族是用来指导生产、指导收获的。彝族谚语："清明耕田，谷雨下种"；"过了芒种，打开涵洞"；"立夏雨不下，犁杖高挂"；"白露穗不低头，割了喂老牛"；"白露谷黄荞熟，人人有口福"。

彝族有大小两个年节：冬至过大年，夏至过小年。大年小年，过的是太阳节——太阳回归节。冬至，太阳回归年的出发点；夏至，太阳回归年的回归点。

所有这些文化常识，均出于两部彝族经典。一部经典彝语叫《土鲁窦吉》，汉语为《宇宙生化》；另一部经典叫《宇宙人文论》。为什么彝族经典爱用"宇宙"命名？因为组成洛书、河图的两个圆——空心圆〇与实心圆●彝语是有音有义的。空心圆〇彝语发音为土，实心圆●彝语发音为鲁，土鲁汉语意思为宇宙。

《宇宙生化》是彝族布摩传人王子国先生家传的一部彝族经典。布摩，是彝族文化的传承人。这本彝族经典，是我主张出版的，贵州民族出版社出版这部经典时，是我作的序。《宇宙生化》这部书解释了洛书、河图的所以然。解释洛书河图，彝族没有解释在"神龟出书，河马出图"的神秘上，而是解释在了太阳回归的法则上，解释在了月亮圆缺的法则上，解释在了斗柄循环的法则上。中华文化是道法自然的文化，道法自然，法的是太阳回归，法的是月亮圆缺，法的是斗柄循环。

为什么彝族文化中有洛书河图，有太极八卦，有五行六气，有二十四节气？根本原因是彝汉两个民族的文化同根同源。下面举十个例子说明问题：

例一，两个民族的文字相同。彝族有文字！彝文实际上是陶器文、甲骨文阶段的文字。甘肃大地湾、西安半坡陶器上的文字，以及四川三星堆的符号，用彝文可以轻而易举地解答。

甲骨文，彝族学者可以轻而易举地识别。云南司法厅原厅长阿苏大岭所著《破译千古易经——简论彝汉文化同源性》一书中引用了100多个彝文与甲骨文进行比较。比较结论是：彝文与甲骨文有三同：同形，同音，同义。

例二，两个民族的祖先相同。伏羲女娲，是汉族崇拜的祖先，也是彝族崇拜的祖先。

父子联名谱，是彝族历史文化中独特的文化现象。最古老的联名是从伏羲开始的：伏羲——希（羲）慕遮——遮窦古——古珠施……

彝文古籍《西南彝志》也有记载："羲生九子，九子整理乾坤。"

颛顼，黄帝的孙子，是彝族尊崇的先贤。彝族曾经采用的历就是颛顼历。彝族历史上有一个"赤索"时代，彝族学者称这个时代就是颛顼时代。

例三，两个民族有同样的抽象的文化符号。正如刘明武先生所言，在民族大家庭中，只有中原华夏与彝族保留了洛书河图。

太极图、八卦图，中原华夏有，彝族同样有。

中原有六气之说，彝族有六气循环图。

中原有二十四节气，彝族有二十四节气循环图。

中原有七十二候，彝族有七十二候循环图。

彝族还有一幅融河图洛书、八卦、十二月、二十四节气、七十二候、二十八星宿为一体的宇宙生化总图。刘明武先生引用到了《太阳与中医》一书的封面上。

例四，两个民族有相同的神话故事。"后羿射日"的故事，汉族有，彝族同样有。

例五，两个民族的图腾相同。汉族的图腾是龙，彝族的图腾是龙虎。彝族自称"倮倮"，汉语意思为"龙虎"，龙图腾和虎图腾是所有彝族的图腾。濮阳颛顼墓中出土了"天下第一龙"与"天下第一虎"，但后来的宣传中，只宣传"天下第一龙"，没有宣传"天下第一虎"。对此，中国社会科学院研究员、彝族学者刘尧汉先生专门著文提出批评。

例六，两个民族共同尊重"两至"——冬至和夏至。汉族有"冬至大过年"之说；在彝族文化里，冬至本身就是大年节。端阳、端午，一个节日为什么有两个名字？彝族的天文历法可以解释。端阳节，彝族文化是用太阳历解释的。阴阳之阳，起于太阳回归的前一截。阳气的起始点在冬至，阳气的终结点在夏至。端阳，以太阳回归而论，是阳气的终结点。端阳就是阳气之端，端阳节是太阳节，是太阳回归节。端午节，彝族文化是用北斗历解释的。端午之午，就是北斗星斗柄指向了子午线的午位，也就是正南方。以北斗历而论，端午节是北斗节。端午节，韩国成功申遗。但是，韩国能解释端午节的来历吗？

例七，两个民族共同用干支计时。一日之内，分子丑寅卯辰巳午未申酉戌亥十二时辰；一岁之内，分寅卯辰巳午未申酉戌亥子丑十二月。

例八，两个民族共同采用阴阳合历。太阳历的二十四节气，汉族在沿用，彝族也在沿用。朔望（初一、十五），属于太阴历，汉族在沿用，彝族也在沿用。以寅月为正月，属于北斗历，汉族在沿用，彝族也在沿用。

例九，两个民族共同重视自然药物。重视植物药，重视动物药，重视矿物药，是彝汉两个民族的共同之处。彝医用药，讲究四时之序：春用叶，夏用花，秋用果，冬用根。这与《本草纲目》中用四时区分药物的温热凉寒四气有相似相通之处。彝医尤其重视动物药。在去贵州大方县开会的路上，我和刘明武先生谈起一起彝医用动物药起死回生的实例：云南丽江的一位领导，得了癌症，晚期扩散。西医结论：六个月人就没有了。经治疗六个月之后人还在，而癌瘤没有了。刘明武先生为弄懂这件事，特别邀请丽江市委原书记与这位患者（丽江政协副主席）一起到广东座谈。被西医判定"六个月人就没有了"的那位丽江领导，后来多活了 24 年。在《太阳与中医》一书中，刘明武先生几次谈到我介绍彝医治愈癌症这件事。治愈癌瘤的动物药就是麝香。麝，现在成了一级保护动物。但是，如果大力发展人工养殖林麝，以人工养殖的麝香治愈癌症，是不是对人类的一大贡献?!

云贵川还有多种植物药，可以单方治大病。一种药，可以治一种病。例如，红香樟可以治愈冠心病。

例十，两个民族共同重视以天文论天灾。在刘明武先生的著作中可以看到，《尚书》《诗经》时代就有了以天文论风雨的方法。彝族文化中同样有以天文论天灾的方法。《爨文丛刻》中记载有二十八宿，彝族先贤是根据二十八星宿与月亮的对应关系计时的；同时，也是以二十八星宿中的 A 宿 B 宿论风论雨，以二十八星宿中的 C 宿 D 宿论丰年灾年的。太阳在天上，小花小草在大地上，但是小花小草的枯荣规律取决于太阳。月亮在天上，钱塘江在大地上，但是钱塘江大潮的规律取决于月亮。以天文论之，是两个民族文化的共同思路；以太阳论之，以月亮论之，以北斗论之，以二十八星宿论之，是两个民族的共同方法。刘明武先生认为，如果我们坚持先贤的思路与方法，再与今天的科学技术相结合，中华民族一定会找出各种天灾的规定性与规律性。

20 世纪初期，地质学家丁文江先生出版了彝族经典《爨文丛刻》，使学界知道彝族有典籍、有文字、有文化。

今天的刘明武先生同样是一名地质工作者，他把地质学中"有此矿必有此因，见此矿必求此因"找矿的方法引入文化研究，"有！为什么有？"为揭开河图洛书千古之谜，不辞辛劳多次来贵州彝区寻找答案。他的努力，使学界知道彝族有中原华夏一模一样的河图洛书。"有！而且能够解释有从何处来！"这是彝族文化的贡献。十月太阳历像一条项链的主线，将阴阳五行、天干地支、72 与 36 这一组被广泛引用的神秘数据，串成了一条完美的项链。阴阳五行不是玄学，是太阳法则。

刘明武先生非常感谢王子国先生保留并翻译了《宇宙生化》这部彝族经典。在贵州，刘明武先生还收集了《宇宙人文论》《西南彝志》《彝族源流》《彝族通史》一系列彝族典籍。

纠正了一个"文化冤案"——夜郎自大，这是刘明武先生的一大贡献。夜郎国，第一次是在《史记》中出现的。《史记·西南夷》开篇第一句话是："西南夷君长以什数，夜郎最大。"汉朝希望与身毒国（印度）交流，派出使者，抵达昆明，滇王与使者见面，问出了"汉孰与我大"的第一问；使者抵达夜郎国，夜郎侯同样有此一问，《史记·西南夷》中的原话是："夜郎侯亦然。""亦然"二字说明，第一问在滇王而不在夜郎侯。汉代文献《史记》《汉书》《淮南子》中，既没有出现"滇王自大"，也没有出现"夜郎自大"。之后的唐宋元明，也没有"滇王自大"与"夜郎自大"。到了清代，《聊斋志异·绛妃》中才出现了"夜郎自大"一词。"夜郎自大"是蒲松龄一人的创造，与正史不符。刘明武先生说，不到毕节不知道，古夜郎国保留了那么多源头的文化典籍。

秦始皇焚书，没有焚彝族的书。所以，源头的典籍能够在彝族保存下来。长江再长也不会告别源头，大树再高也不会告别根本。中国是一个多民族的国家，文化同根同源研究有利于铸牢中华民族共同体意识，为中华民族伟大复兴在文化上作出贡献。

贵州省原人大常委会副主任
滇川黔桂彝文古籍整理出版协作组组长
贵州省彝学研究会原会长

禄文斌
万历阳

序 二

从太极演化谈起
——序《五运六气简史》

一、太极图为什么会赢得现代一流物理学家的尊重

凡是中华儿女，都知道古代祖先创建了一幅太极图。但有多少人知道，世界上一流的物理学家极其崇尚一阴一阳组成的太极图？

1. 量子物理学家、诺贝尔物理学奖获得者玻尔，1936 年到中国，一看到阴阳太极图，马上就得出结论：一阴一阳，是并协原理的先河。丹麦政府为表彰玻尔的贡献，授予其"骑象勋爵"；授爵之后，太极图赫然出现在了玻尔自己设计的族徽之中。

2. 美国科学院院士、美国物理学会主席、美国哲学学会副主席惠勒也崇尚阴阳太极图。1981 年，惠勒到中国访问，在北京、上海、合肥等地演讲，每一次演讲，惠勒都会谈到玻尔与太极图的故事。在惠勒演讲集《物理学和质朴性》一书的第一页上，就出现了太极图；图下的文字注释为"阴阳——玻尔用了作为并协原理的象征"。

3. 卡普拉，美国物理学家、诺贝尔物理学奖获得者，《物理学之道》一书的作者。太极图、八卦图、六十四卦图，在《物理学之道》一书中全部出现，太极图是在"空间与时间"一节中出现的。

物理学家谈物理，怎么谈都不为过。但问题是上述西方物理学家谈物理，为什么偏偏又谈到东方的太极图，为什么偏偏又谈到东方的八卦与六十四卦？显然，在以上几位西方杰出物理学家的眼里，太极图正是无比精美地表达了宇宙之根本——时间与空间。

二、太极的根基——追根溯源太极图

2019 年 10 月 19 日，在广东珠海横琴召开的首届中医核心基本理论探源学术会议上，多位学者展示了由河南登封师范学院曹书敏先生业余在登封告成元代观星台实际测量得到的"当下实测太极图"。它百分之百符合西方现代还原论科学可实证、可测量、可重复、可定量和可数学表达的所有规定要求。

这一"当下实测太极图"昭示我们：中华古天文学研究成果具有永恒性、绝对真理性！因为它今天测到的是这样，一万年前测到的是这样，一万年后测到的还将是这样！只要太阳还在天上，地球没有被毁灭。

从"当下实测太极图"可清楚看到，古代祖先用立竿测影的方法，从每日正中午太阳影长的测量结果中，发现了冬至、夏至、春分、秋分等太阳周而复始的视运动规律。因为冬至阳气开始上升，气温渐暖，直到夏至为止，祖先定此半年为阳半年；夏至开始阴气下降，气温渐冷，直至冬至为止，定此半年为阴半年，阴阳由此而定。

太极图是精确、精密的大自然规律，这里没有丝毫迷信！用物理学的语言来说，它们是地球与太阳及其诸星轨道运行相互位置间关系的永远不变的规律，是中华祖先发现的万古不变的天地之道，自然之道，是绝对真理，是东方大智慧之结晶！

太阳回归形成的寒暑，就是一阴一阳的发源地。可惜，上述中华古天文历法的源头信息在中原大地上已失传久远矣。

三、演化的太极

书中的太极是演化的。《易经·系辞上》："是故易有太极，是生两仪，两仪生四象，四象生八卦，八卦生吉凶，吉凶生大业。"

书外的太极（日影）是演化的。书外的时间（日影）是演化的。书外的气候（日影）是演化的。

四、时间与气候：《黄帝内经》的看家本领

《灵枢·卫气行》："失时反候者，百病不治。"这一论断告诉后人，《黄帝内经》的看家本领在"时"与"候"。

时是时间之时、候是气候之候。时间具有严格规定性，气候具有变化无常性。正常的气候，时与候是对应的。异常的气候，时与候是错乱的。气候错乱是中医文化判断疾病的依据。

一部《黄帝内经》分别在《素问》和《灵枢》中重复强调对医生的底线要求。

《素问·六节脏象论》："故曰：不知年之所加，气之盛衰，虚实之所起，不可以为工矣。"

《灵枢·官针》："故用针者，不知年之所加，气之盛衰，虚实之所起，不可以为工也。"

此处的"工"者，就是中医传承者，即中医医生。

这里的"三不知"不可以为工，就是说当医生的必须熟悉、精通五运六气理论，否则在临床实践中就会出乱子、出医疗事故。

这里的"三不知"全部涉及太阳历，全部涉及太阳回归。

那么，"年之所加，气之盛衰，虚实之所起"到底是什么意思呢？

"年之所加"之"年"，即太阳回归年。

"气之盛衰"之"气"，就是太阳回归引起的寒暑之气，亦即阴阳二气。"气之盛衰"之"盛衰"，就是太阳回归引起的寒暑转换。

"虚实之所起"，就是天有寒暑之变，人体有虚实之病。

这就是告诫当医生的不仅要精通"五运六气"理论，还要把控好"五运六气"临床实际运用。也就是说治病、用针的医生，不能仅仅在医谈医，还应有更高的"五运六气"理论视野，正如金元四大家之一张子和所谓："不明五运六气，检遍方书何济。"

在没有精密仪器的远古时代、中古时代，伟大的中华先贤是以"时"与"候"两大基础创立了中华文化、中医文化，以"时"与"候"两大依据论证所有的问题，包括认识与医治百病。中医文化是以"时候"为本的。

五、刘明武对阴阳、对五运六气的解释

今天，如果中医的继承者们读不懂五运六气，中医还能继续传承吗？

先贤写出来的书，后世子孙为什么读不懂，原因何在？是先贤的错误，还是后世子孙的思路与先贤的思路不合拍？

结论只能是：后世子孙根本没有理解先贤的创造思路与方法。

刘明武指出：书中的道理在书外，人文的道理在天文。

太阳回归即是天道！

太阳回归年一分为二，即是一寒一暑；一寒一暑即是一阴一阳。

太阳回归年一分为四，即是春夏秋冬四时。

太阳回归年一分为五，即是木火土金水五行。

太阳回归年一分为六，即是风寒湿热燥暑六气。

只有弄懂了十月太阳历与十二月太阳历两种太阳历，那么两句话就能轻松解释五运六气：

太阳回归年一分为五的五个时间段，就是五运五行之五；一个时间段一种运行的气候，五运之运、五行之行就是五个时间段运行的五种气候。

太阳回归年一分为六的六个时间段，就是六气之六；一个时间段一种运行的气候，六气之气就是六个时间段运行的六种气候。

先贤创造出的理论，今天的子孙为什么读不懂？根本原因是子孙的思路与先贤不合拍！中华先贤的思路是以天文论人文，后世子孙的思路是"以书论书，以字解字，以经解经"，完全忘记了书中的道理在书外，人文的道理在天文，完全忘记了天文学是人类第一学，历法是文明第一法。

五运六气本来是永恒而常青的太阳法则，为什么会成为讲不清楚的玄学？根本原因在于天文历法的失传，尤其是十月太阳历的失传。另外，今天"科学"一词的含义不清，也让当代的炎黄子孙们背负沉重的包袱，深陷泥潭。

六、两种"科学"，两种思路

什么是科学？人类为追求真理、把握客观规律而进行的智力活动及其形成的知识体系被统称为科学。它是一个历史产生和演化着的系统。

（一）科学两兄弟

"科学"从来就不是人类的独生子，它有两兄弟。由于认识论的不同，科学知识分为还原论科学知识与整体论科学知识两部分，或称为简单性科学（1+1＝2）与复杂性科学（1+1≠2）两类。犹如车之两轮、鸟之两翼，或称之为两兄弟，古今中外皆如此。它们各有优势与弱点，都是人类的宝贵知识财富。

从历史看，近代西方擅长还原论简单性科学；从古代农耕社会起，东方中华则擅长整体论复杂性科学。而中华传统文化的科学属性恰恰就是整体论复杂性科学。

20世纪80年代前后，就在现代科学发源地的西方，当一批理性的西方学者面对现实实际，开始反思还原论科学的不足与弊端，倡导复杂问题与复杂系统研究的时候，标志着科学形态的转型已经开始，也意味着科学的另一翼整体论复杂性科学发展上升的新时代的来临。

就在那时，钱学森先生开创了开放的复杂巨系统理论，占据了当代科学前沿的制高点！

（二）中医学与西医学的本质区别

西医学是以还原论现代科学为基础发展起来的医学，而中医学则是以整体论复杂性科学为支撑发展成的医学。它们是从属于两个不同科学体系的不同医学，或者说西医学的科学属性对标的是现代科学（1+1＝2），而中医学对标的恰恰是整体论复杂性科学（1+1≠2）。因此，中、西医学各有不同的内涵与不同的特点及其自身发展规律，当然也各有自己的评价体系与评价标准，它们最终的评价取决于临床疗效。

大家知道，西方工业革命三百年，还原论现代科学推动了高新技术与产业的蓬勃发展，为西方人的物质与财富的积聚和物质生活水平的极大提高作出了巨大贡献，所以现代科学成了西方人的崇尚至尊，成了当代的强势科学，自然西医学也成了强势之医学。

（三）相对真理与绝对真理

人类认识事物的方法大致有两类：一类是以还原分析的方法认识事物，如西方现代科学方法；另一类则是以整体系统集成的方法观察认识客观世界，如中国传统的整体认识论。不同的认识论与方法论，即使是对同一事物，得到的结果也会有不同。例如，中、西医学对生命、人体的认知不同，尽管它们都是为了人类的健康。

所以今天我们谈科学，就必须搞清楚还原论科学与整体论科学的本质差别，或者说简单科学（1+1＝2）与复杂性科学（1+1≠2）的本质差别。整体论复杂性科学具有在事物整体上把握确切而在局部细微处具有模糊性的特点；而还原论科学讲究实证，具有局部精准而整体模糊的特征。

确实，还原论现代科学在解决非生命事物问题上，可谓无所不能，百战百胜。例如，原子弹现在不用实地试验了，用计算机模拟计算就可以解决问题了。但在生命领域，却步履维艰，计算机模拟不了生命人体。为什么？因为我们生命人体是一个整体的开放的复杂巨系统，其功能状态在外界变化的条件下时刻都处在变化之中。因此，切不要把整体复杂的生命问题简单化了。复杂问题只有用复杂性科学来处理方能奏效。

在还原论现代科学领域内主要用的是下分法，不断下分不断发现，不断获得新认知，但只有相对真理而没有绝对真理。创新，再创新，也只能逐渐逼近真理，这是世界科学界的共识。因此，我们一定要知道，现代科学知识只是人类知识的一部分，你如果把现代科学的边界无限地放大，而且还硬要拿现代科学的标准来衡量一切，那就是犯科学主义的错误了。但今天恰恰有那么多人还不清楚这一非常基本的道理。

我们中华传统文化是一个伟大的宝库，其宝藏就是我们祖先关于客观世界一切领域的整体规律性的认知。例如，关于生命健康的不朽经典著作《黄帝内经》，就是这样的宝藏。再如，中国古代的关于用兵打仗的《孙子兵法》，今天居然是美国西点军校的教材。

（四）医学不等于科学

本来医学就是医学，医学不等于科学，医学的范畴远比科学的要大，而且大很多。但今天，人为地慢慢把这两个不同的概念、不同的定义域给等同化了，演变成"医学＝科学"了。西医学的科学属性是还原论现代科学，而中医学的科学属性是整体论复杂性科学，自然它们各有适合于自己的评价体系与评价标准。但如果强以自己一方作为"金"标准，来考量评价对方，那不就是拿西方刀叉的标准来评价东方筷子的优劣，以基督教的标准来考量佛教徒？岂不荒唐可笑，谬误横生！

俗话说得好，一把钥匙开一把锁。当前中医界十分重要的是：要认清中医学的科学属性是整体论复杂性科学，而不是还原论现代科学。要拿对钥匙，方能开得了锁！

中华文化与中医文化同根同源，同命运共呼吸，它们是母系统与子系统的关系，"阴阳五行"四个字是它们共同的理论基础。几千年来炎黄子孙对自己的传统文化从来都是笃信无疑的，但遗憾的是由于中华文化自身传承的问题，造成了今天的大多数中华儿女已经不了解"阴阳五行"的出处与来源。中医文化更被近代的无知无畏者误导为"迷信"与"玄学"，致使中华文化和中医文化在近代跌入了中华历史的最低谷。因此造成了今天国人对自己民族文化自信的缺失，严重地阻碍了中医的振兴和中华民族伟大复兴的步伐。

但是真理永远是真理，是金子总是要发光的。令人欣喜的是：今天的炎黄子孙——一个找到了矿以后还要继续追问为什么这里会有矿的典型职业地质工程师刘明武先生，已经破解了上述难题。地质工程师出身的刘明武为追寻中华文化与中医文化"阴阳五行"的根与源，苦苦耗费了二十多年时间深入研究与探索。但他从通常史书到诸子百家，从《易经》《易传》到八卦、六十四卦，从文字资料到无字的河图、洛书，都没有找到真正的中华文化的根与源。在孔夫子"天子失官，学在四夷"的启示下，他投身边疆彝族、苗族等少数民族文化的研究与探索中去。书中的道理在书外，功夫不负有心人，刘明武先生终于在少数民族文化中成功找回了中华文化和中医文化发祥的源头——立竿测影得到太极图以及随后的古天文历法。中原大地上中华文化已经失传的源头信息，恰在边陲少数民族还完整地保留着，这真是炎黄子孙之大幸，中华民族之大幸啊！

中华祖先从创建古天文历法，以及表达天文历法的太极图，就发现了天地永恒不变的规律——自然之道。这自然之道的通俗讲法就是，只要太阳还在天上，地球没有被毁灭，在地球上的一切事物都要服从于这个永恒不变的大道规律，也就是老子《道德经》所说"人法地，地法天，天法道，道法自然"之本意。

纵观世界，唯有东方中华传统文化把控了大自然的永恒不变的规律与真理，而地球上一切事物的发展变化，都在这样一个永恒不变的大道规律的掌控与支配之中，犹如神话故事中的孙悟空永远逃脱不了如来佛的手掌心一样。这就是我们所拥有的中华民族伟大复兴无与伦比的软实力！这正是我们新时代中华文化自信的基础，也是中医理论自信的基础！

今天，欣闻刘明武先生新作《五运六气简史》即将出版，它的面世必将助力新时代的中医振兴。欣喜之中，写下上述文字以此致贺。

中国科学院大学近代物理学教授

国家香山科学会议组委会原负责人

杨炳忻

于北京

中医传承中的三大问题
——代序

一、问题的提出

有！为什么有？

有！有什么用？

中华先贤创造的经典，后人为何读不懂？

是当代中医文化传承所面临的三大问题。

二、尴尬的现实

研究群经之首《易经》者如过江之鲫，从历史到现实，并没有取得根本性的突破。是一。

天道阴阳、五运六气，是中医经典《黄帝内经》的基础理论，研究者成千上万，弄懂者万不出一。是二。

但是，读懂读不懂是一回事，该不该懂是另一回事！五运六气是中医理论的基础常识，基础到什么地步？犹如佛教中的阿弥陀佛。试想一下，如果和尚不会念阿弥陀佛、不会解释阿弥陀佛，佛教还会流传吗？试问，如果中医继承者读不懂天道阴阳、五运六气，中医还会继续传承吗？

先贤写出来的书，后世子孙读不懂，原因何在？是先贤的错误，还是后世子孙的思路与先贤的思路不合拍？

不同空间的人类先贤，都给自己的子孙留下了经典。

古希伯来先贤，留下了一部《圣经》。

源头的印度先贤，留下了一部《五十奥义书》。

唯我中华先贤留下了两部经典——《易经》和《黄帝内经》。

有《圣经》，其子孙能够解释《圣经》；有《五十奥义书》，其子孙能够解释《五十奥义书》。这是中华民族之外的现实。有《易经》解释不了《易经》，有《黄帝内经》解释不了《黄帝内经》，是华夏当下的现实。

中华先贤创造了光彩夺目的中华文明，是整个世界都认可、都崇敬的事实。试问，没有坚实的理论基础，会有光彩夺目的中华文明吗？

如果中华先贤没有错，那么，中华先贤创造的两部经典为什么后世子孙读不懂呢？是后世子孙根本没有理解先贤的创造思路与方法！

三、书中的道理在书外，人文的道理在天文

今日的学者都知道，写书写文章，需要丰富的参考资料，需要大量的参考书。

创造《易经》《黄帝内经》时，中华先贤手中有大量的参考资料吗？

没有！

创造《易经》《黄帝内经》时，中华先贤手中有大量的参考书吗？

没有！

没有参考资料，没有参考书，《易经》与《黄帝内经》这两部经典是怎么创造出来的？

书中的道理在书外，人文的道理在天文，以天文论人文，以天文论中医。

从天文到人文，以天文论人文，是中华先贤的创造思路。请看以下几个论断。

其一，《黄帝四经·经法·四度》："动静参于天地谓之文。"人有动静，动静有坐标，动静有规矩，人动静的坐标、规矩在天地。人之动静合于天地之序，即人文之文。

其二，《易经·贲·彖传》："观乎天文，以察时变；观乎人文，以化成天下。"

其三，《道德经·第二十五章》："人法地，地法天，天法道，道法自然。"

其四，《礼记·郊特牲》："取法于天。"

其五，《春秋左传·昭公二十八年》："经天纬地曰文。"

其六，《庄子·则阳》："以天为师。"

观乎天文，演化出了中华大地上的人文。

天文，无限星空中的日月星辰也。

天文中对地球影响最大的是太阳！中华先贤观测太阳，制定出了太阳历。太阳历奠定了中华文化、中医文化的大根大本。

太阳回归即天道！

太阳回归年一分为二，即一寒一暑；一寒一暑即一阴一阳。

太阳回归年一分为四，即春夏秋冬四时。

太阳回归年一分为五，即木火土金水五行。

太阳回归年一分为六，即风寒湿热燥暑六气。

太阳回归年一分为八，即"分至启闭"八节。分，春分秋分；至，冬至夏至；启，立春立夏；闭，立秋立冬。一节有一风，八节有八风。

太阳回归年一分为十，为十月太阳历。十月太阳历是中华文化、中医文化的成熟点。所谓成熟，成熟在时空观与四维时空上。时空物三位一体的时空观与四维时空，都是从十月太阳历出发的。

太阳回归年一分为十二，为十二月太阳历。十二月太阳历是中华文化、中医文化的精美点。所谓精美，即精确到了极致，只能微调不能大动。十二月、十二律、十二经络，都是从十二月太阳历出发的。

太阳回归年一分为二十四，为二十四节气。二十四节气奠定了农耕文明的基础。

太阳回归年一分为七十二，为七十二候。七十二候，一讲气候，二讲物候。气候五日一变，万物的状态五日一变。从太阳历出发的"时与候"，构成了《黄帝内经》判断疾病、医治疾病的根本坐标。

四、三大问题的解答

有！有，从天文来；有，从太阳来。是第一个问题的解答。

太阳历界定出了节令，今天的农民还在用。下种与收获，必须严格遵循节令。有！有什么用？有永恒的作用！是第二个问题的解答。

先贤创造出的理论，子孙为什么读不懂？根本原因是子孙的思路与先贤不合拍！中华先贤的思路是以天文论人文，后世子孙的思路是"以书论书，以字解字，以经解经"，完全忘记了书中的道理在书外，人文的道理在天文，完全忘记了天文学是人类第一学，历法是文明第一法。

《灵枢·卫气行》："失时反候者，百病不治。"一定要牢记的是：时间与气候是中医文化论证百病的两大坐标。时间具有严格的规定性，气候有变化无常性。正常的情况，气候与时间，如影随形；异常的情况，气候与时间脱节。例如春行夏令，春行秋令，春行冬令。气候异常，是农民论证灾年的坐标；气候异常，是《黄帝内经》论证百病的坐标。

一分为 A，一分为 B，一分为 C，一分为 D，这里的 ABCD 代表的是时间段，一分为二即太阳回归年分为两个时间段。一寒一暑，即两个时间段内的气候。

　　一分为五即太阳回归年分为五个时间段，五行之行即五个时间段内运行的气候。

　　一分为六即太阳回归年分为六个时间段，六气之气即六个时间段内运行的气候。

　　在没有精密仪器的远古时代、中古时代，伟大的中华先贤是以"时"与"候"两大基础创立了中华文化、中医文化，以"时"与"候"两大依据论证所有的问题，包括认识与医治百病。——中医文化以时候为本。

五、源头的思路不能丢

　　《素问·六节脏象论》："不知年之所加，气之盛衰，虚实之所起，不可以为工矣。"

　　《灵枢·官针》："故用针者，不知年之所加，气之盛衰，虚实之所起，不可以为工也。"

　　"三不知"不可以为工。工者，中医传承者也，中医医生者也。

　　相同的话语，在一部《黄帝内经》中先后出现了两次：在《素问》中出现了一次，在《灵枢》中又出现了一次。说明了什么？说明"三不知"在中医传承中的重要性与根本性。

　　"三不知"全部涉及太阳历，全部涉及太阳回归。

　　"三不知"之中，排位第一的是"年之所加"。"年之所加"之"年"，太阳回归年也。"年之所加"之"加"，太阳回归年循环的计算也。为工即为医者的首要条件，就是要知道太阳回归年，要懂得太阳回归年循环的计算。

　　"三不知"之中，排位第二的是"气之盛衰"。"气之盛衰"之"气"，太阳回归引起的寒暑之气也，亦即阴阳二气。"气之盛衰"之"盛衰"，太阳回归引起的寒暑转换也。《管子·枢言》："道之在天，日也。"请看，天上的太阳可以论道。《周髀算经·陈子模型》："日中立竿测影，此一者，天道之数。"请看，中午的日影可以论道。天道之变，变在日影长短两极之间。日影长短之变，即寒暑两极之变。寒暑两极之变即盛衰之变。《管子·重令》："天道之数，至则反，盛则衰。"《淮南子·泰族训》："天地之道，极则反，盈则损。"天道之变，一变在"至则反"，二变在"盛则衰"。"盛衰"之变者，寒暑二气的转换也。《灵枢·刺节真邪》："阴阳者，寒暑也。"寒暑二气的转换，亦即阴阳二气的转换。太阳可以论道！日影可以论道！道有变动，变在日影长短两极之间。日影长短两极之变，即寒暑两极之变，亦即阴阳两极之变。寒暑

（阴阳）两极之变，即气之盛衰之变。

"三不知"之中，排位第三的是"虚实之所起"。天有寒暑之变，人体有虚实之病。《素问·宝命全形论》："天有寒暑，人有虚实。"虚实的坐标，在寒暑。寒暑的本源，在太阳回归。《周髀算经·日月历法》以冬至论寒，以夏至论暑。《周髀算经·天体测量》以立竿测影的方法区分出了冬至夏至：日影最长点，冬至；日影最短点，夏至。寒暑之判断标准，具体在冬至夏至，本源在太阳回归。

《易经·贲·象传》："观乎天文，以察时变。观乎人文，以化成天下。"

太阳属于天文，太阳历属于人文。观乎太阳，如何观？最简洁的方法是立竿测影。今天沿用的太阳历，出于立竿测影。立竿测影，立的是八尺高竿，测的是中午的日影。竿下日影，是一条标准的直线。竿下日影与测影之竿，构成了一个标准的直角。竿下日影与测影之竿顶端相连，构成了一个标准直角三角形。正是这个直角三角形奠定了中华文化、中医文化的基础。

——太阳回归年出于直角三角形的底边。

——天道出于直角三角形的底边。

——寒暑（阴阳）出于直角三角形的底边。

——四时出于直角三角形的底边。

——六气出于直角三角形的底边。

——八节出于直角三角形的底边。

——十二月出于直角三角形的底边。

——二十四节气出于直角三角形的底边。

——黄钟大吕之声出于直角三角形的底边。

——"满招损，谦受益"中的损益之哲理出于直角三角形的底边。

——"相反相成"之哲理出于直角三角形的底边。

——"寒极生热，热极生寒"之哲理出于直角三角形的底边。

——"阳极生阴，阴极生阳"之哲理出于直角三角形的底边。

……

日影的盈缩，精确的测量，奠定了中华文化、中医文化的基础。

就中医文化而言，理论基础在《黄帝内经》。一部《黄帝内经》起码有"一百个为什么"，而太阳历可以解答"九十五个为什么"，剩下的问题由太阴历、北斗历、二十八宿历来解答。

此时此地，重温两次出现在《黄帝内经》中的一个论断，作为结束。这个论断是："知其要者，一言而终；不知其要，流散无穷。"要在何处？要在天文历法。天文历法，首先在两种太阳历。

弄懂了两种太阳历，两句话就能解释五运六气：太阳回归年一分为五的五个时间段，就是五运五行之五；一个时间段一种运行的气候，五运之运、五行之行就是五个时间段运行的五种气候。

太阳回归年一分为六的六个时间段，就是六气之六；一个时间段一种运行的气候，六气之气就是六个时间段运行的六种气候。

分五个时间段的太阳历为十月太阳历！

分六个时间段的太阳历为十二月太阳历！

要想真正弄懂两种太阳历，必须认识太阳历的演化史。

"三代以上，人人皆知天文。'七月流火'农夫之辞也；'三星在户'，妇人之语也；'月离于毕'，戍卒之作也；'龙尾伏辰'，儿童之谣也。后世文人学士有问之而茫然不知者矣。"这是顾炎武写在《日知录》中的三句话。顾炎武指出，夏商周三代之前，天文历法在中华大地上普及到了农夫、妇女、儿童、边疆战士，之后的学者已经茫然无知。

五运六气本来是永恒而常青的太阳法则，为什么会成为讲不清楚的玄学？根本原因在于天文历法的失传，尤其是十月太阳历的失传。笔者借助源头的文化与少数民族保留的文化，以太阳历的演化史来诠释五运六气的所以然，希望能够得到读者的认同，同时也希望得到方家的批评。

江河告别源头，一定会干涸！

树木告别根本，一定会枯萎！

中医呢？

刘明武

于南海之滨

目　录

十

问

有五运，五运是怎么起源的？

有六气，六气是怎么起源的？

五运六气与太阳回归相关吗？

五运六气与冬至夏至相关吗？

五运六气与南北两条回归线相关吗？

五运六气与地球公转相关吗？

五运六气能够严格定量吗？

五运六气能够重复吗？

五运六气与时间、空间、气候、物候四位一体的时空模型相关吗？

五运六气具有永恒性与常青性吗？

以上十个问题，中医批判者不知有几人能作出解答，尤其是正确的解答？

以上十个问题，中医继承者不知有几人能作出解答，尤其是正确的解答？

五运六气，是《黄帝内经》的理论基础。试想一下，不懂五运六气能弄懂弄通《黄帝内经》吗？不懂《黄帝内经》，能算是真正的中医吗？《黄帝内经》是中华文化的重要组成部分，不懂《黄帝内经》，能算是真正的文人吗？

纯粹的读书能够弄懂弄通《黄帝内经》吗？绝对不能！

以书论书，以经解经，以字解字，是无法解读《黄帝内经》的！

为什么？

因为在远古时期，形成中华元典之时，中华大地上没书，更没有图书馆，伟大的中华先贤在创造《易经》与《黄帝内经》这两部经典时，无书可以参考！那么，参考的是什么呢？

参考的是天文！具体参考的是太阳回归，月亮圆缺，斗柄循环，以及如环无端的二十八星宿。

从天文到人文，是中华文化、中医文化形成的思路，谈太阳回归、谈月亮圆缺、谈斗柄循环，是中华文化、中医文化形成的方法。对地球来说，天文中最重要的是太阳。所以，要认识《易经》《黄帝内经》必须从认识天文入手，具体以认识太阳为第一入手处。

第一章

人类第一学，
文明第一法

"物有本末，事有终始，知所先后，则近道矣。"（《礼记·大学》）这一论断揭示出的哲理是：江河有源，草木有根，事情有始有终，研究问题一定要理清先后关系。

那么，研究五运六气，有没有先后关系呢？

有！

要想弄懂弄通五运六气，必须先弄懂弄通天道阴阳；要想弄懂弄通天道阴阳，必须先弄懂弄通两种太阳历；要想弄懂弄通两种太阳历，必须先认识人工水稻。

总而言之，研究中华文明必须从人工水稻着眼，研究中华文化必须从太阳历入手。

为什么？

因为中华文明始于农耕文明，农耕文明的第一标志是"有没有粮食"。没有粮食，就没有生存的前提。无法生存，一切就无从谈起。而粮食的种植与收获，必须依照节令。

节令从何而来？

可以从鲜花中来！

可以从鸟叫中来！

归根结底，是从太阳历中来。

先请看两句古代的种植谚语与格言。

其一，《韩非子·功名》："非天时，虽十尧不能冬生一穗。"

其二，《吕氏春秋·审时》："是故得时之稼兴，失时之稼约。"

第一句是古代谚语。这一谚语告诉后人，粮食的种植与收获，人力与工具都不是第一要素。什么是第一要素？天时！天时即太阳历区分出的节令。尧，是公认的圣人之君；即使是圣人之君，如果不按照天时下种，也别想在寒冷的冬季长出一个谷穗。

第二句是事关种植的至理名言。"得时"者，遵守天时也。"失时"者，贻误天时也。遵循天时，种植就会喜获丰收；贻误天时，种植就会减产或绝收。

再请看几句今天还在沿用的种植谚语。

湖南种植谚语："晚稻不能过立秋！过了立秋，种也没收。"

种植二季稻，立秋这一天是极限。过了立秋这一天，种植也不会有收获。

湖南的种植谚语，可以在全国各地找到知音之论。请看笔者收集的各地种植谚语：

其一，东北种植谚语："过了芒种，种了白种。"

其二，云南种植谚语："夏至忙忙，点火插秧。"

其三，贵州种植谚语："夏至插秧少一腿。"

其四，广东粤北插秧谚语："夏至齐齐下。"

通过古今种植谚语与格言的回顾，是不是可以提出一个问题：没有太阳历，中华大地上不可能出现人工水稻！没有人工水稻，中华大地上会出现农耕文明吗？

太阳历是农耕文明即中华文明的基础！

太阳历也是中华文化、中医文化的基础，为什么这么说？因为天道、阴阳、五行（五运）、四时、六气、八风、十天干与十二地支、72 与 36 这两个神秘数据，这些文化要素全部是由太阳历出发的。

天文学是人类第一学，历法是文明第一法，是全人类的共识。而在中华大地上，天文学既是第一学，又是母亲学；历法既是第一法，又是母亲法。中华文化、中医文化，以及自然百科的基本要素全部是从太阳历出发的。要想真正认识中华文化、中医文化，要想真正认识中华文明，必须从天文历法入手，具体必须从太阳历入手。

第二章

经典与先秦诸子记载的太阳历

介绍经典与先秦诸子记载的太阳历，目的有三：一是理清太阳历在中华文化里的基础性地位，二是理清一条贯穿文化源流的主线，三是理清中华文化永恒而常青的奥秘。

一、观测太阳的中华先贤

（一）《史记》中的原则性记载

《史记·天官书》："太史公曰：自初生民以来，世主曷尝不历日月星辰？"

自初者，最初也，源头也。生民者，人民也。世主，君主也，君王也，天子也。历日月星辰者，天文观测也。《史记》告诉后人，最初的君主都是天文观测者，都是天文历法制定者。

《史记》的记载，只是原则性的记载，没有涉及具体的事、具体的人。

（二）源头经典中的具体记载

1.《易经》记载的伏羲氏

《易经》记载的天文观测者，介绍了一个人，这位先贤就是包羲氏，后世统称之为伏羲氏。

《易经·系辞下》："古者包羲氏之王天下也，仰则观象于天，俯则观法于地，观鸟兽之文与地之宜，近取诸身，远取诸物，于是始作八卦，以通神明之德，以类万物之情。"

古者之古，古在上古，古在远古。包牺、包羲氏、伏羲氏，名字不同，实际上是代表性的先贤。在经典与传说中，他是仰观天文的第一人。仰观天文的落脚点，是"始作八卦"。始，起始也，最初也。八卦，始于伏羲氏。

八卦是什么？八卦是太阳历八节！

《尸子》："伏羲氏画八卦，别八节而化天下。"

八节为何？冬至夏至、春分秋分、立春立夏立秋立冬是也。

仰观天文的结果，是创作出了太阳历八节。

此处值得记住的是，八卦之前还有书，还有图。《易经·系辞上》："河出图，洛出书，圣人则之。"八卦是圣人的作品，而图书则是圣人效法的圣物。

河图洛书是什么？从何而来？《易经》没有解释。千古难题由此诞生。之后有了"神龟出书，河马出图"的解释。一句话八个字，把道法自然的文化引入了神秘。万幸的是，彝族文化还完整地保存了河图洛书，而且能用天文历法解释：洛书表达的是十月太阳历，河图表达的是阴阳合历。天文学是人类第一学，历法是人类第一法。位于文字之前的河图洛书表达的是天文历法。如此解释，把道法神秘又还原回了道法自然。

阴阳的第一发源地，始于洛书！

五行的唯一发源地，始于洛书！

针经纲纪的一与九，始于洛书！

阴阳奇偶，始于洛书！

方与圆，始于洛书！

三阶幻方，始于洛书！

天干地支，始于洛书！

井田制的模型，始于洛书！

描红的九宫格，始于洛书！

出现在各个领域的72与36这两个数据始于洛书！

2.《周髀算经》记载的伏羲氏与神农氏

一部《周髀算经》之中，记载了两位天文观测者——包牺与神农。包牺，两次出现，一次单独出现，一次与神农氏共同出现。

《周髀算经·商高定理》："古者包牺立周天历度。"——是包牺即伏羲氏的第一次出现。

《周髀算经·日月历法》："古者包牺神农，制作为历，度元之始，见三光未如其则，日月列星，未有分度，日主昼，月主夜，昼夜为一日。日月俱起建星。"包牺，即伏羲氏；神农，即神农氏；两位先贤是并列出现的。

伏羲氏与神农氏，都是天文观测者。观天文，观的对象是日月星三光。三光之中，太阳位列第一，月亮位列第二，星位列第三。

《周髀算经》告诉后人，太阳是中华先贤的第一观测对象，观天文制历法始于伏羲神农。实际上，观测天文的先贤，应该远远早于伏羲氏、神农氏。观测天文的成果，集大成于伏羲氏时代，这里应该是伏羲氏载入史册更重要的原因。

3. 《尚书》记载的羲和

《尚书》开篇之作为《尧典》。

《尧典》记载了天文观测的组织者与实际的天文观测者，天文观测的组织者是帝尧，实际的天文观测者是羲、和二氏。尧命羲、和二氏在东西南北四个方位建立观测点，天文观测对象有二：一是太阳，二是二十八星宿。自然之物的观测对象有三：一是鸟，二是兽，三是民。观测成果有三：一是区分出了春分秋分，冬至夏至；二是区分出了春夏秋冬四时；三是确定了完整的太阳回归年为366日。

4. 《山海经》记载的太阳妈妈与月亮妈妈

《山海经》记载了十日与十二月，分别是帝俊之妻羲和与常羲所生。

> 《山海经·大荒南经》："东南海之外，甘水之间，有羲和之国。有女子名曰羲和，方日浴于甘渊。羲和者，帝俊之妻，生十日。"

译文：在东海之外，甘水与东海之间，有个国家名叫羲和国。国中有一个女子，名叫羲和，她正在甘渊中给太阳洗澡沐浴。羲和，是帝俊的妻子，她生了十个太阳。——太阳妈妈生出十个太阳。太阳妈妈的名字叫羲和。羲和，是在《尚书·尧典》中出现的人物，是太阳观测者，是二十八星宿的观测者。

> 《山海经·海外东经》："下有汤谷。汤谷上有扶桑，十日所浴，在黑齿北。居水中，有大木，九日居下枝，一日居上枝。"

译文：黑齿国的下面是汤谷。汤谷中生长着一棵扶桑树，那里是十个太阳洗澡的地方，位于黑齿国的北面。在水中有一棵大树，九个太阳居住在下面的树枝上，剩下的一个太阳住在上面的树枝上。

> 《山海经·大荒西经》："有女子方浴月，帝俊妻常羲，生月十有二，此始浴之。"

译文：有一个女子正在给月亮沐浴。帝俊的妻子常羲，生了十二个月亮，由她开始为月亮洗澡。

> 同是帝俊之妻，在《大荒南经》中叫羲和，在《大荒西经》中叫常羲，羲和与常羲，是不是同一个人?! 羲和，太阳妈妈；常羲，月亮妈妈；

从这几处记载来看，十日与十二月所分布的地理方位是有区别的。

十日生于南（《大荒南经》），出于东（《海外东经》），十二月生于西（《大荒西经》）。

十日不是十个太阳，而是十月太阳历（一年分十个月）；十二月也不是十二个月亮，而是十二月太阴历（一年分十二个月）。

十月太阳历由观测太阳而产生，十二月阴历需要观测月亮并结合太阳历才能产生；也就是说，太阳和月亮是两个对地球影响最大的天体，两者之中又以太阳最为重要。

日月东升西落，太阳主白昼主阳在东方，月亮主夜晚主阴在西方，东方与西方的意象联想很容易产生，但为什么太阳生于南方呢？很简单，对于北回归线以北的北半球来说，太阳永远都处在偏南的天空。

《山海经》记载有"日出日入"之山。

《山海经·大荒东经》记载了七座日月所出之山，排列顺序依次为：大言山、合虚山、明星山、鞠陵于天山、孽摇頵羝山、猗天苏门山、壑明俊疾山。

《山海经·大荒东经》中的原文如下：

> 东海之外，大荒之中，有山名曰大言，日月所出。
>
> 大荒之中，有山名曰合虚，日月所出。
>
> 大荒中有山，名曰明星，日月所出。
>
> 大荒之中，有山名曰鞠陵于天、东极、离瞀，日月所出。
>
> 大荒之中，有山名曰孽摇頵羝。上有扶木，柱三百里，其叶如芥。有谷曰温源谷，汤谷上有扶木，一日方至，一日方出，皆载于乌。
>
> 大荒之中，有山名曰猗天苏门，日月所出。
>
> 东荒之中，有山名曰壑明俊疾，日月所出。

《山海经·大荒西经》记载了七座日月所入之山，排列顺序依次为：方山、丰沮玉门山、龙山、日月山、鏖鏊钜山、常阳山、大荒山。

《山海经·大荒西经》中的原文如下：

> 西海之外，大荒之中，有方山者，上有青树，名曰柜格之松，日月所出入也。
>
> 大荒之中，有山名曰丰沮玉门，日月所入。
>
> 大荒之中，有龙山，日月所入。

大荒之中，有山名曰日月山，天枢也。吴姬天门，日月所入。

大荒之中，有山名曰鏖鏊钜，日月所入者。

大荒之中，有山名曰常阳之山，日月所入。

大荒之中，有山名曰大荒之山，日月所入。

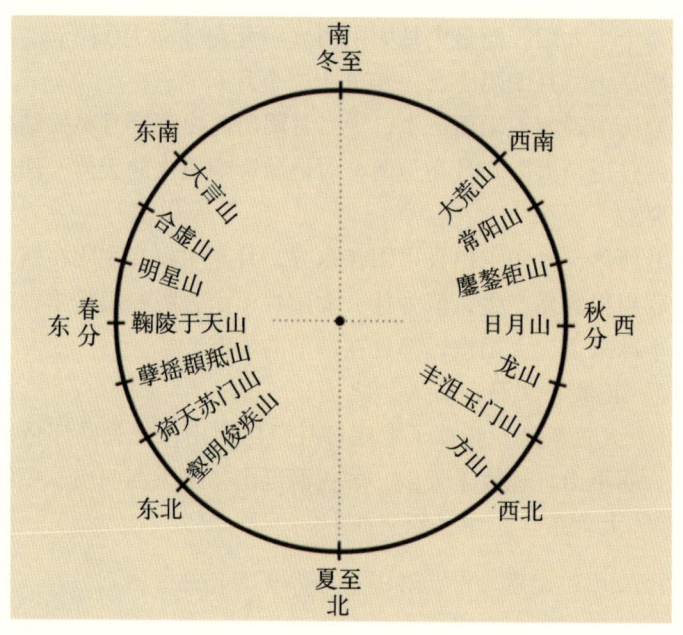

《山海经》记载的七座日出日入之山

　　《山海经》告诉后人，日出方位有东南、东北两个极限，日入方位有西南、西北两个极限。两个极限之间有七座日出之山与七座日入之山。日出日入循环在七座山之间，循环一次，即一个太阳回归年。利用大山山头，观测日出方位变化，是太阳观测的一种基本方法。

　　《史记·大宛列传》与《汉书·艺文志》共同认为，《山海经》是大禹时代的作品。笔者认为，《山海经》中有丰富的神话故事，神话背后隐藏的是天文历法。

5.《周礼》记载的保章氏

　　《周礼》记载的天文观测者为保章氏。《周礼·春官》："保章氏掌天星，以志星辰、日月之变动，以观天下之迁，辨其吉凶。以星土辨九州之地，所封封域，皆有分星，以观妖祥。以十有二岁之相，观天下之妖祥。以五云之物，辨吉凶、水旱、降丰荒之褉象。"

　　保章氏，周朝的天文官，其任务有以下几项：

第一项任务是观测记录恒星的位置。

第二项任务是观测记录行星之运动，包括行星与日月的会合。

第三项任务是观测二十八宿与九州大地的对应关系。《滕王阁序》开篇于"豫章故郡，洪都新府。星分翼轸，地接衡庐"。翼轸，二十八宿中的翼宿与轸宿。王勃告诉世人与后人，南昌天文中对应二十八宿中的翼轸两宿，地理上连接衡山与庐山。

先秦之前的中华先贤，将天文中的二十八宿与九州大地相对应。以天文而论，称作分星；以地理而论，称作分野。

《国语·周语下》："岁之所在，则我有周之分野也。"

《吕氏春秋·有始览·有始》："天有九野，地有九州。"

《史记·天官书》："天则有列宿，地则有州域。"

二十八宿与天下州域的对应，《史记·天官书》有如下记载："角、亢、氐，兖州。房、心，豫州。尾、箕，幽州。斗，江、湖。牵牛、婺女，扬州。虚、危，青州。营室至东壁，并州。奎、娄、胃，徐州。昴、毕，冀州。觜觿、参，益州。东井、舆鬼，雍州。柳、七星、张，三河。翼、轸，荆州。"

《滕王阁序》说，翼轸对应的是南昌，而《史记·天官书》指出，翼轸对应的是荆州。

第四项任务是以天文异常论天灾。以天文论天灾，其方法有五：一是根据日月会合的周期"辨其吉凶"。吉凶者，天气正常与异常也。正常是天气，异常是天灾。正常为吉，异常为凶。二是九野之分论九州之"妖祥"。天上九野之中有九种天文，大地九州有九种天气。天气正常为祥，天气异常为妖。三是根据岁星即木星周期的十二岁"观天下之妖祥"。木星为地外行星，木星围绕太阳公转一周，时间长度为十二岁（实际上为11.8岁），木星公转对地球气候是有影响的。现代科学证明，厄尔尼诺现象与木星有母源关系。四是根据特殊云彩来辨别"水旱、灾荒"。五是根据十二月的风向异常辨别天灾。《灵枢·九宫八风》是以八节论八风，以八风论八种邪风病。

天文与天气，在中华先贤的认识中，属于源流关系。同样的道理，天文与天灾，同样属于源流关系。今天，接过中华先贤以天文论天气的思路，研究太阳、月亮、行星与地球的对应关系，一定会找出天灾的规律性与规定性。

6.《逸周书》中的无名氏

《逸周书》，传说是孔子删定《尚书》时，未编入《尚书》的文章，集中成册"周书"之"逸"篇。《逸周书》之名初见于东汉许慎的《说文解字》，清代《四库全书》正式定名为《逸周书》。

《逸周书》最重要的贡献是记载了四时、十二月、二十四节气、七十二候。这些成果都是出于天文观测，对于中华文化来说，都具有根本性。《逸周书》只记载了天文观测成果，却没有记载天文观测者。没有天文观测，绝对不会出现四时、十二月、二十四节气、七十二候，毫无疑问，这些成果背后肯定有一系列无名英雄。

7. 《春秋左传》中的无名氏

《春秋左传·昭公十七年》记载了太昊、少昊、黄帝、炎帝、共工氏时代的太阳历，但没有记载天文观测者。有太阳历，肯定有太阳观测者，只不过这些观测者没有留下英名。

8. 《庄子》记载的几位先贤

《庄子·大宗师》记载有远古时代的得道者。第一名是狶韦氏，第二名是伏戏氏（伏羲氏），第六名才是黄帝。

何谓道？《周髀算经》指出，中午的日影就是天道，日影之数就是天道之数。《周髀算经·陈子模型》："日中立竿测影，此一者，天道之数。"

何谓道？《逸周书》指出，春夏秋冬四时就是天道。《逸周书·周月解》"万物春生夏长，秋收冬藏。天地之正，四时之极，不易之道。"春夏秋冬四时，界定于立竿测影。

何谓道？《管子》指出，天上的太阳就是道。《管子·枢言》："道之在天者，日也。"

何谓道？昼夜就是天道。《尸子》："昼动而夜息，天之道也。"

何谓道？《易经·系辞上》："一阴一阳之谓道。"寒暑可以论阴阳。《灵枢·刺节真邪》："阴阳者，寒暑也。"昼夜可以论阴阳。《周髀算经·日月历法》："阴阳之修，昼夜之象。昼者阳，夜者阴。"日月可以论阴阳，《素问·阴阳离合论》："日为阳，月为阴。"

综上所述，得道者应该是太阳观测者，应该是月亮观测者，应该是春夏秋冬四时的区分者，应该是昼夜区分者，归根结底，得道者应该是太阳历、太阴历的创建者。

位列伏羲氏、黄帝之前的狶韦氏，水族尊其为上古祖先。水族有自己的语言。水语，为中古华夏语音。水族有自己的文字。水族同胞解释，水族文字与汉字是"同祖不同宗"。水族保留了《连山易》。《连山易》中的八卦称"八山"，八山表达的是太阳历八节。水族有严格的时间观念，一切活动都强调"合时不合时"。"合不合时"的推算，是按照八山原理、干支与年月日时的配合推算的。

"鸟鸣春，雷鸣夏，虫鸣秋，风鸣冬。"是《连山易》中对四季气候变化特征的描述。《连山易》以收获水稻的八月为年终之月。年终之月的下一个月为九月，水族以九月为开端之月。开端之月，敲锣打鼓过节。九月，正是中原秋收的大忙季节，不可能停下来敲锣打鼓过节。笔者认为，开端之月即正月的安排，与中原生产秩序相冲突，这大概是《连山易》在中原失传的原因。

9.《史记》记载的先贤

《史记·天官书》把周天分成"五宫"："中宫"是指北极的四周，象征以天帝为代表的中央；而东、南、西、北四宫，是以"二分二至"（春分秋分，冬至夏至）所在星官为中心建立起来的，与四季相对应，象征天帝巡行天下的四季行宫。

《史记·天官书》记载了十多位天文观测者与天文历法制定者，原文如下："昔之传天数者：高辛之前，重、黎；于唐虞，羲、和；有夏，昆吾；殷商，巫咸；周室，史佚、苌弘；于宋，子韦；郑则裨灶；在齐，甘公；楚，唐昧；赵，尹皋；魏，石申。"

十多位先贤，以高辛为界，分为"之前"与"之后"。高辛，何许人也？高辛是颛顼帝的接班人。《史记·五帝纪》："颛顼崩，而玄嚣之孙高辛立，是为帝喾。""历日月而迎送之。"《史记·五帝纪》介绍帝喾高辛时出现了这句话。这句话告诉后人，帝喾重视日月的观察。

高辛，人名出于地名，生于高辛——今河南省商丘市淮阳区高辛镇，帝名为喾（kù）。高辛是轩辕黄帝的曾孙，是颛顼帝高阳的侄子。高辛之前，天文观测者有重、黎二氏，尧时代有羲、和二氏，到了战国时期，泱泱华夏已经向世界贡献出了一部天文专著《甘石星经》。

战国时期的齐国人甘德著有《天文星占》八卷，魏国人石申著有《天文》八卷，两书合称《甘石星经》。

甘德，著名的天文学家，大约生活于公元前4世纪中叶，是世界上最古老星表的编制者和木卫二的最早发现者，他测定的恒星有118座。石申，约生于公元前4世纪，又名石申夫，天文学家、星占学家，著有《天文》八卷、《浑天图》等。他测定的恒星有138座。《甘石星经》是世界上现存最早的天文学著作。书中记录了水、木、金、火、土五大行星的运行情况，以及它们出没的规律。书中还记录了800个恒星的名字，有121个的位置现在已经被测定。甘德还用肉眼发现了木星的卫星，比意大利天文学家伽利略在1609年用天文望远镜发现该星早2000多年。石申则发现日食月食是天体相互掩盖的现象。为了纪念石申，月球上有一座环形山就是用他的名字命名的。甘德和石申都发现了火星和金星的逆行现象。他们把行星从顺行到逆行再到顺行的视运动轨迹十分形象地描述为"巳"字形。甘德还建立了行星会合周期的概念，并且测得木星、金星和水星比较准确的会合周期值，其中木星的会合周期为 400 日，比今天的准确值 398.9 日只差 1.1 日。他还指出木星和水星在一个会合周期内伏（不见）的日数，以及金星在一个会合周内顺行逆行和伏的日数，而且指出在不同的会合周期中这些日数可能在一定幅度内变化的现象。虽然甘德的这些描述从定量的角度看还比较粗疏，但它们却为后世传统的行星位置计算法奠定了坚实的基石。后世许多天文学家在测量日、月、行星的位置和运动时，都要用到《甘石星经》中的数据。因此，《甘石星经》在中国和世界天文学史上都占有重要地位。

到了唐代，印度人瞿昙悉达著《开元占经》，全名《大唐开元占经》，书中大量引用了《甘石星经》，引用时称"甘氏""石氏"。《开元占经》，保存了唐以前大量的天文历法资料，是一部重要的天文学著作。

二、太阳观测的几种方法

（一）地平大圆观察法

天体与地平面的交线，即地平大圆。

以观测者为中心，观测地平大圆上的日出方位与日入方位，即地平大圆观察法。《周髀算经》记载了这种方法。

《周髀算经·日月历法》有"故冬至从坎阳在子，日出巽而入坤，见日光少，故曰寒。夏至从离阴在午，日出艮而入乾，见日光多，故曰暑。"

此处仅讨论冬至夏至这两天的日出与日入方位。

冬至这一天，"日出巽而入坤"。巽，空间位置表达东南；坤，空间位置表达西南。如此空间位置的巽与坤，属于后天八卦中的两卦。

夏至这一天，"日出艮而入乾"。艮，空间位置表达东北；乾，空间位置表达西北。如此空间位置的艮与乾，属于后天八卦中的两卦。

冬至夏至，属于时间；东南西南、东北西北属于空间；时间与空间在此融合在了一起。巽坤、艮乾四卦，一是可以表达空间方位，二是可以表达冬至夏至，卦是空间卦，卦是时间卦。

日出的方位在东南、东北两个方位，日入方位在西南、西北两个方位；《周髀算经》记载的如此南北之变，在《鹖冠子》与《太玄经》中还可以看到同样的论述，下面会有介绍。

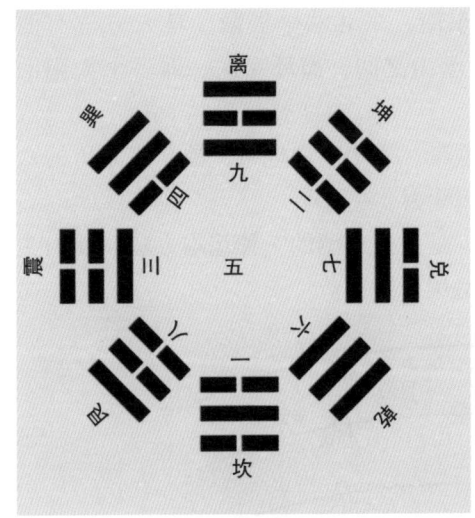
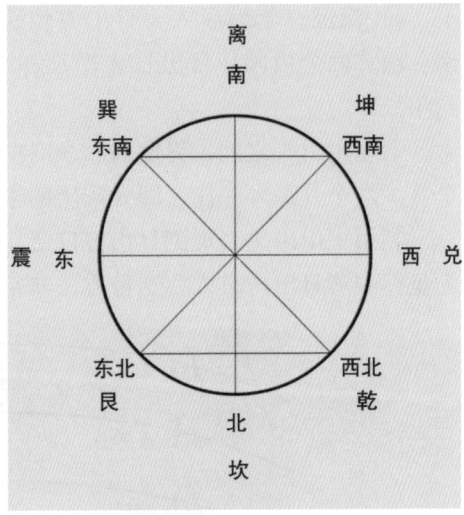

后天八卦图　　　　　　　　冬至夏至的日出日入方位

（二）东西南北四大方位观察法

在东西南北四大方位上建立观测点，观测太阳、观测月亮、观测二十八星宿，这种方法记载于《尚书·尧典》。

东方的观测点设在嵎夷，名曰旸谷。旸谷，日出之地。

南方的观测点设在南交，即交趾。交趾，今天越南的北部。《礼记·王制》："南方曰蛮，雕题交趾。"《墨子·节用》："古者尧治天下，南抚交趾，北降幽都，东西至日所出入。"

西方的观测点设在昧谷。昧谷，日入之地。

北方的观测点设在朔方，名曰幽都。

在四大方位上，观测日出，观测日入，观测黄昏时节与黎明时节正南方出现的二十八星宿。

（三）山头观察法

山头观察法，载于《山海经》。

《山海经·大荒东经》记载了七座日出之山，《山海经·大荒西经》记载了七座日入之山。

七座日月所出之山，《山海经·大荒东经》排列顺序依次为：大言山、合虚山、明星山、鞠陵于天山、孽摇頵羝山、猗天苏门山、壑明俊疾山。

七座日月所入之山，《山海经·大荒西经》排列顺序依次为：方山、丰沮玉门山、龙山、日月山、鏖鏊钜山、常阳山、大荒山。

《山海经》告诉后人，日出方位有东南、东北两个极限，日入方位有西南、西北两个极限。日出日入循环在七座山之间，循环一次，即一个太阳回归年。

七座山山头之间，界定出六个空白地带；六个空白地带，象征太阳历的六个月。六个月循环一次，即太阳历的十二个月。

利用大山山头，观测日出方位变化，是太阳观测的一种基本方法。以山头为坐标观测日出与日入，这种方法非常适用于山区。

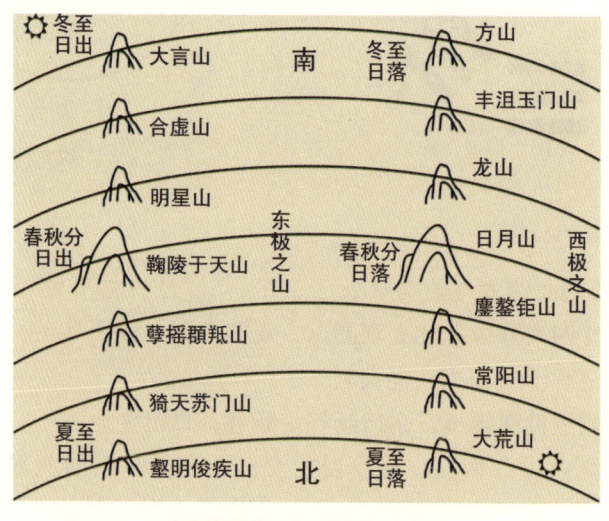

《山海经》 东西连山示意图

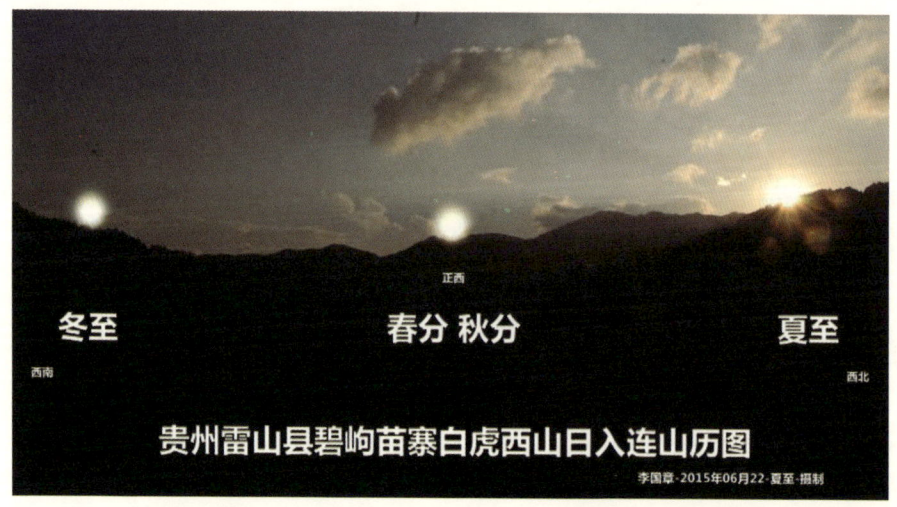

"两分两至" 日落方位图（贵州苗族学者李国章先生供稿）

（四）立竿测影观察法

立竿测影观察法，记载于《周髀算经》。

《周髀算经·陈子模型》："周髀长八尺，夏至之日晷一尺六寸。"

周，周代周公之周。周公是一位天文观测者，河南登封告成镇还保留有"周公测影台"，又称"周公观星台"。

髀，测影之竿，测影之圭表。立八尺之表为股，表下日影为勾。立竿测影，测的是中午的日影。中午日影有一个规律性的变化，这个变化就是长极而短、短极而长。日影最长点，影长1.35丈；日影最短点，影长0.16丈。日影最长点，定名为"冬至"；日影最短点，定名为"夏至"。一个"至"字，有两重含义：一是至于此，二是止于此。到此为止，最长点不会再长，最短点也不会再短了。

《周髀算经》有一篇《天体测量》，《天体测量》讲的是立竿测影；根据日影长度的盈缩，中华先贤区分出了二十四节气。二十四节气，奠定了农耕文明的基础，奠定了中华文化、中医文化的基础，同时也奠定了自然百科的基础。

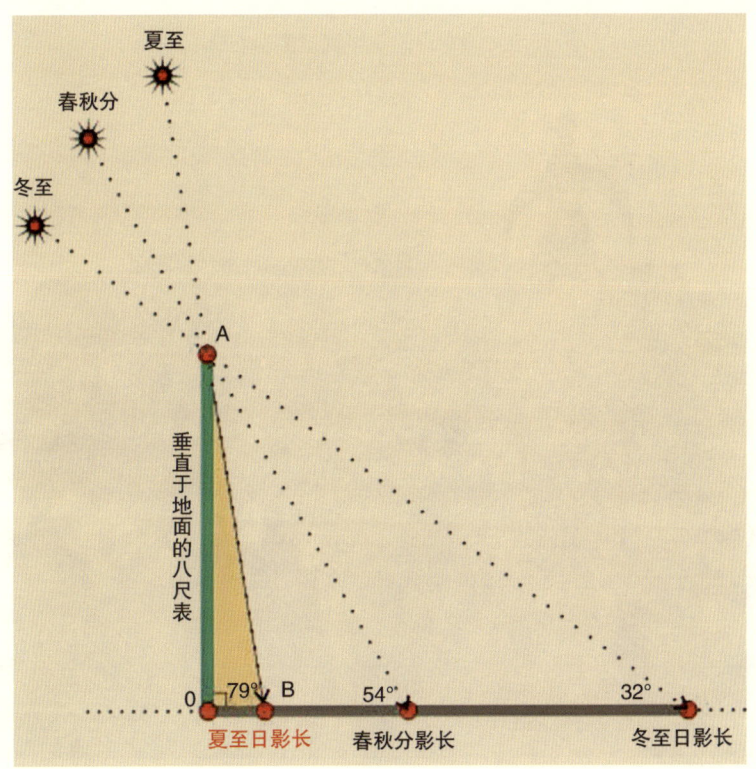

立竿测影观测法

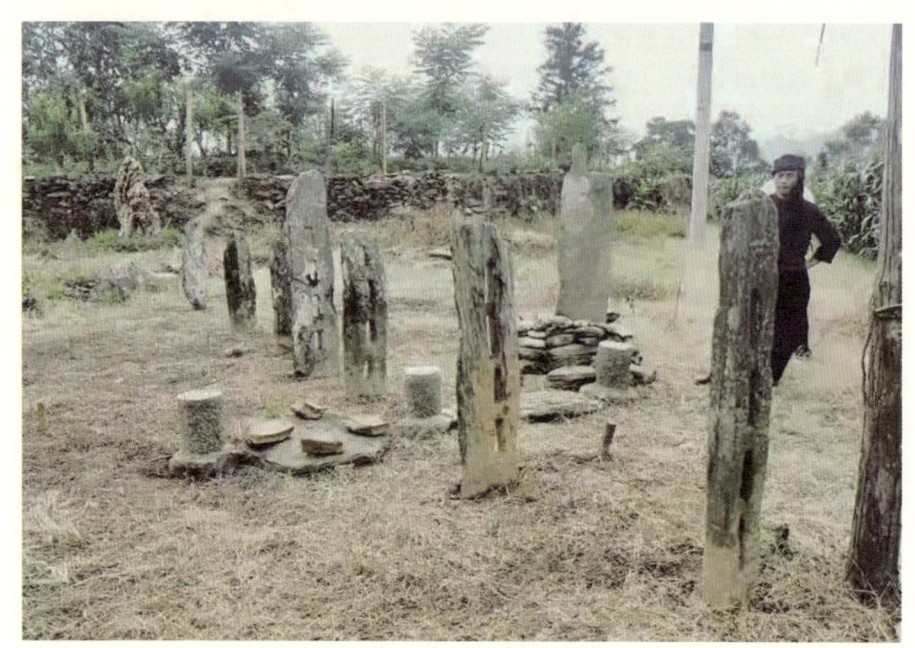

云南文山幸存的立竿测影的巨石阵

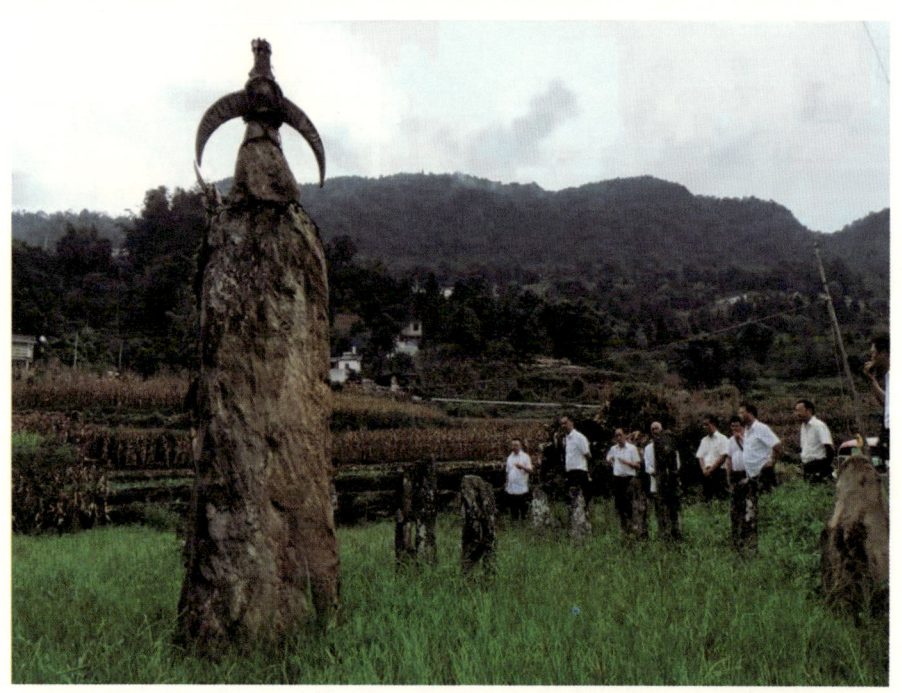

云南文山幸存立竿测影之石柱

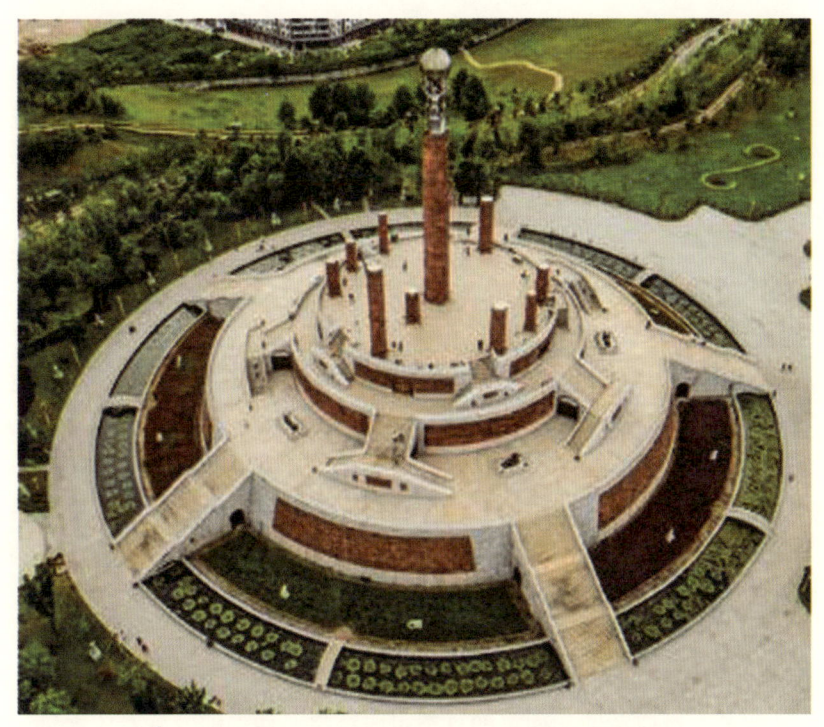
云南楚雄彝族十月太阳历公园十根立竿测影的柱子

万物生长靠太阳，五谷生长同样靠太阳。没有太阳历区分出的节令，是种不出人工水稻的！没有太阳历区分出的节令，是种不出五谷杂粮的！没有人工水稻，没有五谷杂粮，中华大地上会出现农耕文明吗？

三、几个天文历法常识

源头经典的形成，其思路是"以天文论人文"，其方法是"以太阳论之""以月亮论之""以北斗论之"，还有"以二十八星宿论之"，如果没有天文历法常识，仅仅以书论书、以经解经，是读不懂源头经典的，尤其是《易经》与《黄帝内经》。因此，必须先介绍些许天文历法常识。明白了这些基本常识，就可以讨论源头的经典了。

（一）何谓历？何谓律？

十二经络的区分，其依据是太阳历的十二月、十二律，所以要想认识经络，必须认识历与律。

《大戴礼记·曾子天圆》："圣人谨守日月之数，以察星辰之行，以序四时之顺逆，谓之历。截十二管，以宗八音之上下清浊，谓之律也。"

历，根源在"星辰之行"；历的功用，在于区分春夏秋冬四时。历律一体，观测太阳的成果有二：一是制定出了太阳历，二是区分出了五音六律。

十月太阳历的五季（行）论五音——角徵宫商羽；十二月太阳历论六律——阳六律阴六吕。《周礼·春官》："阳声：黄钟、大簇、姑洗、蕤宾、夷则、无射。阴声：大吕、应钟、南吕、林钟、仲吕、夹钟。"

太阳历与十二律之间是同根伴生关系，共同产生在立竿测影之下。最早记载这一关系的是《周髀算经》。《周髀算经·陈子模型》："冬至夏至，观律之数，听钟之音。"立竿测影，既区分出了冬至夏至，又区分出了黄钟大吕之声。

《礼记·乐记》一有"大乐与天地同和"之论，二有"乐者，天地之和也"之论，三有"乐由天作"之论。问题是，天地如何和，才能和出大乐？乐由天作！天如何作，才能作大乐？对此，孔夫子并没有做出任何解释。

《吕氏春秋·仲夏纪·音律》："仲冬日短至，则生黄钟。季冬生大吕。孟春生太簇。仲春生夹钟。季春生姑洗。孟夏生仲吕。仲夏日长至，则生蕤宾。季夏生林钟。孟秋生夷则。仲秋生南吕。季秋生无射。孟冬生应钟。天地之风气正，则十二律定矣。"这一论断从冬至开始论春夏秋冬四时十二月，用十二月对应十二律。

仲冬即冬至对应黄钟，仲夏即夏至对应蕤宾，仲春即春分对应夹钟，仲秋即秋分对应南吕。冬至夏至，春分秋分，如此对应告诉后人，阴阳十二律源于太阳与地球的对应关系。

此论的依据何在？

因为冬至夏至、春分秋分四个节令，涉及三条天文线：太阳直射于南回归线，冬至；太阳直射于北回归线，夏至；太阳回归，第一次直射于赤道，春分；第二次直射于赤道，秋分。太阳与地球不同的对应点，不同的天籁之音。不同的天籁之音，在中华先贤的量化之下，出现了黄钟、蕤宾、夹钟、南吕之定名。

彝族文化有"一年分两截，两截分阴阳"之说。太阳回归分前后两截：前一截六个月，后一截六个月；前一截六个月为阳，后一截六个月为阴。太阳回归的阳六月阴六月之分，是阳六律阴六吕区分的依据。

十二月与十二律同根同源，共同发源于太阳回归。针经明确指出，十二月、十二律是论证十二经络的参照坐标。《灵枢·经别》："六律建阴阳诸经而合之十二月、十二辰、十二节、十二经水、十二时、十二经脉者。"

（二）何谓年？何谓岁？

过一年又一岁！年和岁并不是一回事。太阳回归论岁，月圆月缺论年。岁出太阳历，年出太阴历。

太阳历论岁，揭示在以下四个论断中：

第一个论断出于《易经》。《易经·系辞下》："寒往则暑来，暑往则寒来，寒暑相推而岁成焉。"——寒暑更替一次为一岁，寒暑起源于冬至夏至，冬至夏至起源于立竿测影；日影最长点，冬至；日影最短点，夏至。

第二个论断出于《周髀算经》。《周髀算经·日月历法》："日复星，为一岁。"太阳两次对应于某一标志星，就是一岁。

第三个论断出于《逸周书》。《逸周书·周月解》："凡四时成岁，有春夏秋冬，各有孟仲季以名，十有二月，中气以著时。"——四时更替一次为一岁，四时区分于立竿测影。

第四个论断出于《后汉书》。《后汉书·律历》："日影长则日远，天度之端也。日发其端，周而成岁。"——立竿测影，日影有一个最长点（冬至点），日影最长点定名为"天度之端"。日影从"天度之端"出发，再回到这个端点，如此循环一周就是一岁。

敬请记住，太阳回归一次是一岁，是永恒不变的原则。细而言之，寒暑（冬至夏至）循环一次是一岁，四时循环一次是一岁，二十四节气循环一次是一岁。

月亮圆缺十二次为一年。年出太阴历。现实生活中的过年，过的是阴历年。阴，太阴也，月亮也。月亮圆缺一次是一月，月亮圆缺十二次是一年。

用今天的眼光看，地球围绕太阳公转一周是一岁，月亮围绕地球公转十二周为一年。

（三）岁的时间长度？年的时间长度？

一岁的时间长度即一岁之日数，从远古到元朝，中华先贤与近贤一直在一步步精确地求证这一数据。

一岁之数，《尚书·尧典》记载的是 366 日。

一岁之数，《灵枢·九宫八风》记载的是 366 日。

一岁之数，《周髀算经·日月历法》出现的是 365.25 日。

《周髀算经·日月历法》："于是三百六十五日南极影长，明日反短。以岁终日影反长，故知之三百六十五日者三，三百六十六日者一，故知一岁三百六十五日四分日之一，岁终也。""四分日之一"，即 0.25 日。

$$365×3+366=1461（日）$$

$$1461÷4=365.25（日）$$

365、365、365、366 这四个数字，是立竿测影实测出来的。

1461 这个数字，是用乘法与加法联合运算得出来的和。365.25 这个数字，是用除法运算得出来的商。四则运算，是从太阳历出发的。

到了元朝，天文学家郭守敬在河南登封周公测影台旧址上，重新测量日影，1281 年，公布其修订的授时历。授时历，将太阳回归年的时间长度精确为 365.2425 日。1582 年，教宗格里高利颁布修改后的太阳历，即今天欧美沿用的格里高利历，格里高利历太阳回归年的时间长度同样为 365.2425 日。

365.2425，同一数据，欧洲比中国晚了 300 年。

今天太阳回归年的数据为 365.2422 日。

从《周髀算经》中的 365.25，到元朝郭守敬的 365.2425，再到今天 365.2422，上下几千年，太阳历的数据到底精确了多少？

$$365.25 - 365.2422 = 0.0078 （日）$$

与《周髀算经》相比较，今天的太阳历精确了 0.0078 日。

$$365.2425 - 365.2422 = 0.0003 （日）$$

与元朝郭守敬的授时历相比较，今天的太阳历精确了 0.0003 日。

（四）年首在何处？岁首在何处？

岁首在冬至，年首在初一。冬至，属太阳历；初一，朔望之朔，属太阴历。以十二地支论，岁首在子，年首在寅。

十二月以子为首，所以然何在？竿下日影的起始点（最长点）在冬至，冬至空间中的位置恰恰位于正北方的子位，这里应该是十二月以子为首的所以然。——日影最长点的子位，是地球公转一周的起始点。

十二时辰以子为首，所以然何在？一日的起始点在夜半，转换点在中午；夜半为子，日中为午，这里应该是十二时辰以子为首的所以然。——夜半的子位，是地球自转一周的起始点。

（五）何谓朔？何谓望？

何谓朔？初一月缺为朔。《说文解字》的解释为："朔，月一日始苏也。"

何谓望？十五月圆为望。《释名·释天》："望，月满之名也。"

"朔"与"望"，两个极其简单的单音词，背后隐藏着两大秘密：一是中华先贤的苦苦研究；二是精确精密的数理运算。

月的界定。《周髀算经·日月历法》："月与日合，为一月。"月，并非仅有月亮一种因素所决定，而是由日月两种因素决定的。日月如何决定月？就是日月的会合。日与月会合一次就是一月，记载的是朔望月。

日月会合，定出了朔望。太阳-月亮-地球，月亮位于太阳、地球之间，三者以如此顺序排成一条直线，初一；此时的月亮受光面背对地球，在地球上看不到月亮。初一，定名为朔。

太阳-地球-月亮，地球位于太阳、月亮之间，三者以如此顺序排成一条直线，十五；此时的月亮受光面面对地球，站在地球上看月亮，月亮又圆又亮。如此三点一线即十五。十五，定名为望。

月圆月缺，月缺月圆；一朔一望，一望一朔；初一十五，十五初一；如此循环，周而复始。从朔到朔，从望到望，这一区间的时间长度即朔望月。——朔望月由此而来。朔望，实际上由太阳、月亮、地球三者两种对应关系所决定。

朔望之朔，《说文解字》的解释是："朔，月一日始苏也。"《释名》的解释是："朔，月初之名也。"

朔望之望，《论衡·四讳》的解释是："十五日，日月相望谓之望。"

朔，尧舜时代就有记载。《尚书·舜典》："正月上日。"疏："上日，朔日也。"《尚书·舜典》："十有一月朔巡守，至于北岳。"

朔，《诗经》中有记载。《诗·小雅·十月之交》："朔月辛卯。"

定朔，是一件大事！告朔，同样是一件大事！《周礼·春官》："颁告朔于邦国。"定哪一天为初一，由太史向诸侯国颁告。这句话有两重含义：朔望之朔，并不是谁都能求证的，是一。泱泱中华求证出朔望之朔，必须向诸侯国颁告，是二。

《后汉书·历律下》："岁首至也，月首朔也。"《后汉书·历律下》告诉后人，岁首在冬至之至，月首在朔望之朔。中华大地上的岁首月首是由太阳月亮规定的。日影最长点为冬至，冬至为一岁之首。月亮展示朔望，朔望之朔为一月之首。

《圣经·出埃及记》告诉后人，年首月首都是由上帝规定的。中华大地上的岁首、月首都是由天文决定的，具体是由太阳月亮决定的。

天有朔望，潮有起落。月亮圆缺决定着江河的天文大潮。天地合一，合在天文大潮中。

朔望月是女子月信的参照坐标。月亮圆缺一次，女子月信一次；多一次是病，少一次也是病。天人合一，合在女子月信中。

太阳历论寒暑，月亮太阴历论朔望。凡看到"寒暑"二字，皆可以得出结论：此为太阳历。凡看到"朔望"二字，皆可以得出结论：此为太阴历。

（六）大月、小月、经月与大岁、小岁的时间长度？

朔望月分大小：小月 29 日，大月 30 日。中原华夏的太阴历中都有这两个数据，彝族、苗族的太阴历中同样有这两个数据。

朔望月分大小，取的是整数。实际上朔望月的时间长度并不是整数，是含分数（小数）的。含分数（小数）的朔望月即经月。经月的时间长度几何？准确的数据在《周髀算经》中。

《周髀算经·天文历法》："置经月二十九日九百四十分日之四百九十九。"

分数 $29\frac{499}{940}$，小数 29.530851，就是《周髀算经》记载的经月的时间长度。

大岁即闰年，闰年称大岁。大岁的时间长度几何？准确的数据在《周髀算经》中。

《周髀算经·日月历法》："置大岁三百八十三日九百四十分日之八百四十七。"

含闰月的那一年，称为大岁。大岁之中含 12 个朔望月和一个闰月，一共 13 个月。

分数 $383\frac{847}{940}$，小数 383.901，是大岁即闰年 13 个月的时间长度。

太阴历的一年称小岁。小岁含 12 个朔望月。小岁的时间长度几何？准确的数据在《周髀算经》中。

《周髀算经·日月历法》："置小岁三百五十四日九百四十分日之三百四十八。"

分数 $354\frac{348}{940}$，小数 354.3702，是小岁即 12 个朔望月的时间长度，也就是太阴历一年的时间长度。

（七）"闰"的记载与置闰的原则

"闰"字的记载。在中华文化的源头，部部经典都记载了一个"闰"字。

《易经》记载了一个"闰"字。《易经·系辞上》："五岁再闰。"

《黄帝内经》记载了一个"闰"字。《素问·六节脏象论》："日为阳，月为阴。行有分纪，周有道理，日行一度，月行十三度而有奇焉。故大小月三百六十五日而成岁，积气余而盈闰矣。"

《尚书》记载了一个"闰"字。《尚书·尧典》："以闰月定四时，成岁。"

《周礼》记载了一个"闰"字。《周礼·春官》："大史……颁告朔于邦国。闰月，诏王居门终月。"

《逸周书》记载了一个"闰"字。《逸周书·周月解》："月无中气，斗指两辰之间。"

诸子之中，同样有"闰"字的记载。

《礼记·玉藻》："闰月则阖门左扉。"

《春秋左传·文公六年》："闰月不告朔，非礼也。闰以正时，时以作事，事以厚生，生人之道，于是乎在矣。不告闰朔，弃时政也。"

《大戴礼记·诰志》："再闰以顺天道。"

一个"闰"字的回顾，是想说明一个问题，即：弄不懂一个"闰"字，既无法弄懂源头的经典，也无法真正弄懂先秦诸子。

置闰的原则。"五岁再闰"，是《易经·系辞上》出现的置闰原则。实际上，完整的说法是"三岁一闰，五岁再闰"。

《汉书》出现了详细的置闰原则。《汉书·律历志下》："三岁一闰，六岁二闰，九岁三闰，十一岁四闰，十四岁五闰，十七岁六闰，十九岁七闰。"

《汉书》与《易经》相比，再闰的不是五岁而是六岁。为什么有此差别？下面通过算术计算解答这一问题。

一个"闰"字，两重含义：一是闰余，即积余成闰；二是闰差，即积差成闰。

先谈闰余。所谓闰余，闰的是余数。地球公转一周的时间为 365 天 5 时 48 分 46 秒。太阳历把一年定为 365 天，所余的时间约四年积成一日，四岁一闰，一闰多置一日。《周髀算经·日月历法》："于是三百六十五日南极影长，明日反短。以岁终日影反长，故知之三百六十五日者三，三百六十六日者一，故知一岁三百六十五日四分日之一，岁终也。"太阳回归一次是一个小周期，太阳回归四次是一个大周期。大周期之中，前三岁每一岁 365 日，后一岁 366 日。366−365＝1，大周期中的四岁中的最后一岁多置一日，就是累积的余数。太阳历闰余，四岁一闰。"四分日之一"，即 0.25 日。365.25，是四个太阳回归年的平均数。

再谈闰差。太阳回归论岁，一岁之平均数为 365.25 日。月亮圆缺论年，十二个朔望月为一年；一年时间长度，《周髀算经·天文历法》记载的数据为 354.37 日。

$$365.25 - 354.37 = 10.88 （日）$$

一岁与一年之间，有着 10.88 日的时间差。

三岁与三年之间，有着 10.88×3＝32.64（日）的时间差。时间差大于 30 日，所以必须多置一个 30 日的闰月，才能调整太阳历与太阴历之间的时间差。

五岁与五年之间，时间差为 54.4 日。请看 54.4 与两个月的 60 日之间还差 5.6 日。这里应该是《汉书》改"五岁再闰"为"六岁二闰"的根本原因。

六岁与六年之间，时间差为65.28日。65.28大于两个月的60日，所以可以设置两个30日的闰月，这里应该是"六岁二闰"的所以然。

九岁与九年之间，时间差为97.92日。97.92大于90，可以设置三个30日的闰月，这里应该是"九岁三闰"的所以然。

积十一岁，时间差有119.68日，这个数据几近120，可以设置四个30日的闰月，这里应该是"十一岁四闰"的所以然。

积十四岁，时间差有152.32日，这个数据是30的五倍，可以设置五个30日的闰月，这里应该是"十四岁五闰"的所以然。

积十七岁，时间差有10.88×17＝184.96日，这个数据是30的六倍，可以设置六个30日的闰月，这里应该是"十七岁六闰"的所以然。

积十九岁，时间差为10.88×19＝206.72日，这个数据是30的七倍，可以设置七个30日的闰月，这里应该是"十九岁七闰"的所以然。

闰月调整两种历的时间差，有什么意义？

意义有二：一是能够保证春夏秋冬四时次序不至于错乱，即能够保证太阴历的正月到三月为春季，四月到六月为夏季，七月到九月为秋季，十月到十二月为冬季。二是能够保证春节的位置始终在冬末春初的立春附近。

闰月具体设在太阴历的哪一月？设在有节无气的那一月。二十四节气，属于太阳历。节气节气，节与气是有差别的：月初为节，月中为气。细而言之，月初的为节气，月中的为中气。例如，正月的节气为立春，正月的中气为雨水。每一节每一气的时间长度为15.22日，一节一气即一个太阳月的时间长度为30.44日。

日常生活中的月，是太阴历的朔望月。朔望月分大小：大月30日，小月29日，平均时间长度为29.53日。太阳历的一个月与太阴历的一个月之间有着近乎一日的时间差：30.44－29.53＝0.91（日）。0.91日，累积到一定的时间，就会形成这样的奇观：这个朔望月有节而无气。有节无气的这个朔望月，就可以设置闰月。

"月无中气，斗指两辰之间。"《逸周书·周月解》告诉后人，无中气之月即可设置闰月。无中气之月有一个奇怪的天文现象，即北斗星斗柄恰恰指向了两辰之间。两辰，即十二地支的两支。中华先贤将天体大圆划分出了十二等分，十二等分用十二地支（子丑寅卯辰巳午未申酉戌亥）来表达，称为十二辰。斗柄指向在十二地支组成的大圆内循环，循环一周的时间长度吻合于太阳回归年。斗柄指向十二地支的某一支，即某月。如斗柄指向了十二地支的子位，这个月即子月；斗柄指向了十二地支的寅位，这个月即寅月。如果斗柄指在两支之间，却又是新的一月，那么这个月就应该是闰月。千万不要认为一个"闰"字与中医医术无关！切脉之术强调的就是一个"闰"字。《素问·平人气象论》："人一呼脉再动，一吸脉亦再动，呼吸定息脉五动，闰以太息，命曰平人。"一呼脉动两次，一吸脉动两次，呼吸之间脉动一次，这就是脉之闰——闰脉。一个"闰"字，与脉动紧紧相随，不认识"闰"字，能算是完美人生吗？

（八）分母 940 的来源

在岁与月的时间长度中，均出现了 940 这一分母。这一数据从何而来？没有指导者，没有讨论者，笔者苦苦追溯了好几年；最后在贵州大学张闻玉教授《天文历法讲座》（内部版）中得到启示，在《周髀算经》一书中找到了答案。

940，这个数据是太阴历 76 年的朔望月的月数加 28 个闰月的总和。要想弄懂 940 的来源，先要弄懂两大时间单位——章与蔀。

《周髀算经·日月历法》："故月与日合，为一月。外衡冬至，内衡夏至，六气复返，皆谓中气。阴阳之数，日月之法，十九岁为一章。四章为一蔀，七十六岁。二十蔀为一遂，遂千五百二十岁。三遂为一首，首四千五百六十岁。七首为一极，极三万一千九百二十岁。生数皆终，万物复始。天以更元作纪历。"

这一论断出现了章、蔀、遂、首、极五大时间单位。此处只需要弄懂前两个时间单位，就能弄懂 940 这个分母的来源。

19 岁一章。一章 19 岁，$12 \times 19 = 228$，含 228 个朔望月。加上七个闰月，月数为 235。敬请注意，这里的岁，是 12 个朔望月的小岁。小岁即阴历年，含 12 个朔望月的阴历年。年的时间长度为 354.37 日。

4 章一蔀。一蔀 76 岁，月数为 $12 \times 76 = 912$。一个 19 年含 7 个闰月，76 是 19 的 4 倍，所以 76 年含 28 个闰月。$912 + 28 = 940$，940 是一蔀 76 小岁的总月数。

一个分母，涉及 76 年加 28 个闰月的运算，亲爱的读者，可以设想一下，此时此地的中华先贤为获得这一数据付出了多少艰辛?!

为什么分章分蔀？为了求证太阳与月亮的会合周期。"十九岁为一章"，揭示的是太阳月亮在某一月处在同一起跑线上。"四章为一蔀"，揭示的是太阳月亮在某一天处在同一起跑线上。

朔望月 $29\frac{499}{940}$ 日，闰年 $383\frac{847}{940}$ 日，这两个数字说明了什么？首先，说明的是中华先贤的求证能力——高超的求证能力；其次说明的是，天文历法的准确性与精确性；第三说明的是中华文化、中医文化具有精美、精密的数理基础。

章与蔀之外，还有遂、首、极三大时间单位，这三大时间单位本文不再展开讨论。章、蔀、遂、首、极五大时间单位，《太阳与中医》一书中有详细的介绍，有心的读者可以去查阅。

（九）何谓阴阳合历？

没有历构不成世界！环顾世界，欧美采用的是纯太阳历，阿拉伯伊斯兰世界采用的是太阴历，印度采用的是太阳历与太阴历合二而一的阴阳历，唯我泱泱中华采用的是太阳历、太阴历、北斗历三历合一的阴阳合历。

一种历一种作用，三种历三种作用！

太阳历区分出了天道、阴阳、五行，天道、阴阳、五行构成了中华文化、中医文化的基础。

太阳历区分出了二十四节气，二十四节气是农业文明的根本大法。这一根本大法从古至今一直指导着农业的种植与收获。

太阴历区分出了朔望，朔望有四大基础性作用：

一是判断"今时何时，今日何日"的坐标。月缺初一，月圆十五；从古至今，恒久不变。

二是判断天文大潮的坐标。天有朔望，潮有起落；从古至今，恒久不变。

三是治病补泻的依据。用针用药，无非补泻。月圆不补，月缺不泻。

四是判断妇女"有病无病"的坐标。月圆一次，女同胞月信一次；多一次是病，少一次也是病。

北斗历以斗柄指向为坐标，区分出了正风邪风。

斗柄指向哪里，风从哪里来，如此之风为正风。换言之，逆斗柄指向而来的风为正风。例如斗柄指向东方，风从东方来，如此之风为正风。顺斗柄指向而来的风为邪风！例如斗柄指向东方，风从西方来，如此之风为邪风。

（十）正月的确定与斗建

确定哪一月为正月——开端之月，是一件大事。《圣经》中的正月是上帝规定的。《圣经·旧约·出埃及记》："你们要以本月为正月，为一年之首。"

中华大地上的正月怎么确定的？原则性的答案：由天文决定的。具体性的答案：由北斗星斗柄指向十二地支的寅位确定的。

前面已经谈过，中华先贤将天体大圆分为十二等分，十二等分用十二地支来表达；北斗星斗柄一直在做圆周循环运动，当斗柄旋转而依次指向十二地支某一支时，即建某。例如斗柄指向十二地支的子位时，为建子。斗柄指向十二地支的午位时，为建午。夏历的十二月建分别为：正月建寅，二月建卯，三月建辰，四月建巳，五月建午，六月建未，七月建申，八月建酉，九月建戌，十月建亥，十一月建子，十二月建丑。"十二月建"亦称"斗建"。夏历的正月，是从斗柄指向寅位开始的。

《淮南子·天文训》有"正月指寅"的记载，原文是："帝张四维，运之以斗，月徙一辰，复返其所，正月指寅，十二月指丑……终而复始。"

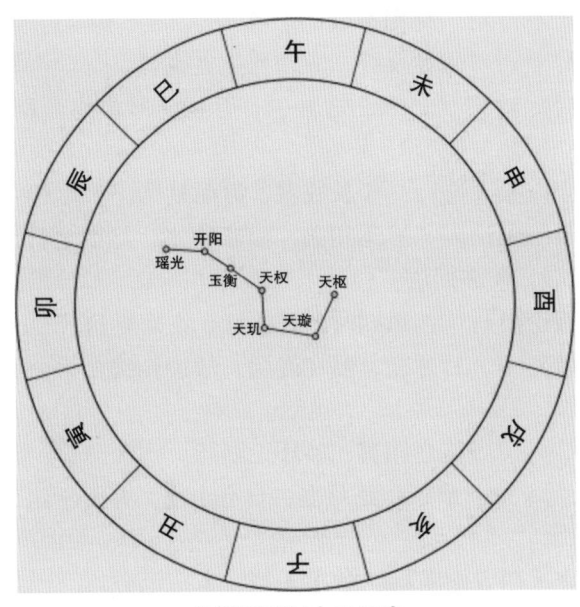

斗柄循环与十二月建

夏商周三代，曾经确定过三个不同的正月。《史记·历书》："夏正以正月，殷正以十二月，周正以十一月。盖三王之正若循环，穷则反本。"

夏以寅月为正月，殷商以丑月即十二月为正月，周以子月即十一月为正月。

颜回问如何治国？孔夫子回答的第一条治国原则就是"行夏之时"，即使用夏朝的历。这一问答记载于《论语·卫灵公》。孔夫子时代沿用的历是夏历，今天沿用的历仍然是夏历。夏历建寅，即以寅月为正月。

以寅月为正月有什么好处呢？寅位靠近二十四节气的立春。以寅月为正月，一是能够保证开端之正月接近或吻合于二十四节气的立春，二是能够保证春夏秋冬四时起始于春季。

"殷正以十二月，周正以十一月"，为什么没有得以延续？因为十二月、十一月这两个月远离立春，新年的开端之月不能起始于新春，四时之序发生错乱，由此商周两代的正月理所当然被淘汰了。

（十一）圆周运动

太阳视运动是圆周运动，月亮圆缺是周而复始的圆周运动，斗柄循环是周而复始的圆周运动，万物生死是周而复始的圆周运动，春夏秋冬四时是周而复始的圆周运动，十二月是周而复始的圆周运动，如此认识，始于《易经》《黄帝内经》延续于诸子的基本立场。

《易经·蛊·彖传》："终则有始，天行也。"

《易经·恒·彖传》："终则有始。"

《易经·系辞上》："原始反终，故知死生之说。"

《易经·说卦传》："艮，东北之卦也，万物之所成终而所成始也，故曰：成言乎艮。"

《素问·阴阳应象大论》："生长收藏，终而复始。"

《素问·六节脏象论》："五运相袭，而皆治之，终期之日，周而复始，时立气布，如环无端，候亦同法。"

《素问·玉版论要》："八风四时之气之胜，终而复始。"

《灵枢·根结》："九针之玄，要在终始，故能知终始，一言而毕，不知终始，针道咸绝。"

《灵枢·根结》："经络之相贯，如环无端。"

《礼记·月令》："（季冬）是月也，日穷于次，月穷于纪，星回于天，数将几终，岁且更始。"

《管子·幼官·西方副图》："始乎无端，卒乎无穷。"

《庄子·齐物论》："枢始得其环中，以应无穷。"

《庄子·大宗师》："莫知其始，莫知其终。"

《庄子·秋水》："夫物，量无穷，时无止，分无常，终始无故。"

《庄子·秋水》："道无终始，物有死生……终则有始。"

《孙子兵法·兵势第五》："终而复始，日月是也。死而更生，四时是也。"

《文子·自然》："十二月运行，周而复始。"

《鹖冠子·环流》："物极则反，命曰环流。"

《鹖冠子·环流》："日诚出诚入，南北有极。月信死信生，终则有始。"

知道了宇宙之中的圆周运动，就会知道人体之内的圆周运动：气是圆周运动，血是圆周运动，十二经络是阴阳相贯。

（十二）春节是如何确定的？

细心的朋友可能会发现，立春与春节并不是一回事！

立春与春节之间存在着三种关系：立春可以立在春节前，立春可以立在春节后，第三种情况是立春重合于春节。立春与春节的三种关系说明了什么？说明两者并不是出于同一种历。

一个春节的确定，涉及三种历：北斗历、太阳历与太阴历。

北斗历确定正月！

太阳历确定立春！

太阴历朔望月之朔确定大年初一！

春节是由北斗历、太阳历、太阴历三种历组成的阴阳合历确定的。

我们今天沿用的历是夏历！夏朝的历，是阴阳合历。阴阳合历，是太阳历、太阴历、北斗历三历合一的历。

太阳历，太阳法则也。太阴历，月亮法则也。北斗历，斗柄循环法则也；融三大法则于一体，这就是阴阳合历。

太阳历，用以纪岁，用以定节气。

太阴历，用以纪月，用以定初一十五。

北斗历，用以定正月。

2023 年，在美国因为春节的归属发生了一场国际纠纷。过春节时，美国说春节是中国的春节。此说法一出，韩国人马上站起来争辩：春节是我们的春节。越南人也站起来争辩：春节是我们的春节。

热爱春节，很好！争春节的归属权，首先要会解释春节的来源，首先要会解释春节与天文历法的关系。知道吗？东亚、东北亚、东南亚的历法，全部是由华夏出发的。

（十三）岁星纪年法

岁星即木星，又称岁星或太岁。岁星纪年法产生的年代，已经无从可考，可能产生在远古时期，岁星纪年法一直延续至春秋时期。岁星纪年法的最大贡献是产生了十二等分的圆周。

为什么会产生十二等分的圆周？

因为当时仰观天文的中华先贤认为，木星在天体中运动十二年一周天，所以把天体分为十二等分，称为十二次；十二等分中的每一等分都有一个标志星；用木星所在星次来纪年，这就是岁星纪年法的来源。《春秋左传》《国语》中出现的"岁在星纪""岁在析木"之说，就是岁星纪年法。

汉代的天文观测者发现，木星圆周循环的周期不是 12 年而是 11.86 年。汉之后，岁星纪年法弃之不用。

已经弃之不用的岁星纪年法，为什么还要介绍？

这涉及岁星纪年法的另一个贡献：岁星纪年法保留了十天干、十二地支的另一种叫法。

十天干甲、乙、丙、丁、戊、己、庚、辛、壬、癸。在岁星纪年法中，十

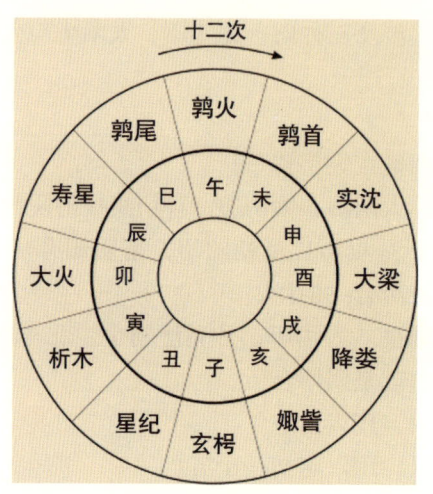

岁星纪年法圆图

天干的另一种叫法为：阏逢、旃蒙、柔兆、强圉、著雍、屠维、上章、重光、玄黓、昭阳。

十二地支子、丑、寅、卯、辰、巳、午、未、申、酉、戌、亥。在岁星纪年法中，十二地支的另一种叫法为：困敦、赤奋若、摄提格、单阏、执徐、大荒落、敦牂、协洽、涒滩、作噩、阉茂、大渊献。

《尔雅·释天》将两种干支一一对应，其对应关系如下："大岁在甲曰阏逢，在乙曰旃蒙，在丙曰柔兆，在丁曰强圉，在戊曰著雍，在己曰屠维，在庚曰上章，在辛曰重光，在壬曰玄黓，在癸曰昭阳。

"岁阳，大岁在寅曰摄提格，在卯曰单阏，在辰曰执徐，在巳曰大荒落，在午曰敦牂，在未曰协洽，在申曰涒滩，在酉曰作噩，在戌曰阉茂，在亥曰大渊献，在子曰困敦。在丑曰赤奋若。"

《汉书·律历志》"（汉高祖元年）岁在大棣（鹑首），名曰敦牂，太岁在午。"这一论断证明，岁星纪年法在汉代还在延用。

阅读先秦典籍与汉代典籍，如果不知道天干地支的另一种名称，就会有云山雾罩、莫名其妙之感。此处介绍天干地支的另一种名称，不需要记住，有个基本印象就可以了。

再阅读先秦与汉代典籍，看到"玄黓（音 yì）"这二个字，知道是十天干"壬"的别称就可以了；看到"摄提格"这三个字，知道是十二地支寅的别称就可以了。

岁星纪年法还有一大贡献——留下了"十二"这个具有普遍意义的数字。

天上有十二次，地上有十二州，空间有十二方位，时间有十二月、十二时辰，人体有十二经络，音律有十二律，

四、太阳历、太阴历与阴阳合历

太阳观测的结果，是制定出了太阳历。

源头的经典，部部都记载了太阳历。

先秦诸子百家，子子都谈天文历法，家家都记载了太阳历。

秦朝的《吕氏春秋》，以太阳历为依据，论证所有的问题。

（一）《易经》中的太阳历、太阴历与阴阳合历

谈《易经》中的太阳历，先从容易理解的文字开始，然后再进入难以理解的卦象。

1.《易经》中的太阳历

（1）《易经》文字中的太阳历：太阳回归形成了寒暑，"寒""暑"两个单音词出现在《易经》的文字之中。《易经·系辞下》："寒往则暑来，暑往则寒来，寒暑相推而岁成焉。"

立竿测影分出了四时，"四时"一词多次出现在《易经》的文字之中。

其一，《易经·豫·象传》："天地以顺动，故日月不过，而四时不忒；圣人以顺动，则刑罚清而民服。"

其二，《易经·观·象传》："观天之神道，而四时不忒，圣人以神道设教，而天下服矣。"

其三，《易经·恒·象传》："日月得天而能久照；四时变化而能久成。"

其四，《易经·革·象传》："天地革而四时成，汤武革命，顺乎天而应乎人。"

其五，《易经·节·象传》："天地节而四时成，节以制度，不伤财，不害民。"

其六，《易经·乾文言》："与四时合其序。"

其七，《易经·系辞上》："广大配天地，变通配四时，阴阳之义配日月，易简之善配至德。"

其八，《易经·系辞上》："是故，法象莫大乎天地，变通莫大乎四时，悬象著明莫大乎日月，崇高莫大乎富贵。"

区分四时在先，记载四时在后，是正常的先后顺序。远在文字之前，中华先贤就区分出了四时。中华大地上的人文就是从认识"变化的时间，时间的变化"开始的。《易经·贲·象传》："观乎天文，以察时变；观乎人文，以化

成天下。"这一论断，清晰地告诉后人，从天文到人文，落脚点在"以察时变"。"察"，区分也，确定也。"时变"者，变化的时间，时间的变化也。

《易经·乾文言》："后天而奉天时。"

《易经·艮·象传》："时止则止，时行则行，动静不失其时，其道光明。"

《尚书·大禹谟》："时乃天道。"

"时乃天道"，此说的依据何在？依据在以下几个论断中：

其一，《周髀算经·陈子模型》指出，中午的日影可以代表天道。中午的日影，是用来确定太阳回归年的，是用来区分二十四节气的。太阳回归年属于时间，二十四节气亦属于时间。日影即天道，天道在时间的确定与区分中，时乃天道，道乃时间也。

其二，《逸周书·周月解》指出，春夏秋冬四时本身，就是"不易之道"。四时属于时间，四时本身就是"不易之道"，时乃天道，道乃时间也。

其三，先秦诸子之一的尸子指出，八卦就是太阳历八节。八节属于时间，八卦循环即天道。时乃天道，道乃时间也。

（2）《易经》卦象中的太阳历：历在《易》先，是明世子朱载堉的认识。历亦在《易》中，是笔者的认识。

《易经》的基础在卦象！

一部《易经》开篇于六十四卦，六十四卦的基础在八卦。

八卦，为伏羲氏所作。

八卦表达的是什么？《尸子》解释说，八卦表达的是太阳历八节。《尸子》："伏羲氏画八卦，别八节而化天下。"

以八卦为基础演化出了六十四卦。六十四卦表达的是什么？六十四卦表达的是以太阳历为基础的阴阳合历。

六十四卦以乾卦开篇，乾卦表达的是什么？乾卦表达的从冬至到夏至六个月的阳气变化。

乾卦六爻，一爻一条龙。龙是动态龙，龙之动自下而上：从黄泉之下到九天之上。龙的活动路线为"潜龙勿用"—"见龙在田"—"终日乾乾"—"或跃在渊"—"飞龙在天"—"亢龙有悔"—"群龙无首"。六条龙描述的是从冬至到夏至。六个月的阳气变化。

"潜龙勿用"，描述的是冬至时节的一阳微动。《逸周书·周月解》："惟一月，既南至，昏昴见，日短极，基践长，微阳动于黄泉。"在一月冬至过后，黄昏时，昴宿、毕宿现于中天，白昼短到极点，第二天又开始变长，一阳之气在地下萌动。

"亢龙有悔"中的"亢龙"，描述的是夏至时节的六阳之极。"亢龙有悔"中的"有悔"，描述的是日影开始变长，阴气开始降临。阳退阴进，《易经·乾文言》有精辟的归纳："亢之为言也，知进而不知退，知存而不知亡，知得而不知丧，其唯圣人乎？知进退存亡，而不失其正者，其为圣人乎？"人文的进退，来源于日影的盈缩。冬至，日影由长变短；夏至，日影由短变长；太阳法则中日影盈缩，演化出了人文中的进退、得失、存亡。从天文到人文，从太阳法则到人文哲理，中华先贤完成了伟大的转换。

"群龙无首"，讲的是首尾相接、如环无端的一种状态。首尾相接，竿下日影是这样。首尾相接，如环无端，地球公转是这样，地球自转也是这样。群龙首尾相接，实际上是阴阳的首尾相接，实际上是阳六时阴六时（阳六月阴六月）的首尾相接。太极图中的阴阳关系，可以清晰而形象地解释"群龙无首"。如果把"群龙无首"解释为群龙没有了头，那就是远远偏离了《易经》的本意。

《易经·象传》诠释乾卦，诠释出了太阳历。《易经·乾·象传》："大哉乾元，万物资始，乃统天。云行雨施，品物流形。大明终始，六位时成，时乘六龙以御天。乾道变化，各正性命，保合大和，乃利贞。首出庶物，万国咸宁。"

乾卦卦象，《象传》诠释出了如此一大段哲理，中间出现了"大明"一词。"大明"为何？大明即太阳。《礼记·礼器》："大明生于东，月生于西。"《礼记》指出，大明即太阳，太阳即大明。"终始"为何？东升西落，南北回归也。太阳西落东升，是一日之内的终始；太阳南北回归，是一岁之内的终始。太阳东升西落，形成昼夜。昼，六个时辰；夜，六个时辰。昼为阳，夜为阴。一天之中分阳六时阴六时，是一天之中的六时。太阳南北回归，形成寒暑。一寒一暑，即一个太阳回归年。《周髀算经·七衡六间》将太阳回归年一分为二，分为前六个月与后六个月。是一岁之中的六时。六爻的第一重含义，表达的是一日之内白昼的六个时辰，表达的是一岁之内的前六个月。

"时乘六龙以御天"。以太阳论龙，龙为阳气龙。六条龙即太阳回归年的前六个月，纯阳之卦论六时，龙为时间龙。

太阳决定着天气变化，所以文中出现了"云行雨施"。

太阳决定着时间变化，所以文中出现了"大明终始，六位时成，时乘六龙以御天"。

万物生长靠太阳，所以文中出现了"大哉乾元，万物资始"，出现了"首出庶物，万国咸宁"。

彝族文化中的龙，与太阳相关。龙，彝语曰鲁。彝族文化中的鲁素，汉语翻译为龙书。龙书，即中原华夏的洛书。彝族保留的龙书，表达的是十月太阳历。龙书，表达的是太阳历。龙，是不是太阳龙？是不是阳气龙？御天的龙，表达的是时间。龙，是不是时间龙？云南的彝族与怒族，都有十二月十二条龙的歌谣。下面介绍云南彝族歌谣《祭龙词》十二月中的前三条龙。

　　甲：一年十二月，
　　每月有两节，
　　每月有一龙。
　　正月有两节，
　　不知什么节？
　　正月有条龙，
　　不知什么龙？
　　乙：正月这个月，
　　立春雨水节。
　　正月这一龙，
　　嘴巴十分大，
　　胡子长又长，
　　它为兽中王，
　　它是老虎龙。

　　甲：一年十二月，
　　二月有两节，
　　不知什么节？
　　二月有一龙，
　　不知什么龙？
　　乙：二月这个月，
　　惊蛰春分节。
　　二月这一龙，
　　它住松树林，
　　嘴唇一口红，
　　是只小兔龙。

甲：一年十二月，

三月有两节，

不知什么节？

三月有一龙，

不知什么龙？

乙：三月这个月，

清明谷雨节。

三月这一龙，

它住松树林，

身长冠子大，

它是条真龙。

以下仅按月论某龙，不再引用原文。

四月是蛇龙。

五月是马龙。

六月是羊龙。

七月是猴龙。

八月是鸡龙。

九月是狗龙。

十月是猪龙。

十一月（冬月）是老鼠龙。

十二月（腊月）是牛龙。

2. 《易经》中的太阴（月亮）历

如果说乾卦表达的是太阳历，那么坤卦表达的则是太阴（月亮）历。

此说的证据何在？

坤卦卦辞中有"西南得朋""东北丧朋"之说。

相当多的研究者，将"朋"字翻译为朋友之"朋"，将"得朋""丧朋"之说，翻译为"得到朋友"与"丧失朋友"。实际上，这里的"朋"字，是"明"字的误写误读。《周易参同契》："坤乙三十日，东北丧其明。""东北丧其明"，这一论断是讲月相变化的。

朔望月月尾的三十日晚上，月亮在东北方向消失，月光也在此时此地消失。朔望月的月初，月亮在西南方升起；朔望月的月尾，月亮在东北方消失。"西南得朋""东北丧朋"的真实含义是"西南得明""东北丧明"。"得明"

与"丧明"，讲的是一个朔望月月相变化，讲的是一个朔望月的月亮升落。月相变化，是不是太阴历?!

　　乾卦讲太阳历，坤卦讲太阴历，如此才符合《易经·系辞上》中"阴阳之义配日月"的本义。

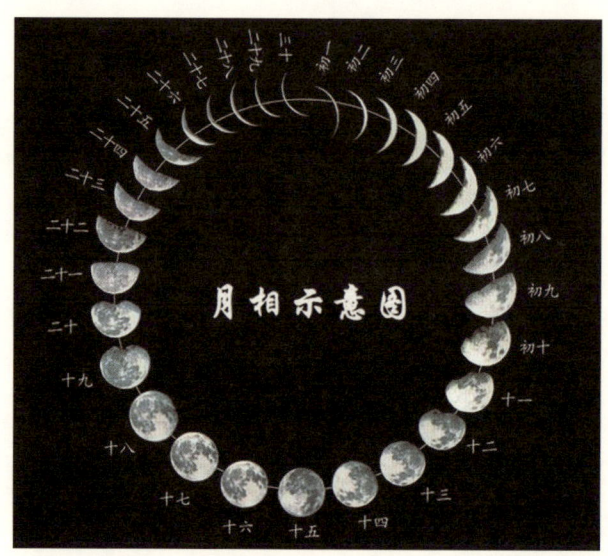

一个朔望月的月相变化

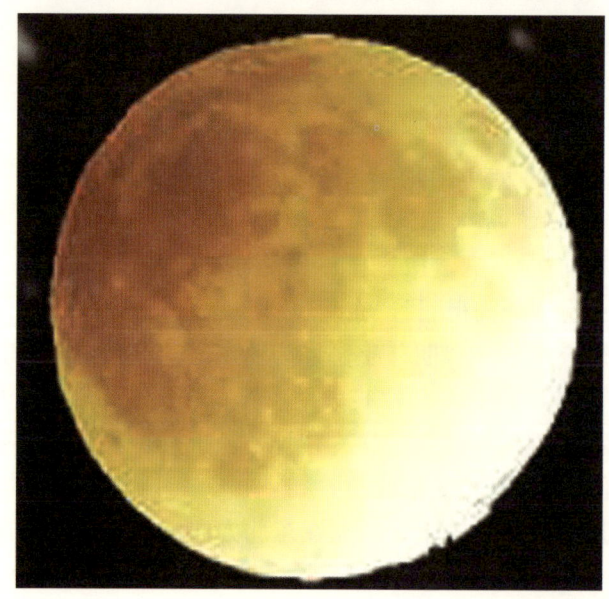

十五的月亮

如果说乾卦六爻表达的是太阳回归年前半年的六个月，那么坤卦六爻表达的则是太阳回归年后半年的六个月。

此说的依据何在？

依据在坤卦爻辞中。

坤卦初六爻辞：履霜，坚冰至。

履，有脚踩之义。如"如履薄冰"，如"履险如夷"。"履霜，坚冰至"，即脚踩在霜上，就可以预测下一步必然会出现的坚冰。霜，这一自然现象出现在秋天，而且出现在深秋；冰，这一自然现象出现在冬天，而且出现是冬至之后三九天。秋冬，是不是太阳回归年的下半年？！坤卦六爻可以表达太阳回归年的后六个月，即从夏至到冬至的六个月。

乾卦的六爻可以论龙，坤卦的六爻同样也可以论龙。坤卦上六爻辞云："龙战于野，其血玄黄。"龙，《易经·坤·文言》有如下解释："阴疑于阳必战，为其嫌于无阳也，故称龙焉。"

何谓"阴疑于阳"？何谓"阴疑于阳必战"？《易经·坤·文言》并没有进一步解释。相当多的研究者按照自己的理解，作出了"以我论之"的解释：阴气达到了鼎盛时期，一反顺从阳气的常态，猜疑于阳，并且与阳发生战斗，阴阳战斗在一起，这就是"龙"。

实际上，阴阳之间的关系不是战斗的关系，而是自然连接、自然转换关系——阳极生阴，阴极生阳。昼与夜是一天之内的阴阳，寒暑是一岁之中的阴阳；一天之内的阴阳相互联系，相互转化，自然连接，周而复始；一岁之中的阴阳相互联系，相互转化，自然连接，周而复始；无论是一天之内的阴阳还是一岁之中的阴阳，两者之间都是一个阳尽阴来、阴尽阳来的自然连接关系。综上所述，《易经·坤·文言》中的"龙战于野"，应该是阴与阳的自然交接。

如果说，乾卦的六爻可以论六条龙，那么，坤卦的六爻是不是同样可以论六条龙？！

"时乘六龙以御天。"乾卦六爻，《象传》诠释出六条龙；以此类推，坤卦六爻同样是"时乘六龙以御天"；乾坤两卦十二爻，就可以表达昼夜之间的十二时辰（阳六时阴六时），又可以表达一寒一暑所含的十二个月（阳六月阴六月）。

月亮论龙，在《周易参同契》中也可以找到证据。《周易参同契》："三日出为爽，震受庚西方。八日兑受丁，上弦平如绳。十五乾体就，盛满甲东方。……十六转受统，巽辛见平明。艮直于丙南，下弦二十三。坤乙三十日，东北丧其明。节尽相禅与，继体复生龙。"

三日、八日、十五、十六、二十三、三十，是月相变化的六个标志日。

初三的月相，为细微的月牙。

初八的月相，为上弦月；上弦月，月为半圆月。

十五、十六的月相，为圆圆的一轮明月。

二十三的月相，为下弦月；下弦月，月为半圆月。

三十的月相，月亮消失。

上面这段文字，介绍了六种月相。

上面这段文字，落脚在"节尽相禅与，继体复生龙"这句话上。"节尽相禅与"这句话有双重意思：字面意思是新老君王的禅让；实际意思是上下新旧两个朔望月的交替。"继体复生龙"，这句话有双重意思：字面意思是新龙的诞生，实际意思是初三新月的萌芽。"继体复生龙"之"龙"，即"月亮龙"。

六种月相，对应八卦中的震、兑、乾、巽、艮、坤六个卦象。说明卦象可以表达时间，可以表达月相变化。

六种月相，对应十天干中庚、丁、甲、辛、丙、乙六天干。说明天干可以表达时间，可以表达月亮的空间位置。

《易经·乾·象传》以太阳论龙，《周易参同契》以月亮论龙，说明什么？是不是说明太阳月亮均可以论龙？

3.《易经》中的阴阳合历

（1）《易经》文字中的阴阳合历：《易经》中的阴阳合历，揭示在下面几段文字中。

其一，《易经·系辞上》："一阴一阳之谓道。"

周日的阴阳在昼夜，周岁的阴阳在寒暑。岁之大数三百六十日，三百六十日一半阴一半阳。太阳回归有两截之分。两截之分，分一寒一暑。《灵枢·刺节真邪》："阴阳者，寒暑也。"寒阴而暑阳，寒暑循环一次是一岁；一岁之中一半阴一半阳。

其二，《易经·系辞下》："日往则月来，月往则日来，日月相推而明生焉。"

日月分阴阳。《素问·阴阳离合论》："日为阳，月为阴。"

日月循环，决定着昼夜。《周髀算经·陈子模型》："昼者阳，夜者阴。"

太阳历中含昼夜，太阴历中含昼夜，阴阳合历中含昼夜；换言之，昼夜是太阳历的基础，昼夜是太阴历基础，昼夜是阴阳合历的基础。

其三，"昔者圣人之作易也，将以顺性命之理，是以立天之道曰阴与阳，立地之道曰柔与刚，立人之道曰仁与义。兼三才而两之，故六画而成卦。分阴分阳，迭用刚柔，故《易》六位而成章。"

"立天之道曰阴与阳"。天之道在何处？天之道体现在两个地方：一在昼夜中，二在寒暑中。

从天文到人文，出现了三爻与六爻。三爻组成了八卦，六爻组成了六十四卦。八卦表达的是太阳历八节，八节分阴分阳，分出的是一寒一暑。六十四卦分阴分阳，分出的是太阳历、太阴历，一分为二又合二而一。天之道在何处？一在太阳历中，二在太阴历中，三在阴阳合历中。

（2）《易经》六十四卦中的阴阳合历：《圣经》开篇处出现的是万能之神，《易经》开篇处出现的是抽象之卦。西方谚语云：我不知道你是谁，但是我知道了你的位置和谁在一起，我就知道了你是谁。两部经典对比，可以清楚地知道六十四卦的文化地位。

一部《易经》，先出现六十四卦卦象，后出现经传文字，所有文字都是诠释卦象的，换言之，所有文字都是为卦象服务的。

六十四卦最基础的意义何在？在阴阳合历！

此说的依据何在？

此说有三大依据！

证据一：384 爻与 384 日的重合。六十四卦是六爻卦。$6 \times 64 = 384$（爻），384 这一数据有何意义？这一数据恰恰是阴阳合历闰年的天数。

2023 年就是闰年！

闰年，近 384 日。《周髀算经·天文历法》："置大岁三百八十三日九百四十分日之八百四十七。"大岁 $383\frac{847}{940}$ 天。大岁，是阴阳合历的闰年（13 个月）的天数。$383\frac{847}{940}$ 换算成小数为 383.9。这一数据几近 384。

384 爻为什么会与 384 日重合，奥秘何在？奥秘在卦中有历！

太阴历一年 354 日，加上闰月的 30 日，$354+30 = 384$（日），这里是闰年（大岁）384 日的所以然。

证据二：29.53 这一数据的重合。

太阴历的十二个朔望月分大月小月：大月 30 日，小月 29 日。十二个朔望月为一年，一年 354 日。朔望月的平均数据为 29.53 日。读者朋友，敬请记住 29.53 这一数据。

六十四卦的 384 爻除以 13，商为 29.53。

$$384 \div 13 = 29.53$$

今天朔望月的数据是 29.53059。

如此巧合，说明了什么？难道是无缘无故的巧合吗？

证据三：五岁再闰。

《易经·系辞上》出现了"五岁再闰"之说。"五岁再闰"之说，揭示的是此时的中华大地上沿用的是阴阳合历。"五岁再闰"，调整的是太阴历与太阳历之间的时间差，即一岁与一年之间的时间差。为了使太阴历与太阳历协调一致，阴阳合历必须三岁设置一个闰月，五岁设置两个闰月。

到了汉代改"五岁再闰"为"六岁再闰"。

4.《易经》文字中的北斗历

北斗历，《易经》经传文字中有三处记载。

《易经》第五十五卦为丰卦。丰卦六二、九四两爻的爻辞中两次出现了"日中见斗"，《易经·象传》诠释丰卦又一次出现了"日中见斗"。斗，北斗也。

"日中见斗"，所以然者何？

要想弄懂"日中见斗"，首先要弄懂何谓"日中"？

"日中"一词，历史与现实有两种解释：一为中午；二为春分。

《周髀算经·陈子模型》："日中立竿测影，此一者，天道之数。"此处的"日中"，指的就是中午。中午的日影才能代表天道。《墨子·经上》："日中，正南也。"日中者，太阳在南中天之中午也。

《尚书·尧典》："日中，星鸟，以殷仲春。"此处的"日中"，指的春分。仲春，春三月的第二个月。仲春，春分的代名词。春分之日见到了北斗，此时的北斗，斗柄应该指向空间的正东方。

《易经》谈"日中见斗"，可以理解为春分之日看到了北斗。

斗柄指向东西南北四方，大地上出现春夏秋冬四时；以北斗斗柄指向论春夏秋冬四时，是由《鹖冠子》记载的。《鹖冠子·环流》："斗柄东指，天下皆春；斗柄南指，天下皆夏；斗柄西指，天下皆秋；斗柄北指，天下皆冬……物极则反，命曰环流。"

斗柄东指，春分；斗柄西指，秋分。

斗柄北指，冬至；斗柄南指，夏至。

北斗斗柄循环一周的时间长度，吻合于竿下日影长短两极的一次循环。

总的时间长度吻合，两种历区分出的节令也吻合。北斗斗柄指向南北区分出的冬至夏至，吻合于竿下日影的长短两极区分出的冬至夏至。北斗斗柄指向东西区分出的春分秋分，吻合于竿下日影长短两极中间点 0.755 丈区分出的春分秋分。

（二）洛书中的太阳历与河图中的阴阳合历

在《易经》之中，八卦是圣人的作品，而图书是圣人"则之"的圣物。《易经·系辞上》："河出图洛出书，圣人则之。"

在中华大地上，只有中原华夏与西南彝族保留了河图洛书。

有河图洛书，早已不能解释河图洛书，是中原华夏。"神龟出书，河马出图。"如此八个字组成的一句话，把"道法自然"文化推向了不可重复的神秘。北宋大文豪欧阳修非常反对将河图洛书神秘化，他作《葛氏鼎》一诗，诗中斥责"河马出图，神龟出书"为怪说："马图出河龟负畴，自古怪说何悠悠。"

有河图洛书，能用天文历法解释之，是西南彝族，具体是贵州毕节彝族同胞保留的源头文化。

彝族文化保留了洛书，也合理地解释了洛书。汉语的洛书，彝语发音为鲁素。鲁素，音近洛书，汉语意思为"龙书"。

音近洛书的鲁素，为什么叫"龙书"？

龙书，表达的是十月太阳历。太阳历与龙有什么关系？龙，是中原华夏崇拜的图腾，是彝族、苗族、蒙古族、水族、傈僳族等多个民族崇拜的图腾。龙从何处来？龙从太阳来！龙书以太阳历论龙，这就和《易经·乾卦》走到了一起。"大明终始，六位时成，时乘六龙以御天。"《象传》诠释乾卦六爻，诠释出了六条时间龙。六条时间龙的本源在何处？在太阳回归！此说的依据何在？在"大明"二字。大明即太阳。太阳即大明。《礼记·礼器》："大明生于东，月生于西。"何谓"终始"？太阳回归无限循环的状态也。终则始，始则终。太阳回归的无限循环，形成了阴阳十二个月。十二个月，阴阳十二条龙。前半年六个月，是"时乘六龙以御天"的阳气龙；后半年六个月，是"时乘六龙以御天"的阴气龙。

一月一条龙，十二个月十二条龙，是云南彝族、傈僳族共同保留的历史。云南彝族有祭龙节，祭龙节要唱"祭龙歌"。唱，是男女或甲乙对唱。此处仅引用第一段对唱的全部内容，其他则简要介绍。

甲：
龙神请归来，龙神快回家；
请你赐雨水，请你赐清泉。

一年十二月，一月一龙管。

正月这条龙，睡在深山林，

树叶它不吃，草根它不吃，

只想吃生肉，只想喝生血，

天黑才出山，脚动风就起，

它是一条龙，它是什么龙？

乙：

一年十二月，一月一龙管。

正月这条龙，睡在深山林，

树叶它不吃，草根它不吃，

只想吃生肉，只想喝生血，

天黑才出山，脚动风就起，

它是一条龙，它是老虎龙。

正月寅虎龙，二月卯兔龙，三月是真龙，四月是小龙，五月午马龙，六月未羊龙，七月申猴龙，八月酉鸡龙，九月戌狗龙，十月亥猪龙，十一月子鼠龙，十二月丑牛龙。

十二生肖，寅虎卯兔辰龙巳蛇午马未羊申猴酉鸡戌狗亥猪子鼠丑牛，以十二生肖冠名十二条龙，以寅虎开头，以丑牛告终；如此对应，如此顺序，和中原华夏沿用的夏历完全一致。

彝族祭龙歌，刊登于 2015 年《彝族文化》第二期。

敬请读者朋友记住，龙的本源在太阳历，龙是太阳龙；龙表达的是太阳回归的十二个月，龙是时间龙。

龙书表达的是五行十月太阳历。何谓五行？五行就是十月太阳历的五个季节。五季称五行，五行即五季。五行分别命名为木火土金水，木一行、火一行、土一行、金一行、水一行，五行以木一行为首，以水一行告终。彝族十月太阳历中的五行之名与五行顺序与《管子·五行》篇的记载完全相同。

一行的时间长度为何？五行总的时间长度为何？五行每一行的时间长度为72 日：木行72 日，火行72 日，土行72 日，金行72 日，水行72 日。五行总的时间长度为360 日，是彝族十月太阳历的记载。

每一行的时间长度为72 日，五行总的时间长度为360 日，彝族十月太阳历的记载与《管子·五行》篇的记载完全相同。

一个太阳回归年的时间长度为365 日有奇，即365 日多，其余数积4 年多出 1 日。智慧的中华先贤，采取四年一闰的方法，来消解这一余数。所谓四年一闰，即太阳回归的前三年时间长度为 365 日，第四个太阳回归年为 366 日。在十月太阳历时代，中华先贤就有闰余的方法。

$$365-360=5$$
$$366-360=6$$

如何安排 360 日之后的两个余数？

十月太阳历用大小两个年节，消解了 5～6 日这两个余数。

360 日之后的尾数 5，如何处理？冬至过大年，夏至过小年。大年节 3 日，小年节 2 日。大小两个年节一共 5 日，360 日之后的 5，消解在平年的大小两个年节中。

四年一闰的闰年，大小两个年节均 3 日。大小两个年节一共 6 日，360 日之后的尾数 6，消解在闰年的大小两个年节中。

过年日既不计入月，也不计入行。单独计为阴阳生生不息、周而复始的交替日。

龙书是如何表达五行十月太阳历的？下面对照龙书详细介绍。

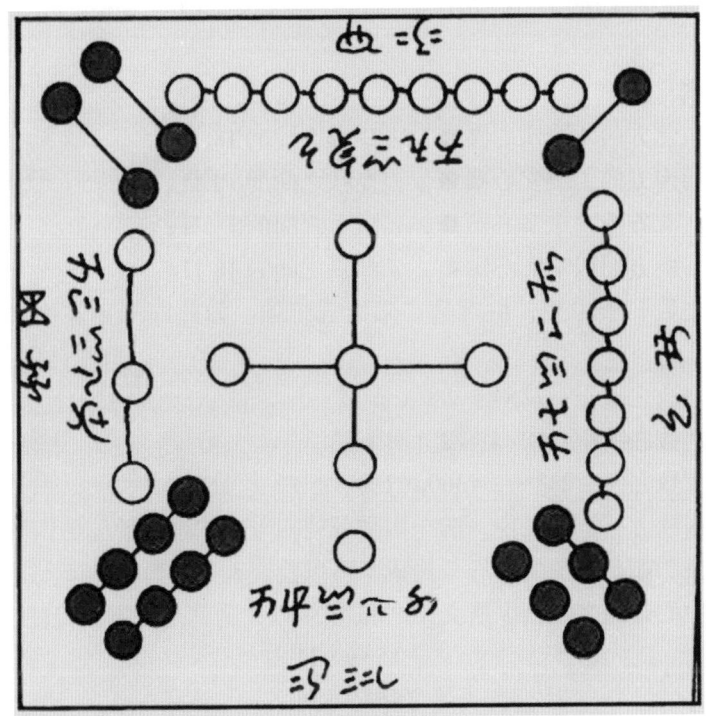

彝族文化保存鲁素，彝语为龙书，汉语为洛书

彝族文化保存的鲁素，鲁素音近洛书，汉语意思为"龙书"。龙书，表达十月太阳历。阴阳五行、天干地支，均是由十月太阳历出发的。

彝族龙书的基本成分由两个圆所组成：一个空心圆○和一个实心圆●。

两个圆可以论阴论阳：实心圆●为阴，空心圆○为阳；

两个圆可以论奇论偶：空心圆○论奇，实心圆●论偶，一阴一阳、一奇一偶组成了中华大地上的第一部书——龙书。

龙书，从形式到内容，与中原华夏的洛书一模一样，完全相同，并无二致，所以以下改称为洛书。

洛书的空间布局是：上九下一，左三右七；四二为肩，八六为足；五居中央，统领四方。

洛书具体是这样表达十月太阳历的：

居于上面的九个空心圆○，表火一行72日；

居于下面的一个空心圆○，表水一行72日；

居于左边的三个空心圆○，表木一行72日；

居于右边的七个空心圆○，表金一行72日。

木火金水四行的四个72日，分布在洛书的四方。土一行的72日在哪里呢？

在四隅！

居于东北方的八个实心圆●，表冬春之间的18日；

居于西南方的二个实心圆●，表夏秋之间的18日；

居于西北方的六个实心圆●，表秋冬之间的18日；

居于东南方的四个实心圆●，表春夏之间的18日。

四隅之数归于中央，由奇数、阳数五统领。如此即"要在中央，运枢四方"。

四方之数之乘积：$72 \times 4 = 288$（日）

四隅之数之乘积：$18 \times 4 = 72$（日）

天之大数之和：$288 + 72 = 360$（日）

细心的读者一定会发现，四个阳数分居四方，四个偶数分居四隅，而阳数五居于中央。如此精美的布局，构成了可以代表人类智慧的三阶幻方。

洛书中的奇偶之数，纵横交叉之和均为15，这就是幻方的特征。

$$1 + 5 + 9 = 15$$
$$3 + 5 + 7 = 15$$
$$2 + 5 + 8 = 15$$

$$4+5+6=15$$

如果去掉中间的阳数 5，纵横交叉之和均为 10，

$$1+9=10$$
$$3+7=10$$
$$2+8=10$$
$$4+6=10$$

"合十"，是洛书的数量特征。

为什么在讨论十月太阳历时，加进幻方的讨论，因为幻方可以代表人类的智慧。为寻找外星人，美国发射太空探测器。太空探测器上，刻有代表地球人智慧的几个标志，其中之一就是四阶幻方图。所谓四阶幻方，就是四行数字上下、左右、交叉相加之和皆为相同的一个数，这个数是 34，而洛书上下、左右、交叉相加之和是皆为相同的一个数，这个数是 15。数学，简洁为上，简洁为美。显然，三阶幻方简洁于四阶幻方。如果说四阶幻方可以代表人类智慧，那么，三阶幻方呢？是不是同样可以代表人类智慧？！

十月太阳历解答了一系列基础性问题，这些基础性问题奠定了中华文化与中医文化的理论基础，尤其是中医文化的五行（运），针经之纲纪一与九，只有十月太阳历能够给出答案。

十月太阳历所解答的一系列基础性问题，会在"十月太阳历与五运"一节进行详细讨论，此处点到为止。

此处还要特别说明一个问题：洛书与神龟没有任何关系。"神龟出书"一说，简单的四个字，曲解了一个大问题，即：把道法自然的文化变质为道法神秘。

彝族文化保存了河图，也合理解释了河图。华夏的河图，彝族称"付托"，两者语音相近、形式相同，但解释不同——中原华夏解释在"河马出图"的神话上，彝族解释在天文历法上，具体解释在了太阳历、太阴历、北斗历三历合一的阴阳合历上。

彝语"付托"，汉语意思为"联姻"。谁和谁联姻？答案是：阴阳联姻，奇偶联姻。

在洛书中，阴与阳各居各位，阳数居于中央与四方，阴数分居四隅，而在河图（付托）中，阴阳是联合携手表达春夏秋冬四时与空间东西南北中五方。

一与六联姻，居北方表达冬至之冬；

二与七联姻，居南方表达夏至之夏；

三与八联姻，居东方表达春分之春；

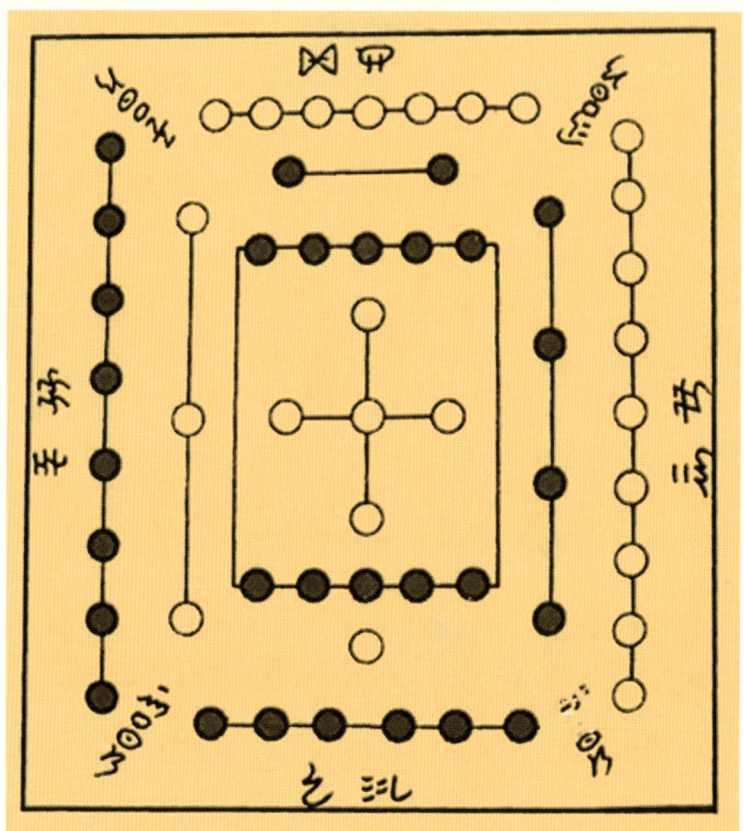

彝族文化保存的付托（河图）

四与九联姻，居西方表达秋分之秋；

五与十联姻，居中央统领四时四方。

四时之中继续保持五行结构：

一六，表达五行之水，对应四时之冬；

二七，表达五行之火，对应四时之夏；

三八，表达五行之木，对应四时之春；

四九，表达五行之金，对应四时之秋；

五十，表达五行之土，对应四时之末的四个18天。

联姻的两个数，表达的是万物生成之数：前一个表生数，后一个表成数。一月生物六月成，二月生物七月成，三月生物八月成，四月生物九月成，五月生物十月成。

此处建议：希望学习《黄帝内经》的莘莘学子，要认真看看此处阴阳联姻的五对数字；只有理解了奇偶之数的时空性，才能理解《素问·金匮真言论》中出现的五个奇偶之数：八、七、五、九、六。

论空间论出东西南北中，论时间论出四时春夏秋冬，与时间空间相配的，《金匮真言论》出现了五个数：

东方，四时之春，五行之木，其数八；

南方，四时之夏，五行之火，其数七；

西方，四时之秋，五行之金，其数九；

北方，四时之冬，五行之水，其数六；

中央，五行之土，其数五。

失传了河图，这五个奇偶之数就成了千古之谜。找回了河图，原来时间空间都可以数字化。

《礼记·月令》与《吕氏春秋·十二纪》中同样有这五个对应于时空的奇偶之数。这五个奇偶之数的基础性与重要性，由此可见一斑。

图中含有三种历，各自有各自的作用。三种历的作用分别是：太阳历定岁；太阴历定月；北斗历定寒暑。

太阳历定岁。岁的时间长度，即太阳回归年的时间长度。仍然是四年之中三个 365 日，一个 366 日，平均数据为 365.25 日。阴阳合历中的太阳历分十二个月，每个月的时间长度为：

$$365.25 \div 12 = 30.4375$$
$$365.25 \div 12 \approx 30.44$$

太阴历定月。以月亮圆缺定月。月分大小，大月的时间长度为 30 日，小月为 29 日。奇数月为大，偶数月为小。一年十二个月，时间长度为（30×6）+（29×6）= 354 日。

北斗历定寒暑。斗柄指向正北方为寒，斗柄指向正南方为暑。子北午南，子午两支可以论寒暑，可以分阴阳。

冬至夏至两个基本点没有改变，是河图与洛书的相同点。

太阳历每月的时间长度要大于太阴历的大小月：

$$30.44 - 30 = 0.44 （日）$$
$$30.44 - 29 = 1.44 （日）$$
$$(1.44 + 0.44) \div 2 = 0.94 （日）$$

如此积累，满 33 个月就积累到了相当一个大月的量，积累到 66 个月就积累到了相当两个大月的量：

$$0.94 \times 33 = 31.02 （日）$$

$$0.94×66=62.04（日）$$

《土鲁窦吉》记载了置闰的原则与方法："满三十三个月，置闰一个月。"

《宇宙人文论》同样有置闰的原则与方法："满了七十二月，就多了两月，即两次闰月，再过四十七月，前后该闰五次。这次闰五月呢，下次闰七月，从五行推算，周而复始。"

彝族文化置闰，遵循八卦循环纪年的原则，实行八年三闰。如果以月计算，循环周期为33个月一闰、33个月二闰、32个月三闰。

$$33+33+32=97（月）$$

$$97÷12≈8.08333（年、岁）$$

以月计算，仍然是八年三闰。

河图还有一大贡献，即：留下了"十二"这个具有普遍意义的数字。

时间有十二月，空间有十二方位、十二时辰，人体有十二经络，音律有十二律。

（三）《尚书》中的天文历法

1.《尚书·尧典》中的阴阳合历

《尚书·尧典》记载了分四时的阴阳合历。请看原文：

> 曰若稽古。帝尧曰放勋……乃命羲和，钦若昊天，历象日月星辰，敬授民时。分命羲仲，宅嵎夷，曰旸谷。寅宾出日，平秩东作。日中，星鸟，以殷仲春。厥民析，鸟兽孳尾。申命羲叔，宅南交。平秩南为，敬致。日永，星火，以正仲夏。厥民因，鸟兽希革。分命和仲，宅西，曰昧谷。寅饯纳日，平秩西成。宵中，星虚，以殷仲秋。厥民夷，鸟兽毛毨。申命和叔，宅朔方，曰幽都。平在朔易。日短，星昴，以正仲冬。厥民隩，鸟兽氄毛。帝曰："咨！汝羲暨和。期三百有六旬有六日，以闰月定四时，成岁。允厘百工，庶绩咸熙。"

请看译文：

查考往事，帝尧名叫放勋……（他）于是命令羲氏与和氏，敬慎地遵循天数，观测日月星辰运行的基本规律，制定出太阳历、太阴历、二十八宿历三历合一的阴阳合历，然后敬慎地把天时节令告诉天下人民。分别命令羲仲，住在东方的旸谷，恭敬地迎接日出，辨别测定太阳升起的准确方位。昼夜长短相等，南方朱雀七宿黄昏时出现在正南方，以此为依据确定仲春时节（春分）。此时，人们分散在田野，鸟兽开始生育繁殖。

又命令羲叔，住在南方的交趾，辨别测定太阳往南运行的极限，恭敬地迎接太阳由南而北归。白昼时间最长，东方苍龙七宿中的火星黄昏时出现在正南方，以此为依据确定仲夏时节（夏至）。此时，人们住在高处，鸟兽的羽毛稀疏。

又命令和仲，住在西方的昧谷，恭敬地送别落日，辨别测定太阳西落的准确方位。昼夜长短相等，北方玄武七宿中的虚星黄昏时出现在正南方，以此为依据确定仲秋时节（秋分）。此时，人们又回到平地上居住，鸟兽换生新毛。

又命令和叔，住在北方的幽都，辨别观察太阳向北回归的极限。白昼时间最短，西方白虎七宿中的昴星黄昏时出现在正南方，依据这些确定仲冬时节。此时，人们住在室内，鸟兽长出了柔软的细毛。尧说："啊！你们羲氏与和氏啊，太阳回归一个周期是三百六十六天，要用加闰月的办法确定春夏秋冬四季而成一岁。由此规定百官的事务，许多事情就都兴办起来。"

羲和，即羲氏、和氏，天文世家。云南丽江有一个雪山书院，书院院长是纳西族的和国相先生，他告诉我，纳西族是羲和的后裔；尧之后，因对天文历法的见解不同，羲和二氏带领族人离开中原，历经曲折，最后定居云南丽江。

《尚书·尧典》告诉后人，天文观测首先设置的是四大观测点——东方的旸谷，西方的昧谷，南方的交趾，北方的幽都。

《尚书·尧典》告诉后人，天文观测的对象是"日月星辰"。日，太阳也；月，月亮也；星，二十八星宿；辰，有多重含义，《论语·为政》："为政以德，譬如北辰，居其所而众星共之。"北辰，北极星也。《春秋公羊传·昭公十七年》："大火为辰，伐为辰，北辰亦为大辰。"大火，心宿也。伐，参宿也。北辰，北极星也。辰，三大标志星也。《管子·四时》："东方曰星，西方曰辰。"春季看东方，东方的标志星曰星；秋季看西方，西方标志星曰辰，辰即确定西方的标志星。《春秋左传·昭公七年》："日月之会是谓辰。"在《春秋左传》中，日月相会的瞬间曰辰。通过以上回顾可以知道，一个"辰"字，在尧时代与先秦时期，具有两重含义：一是指标志星，二是指日月相会的瞬间。

《尚书·尧典》告诉后人，天文观测的第一对象是太阳，第二对象是月亮，第三观测对象是二十八星宿。

《尚书·尧典》告诉后人，以日出方位和二十八星宿中四大仲星出现在南中天为依据，区分出了春分秋分、冬至夏至四大节令。

星鸟定仲春，仲春即春分。

星火定仲夏，仲夏即夏至。

星虚定仲秋，仲秋即秋分。

星昂定仲冬，仲冬即冬至。

确定仲春的鸟星，即南方朱雀七宿。

确定仲夏的火星，东方苍龙七宿之一。

确定仲秋的虚星，北方玄武七宿之一。

确定仲冬的昂星，西方白虎七宿之一。

确定四仲（春分秋分，冬至夏至），太阳是第一坐标，二十八宿是第二坐标。

亲爱的读者朋友，读《尚书·尧典》应该记住的第一句话是："历象日月星辰，敬授民时。"这句话的前半句"历象日月星辰"，讲的是天文观测；天文观测，是尧时代的中心任务；后半句"敬授民时"，讲的是为人民制定天文历法；制定天文历法，是尧时代的根本任务。

亲爱的读者朋友，读《尚书·尧典》应该记住的第二句话是："期三百有六旬有六日，以闰月定四时，成岁。允厘百工，庶绩咸熙。"三百日，是一个太阳回归年的大数。一旬10日，六旬60日。"六旬有六日"即66日。66日，是一个太阳回归年366日的尾数。

这句话里出现了五个时间单位：旬、日、月、时、岁。

何谓旬？《说文解字》："十日为旬。"

何谓日？《周髀算经·日月历法》："日复日，为一日。"两次看到太阳，即是一日。此为中华先贤对"何谓一日"的界定。

何谓月？《周髀算经·日月历法》："故月与日合，为一月。"月亮太阳两点一线时的遥遥相望，即日月之合。换言之，月亮圆一次即为一月。此是中华先贤对"何谓一月"的界定。

何谓时？《素问·六节脏象论》："六气谓之时。"五日一候，三候一气，六气一时。

何谓岁？《周髀算经·日月历法》："日复星，为一岁。"《素问·六节脏象论》："四时谓之岁。"《易经·系辞下》："寒往则暑来，暑往则寒来，寒暑相推而岁成焉。"岁的确定，根本思路是"以天文论人文"，具体方法是"以太阳回归论之"亦或"以太阳与标志星的对应论之"。

每一个时间单位的确定，都需要书外的天文为坐标，都需要严密的数字定量。"允厘百工，庶绩咸熙。"允，信也，用也；厘，治也，治理也；百工，百官也；庶：众多；绩：事业；咸：皆；熙：兴盛。这句话的意思是：以天文历法为基准，具体以四时为基准，把众多（所有）的事情办好。"惟天为大，惟尧则之。"（《论语·泰伯》）君是君，天是天，君王也应该效法天。

亲爱的读者朋友，读《尚书·尧典》还应该记住的一句话是："昭明百姓，协和万邦。"这八个字组成的一句话，留下了流传千古的两个词——"昭和"与"协和"。"昭和"一词，被日本裕仁天皇命名为年号。"协和"一词，出现在"北京协和医院"名字中。

2. 《尚书·舜典》中的太阴历

《尚书·舜典》位于《尚书·尧典》之后，在《尚书》中排位第二。《尚书·舜典》中既记载了天文观测，又记载了太阴历。

《尚书·舜典》中的天文观测，记载于"在璇玑玉衡，以齐七政"这一论断中。

何谓"璇玑玉衡"？有两种观点：一是天文本身，二是观测天文的仪器。

司马迁是第一种观点持有者。司马迁认为，"璇玑玉衡"指的是天文，具体指的是北斗七星。《史记·天官书》："北斗七星，所谓'璇玑玉衡以齐七政'。"

孔安国、郑玄是第二种观点持有者。孔夫子的后人，西汉经学家孔安国认为，璇玑玉衡为可运转的"正天之器"。正天之器，即天文观测的仪器。东汉经学家郑玄，同样认为璇玑玉衡是天文观测的仪器。郑玄对璇玑玉衡有详细的描述："运动为玑，持正为衡，以玉为之，视其行度。"

不论是哪一种观点，都改变不了"以天文论人文"的思路，都改变不了"以天文论政事"的原则。七政者，七种政事也。"在璇玑玉衡，以齐七政"，以天文为基准把七件政事办好，是这句话的根本目的。

《尚书·舜典》中有太阴历吗？请看以下几个论断：

其一，"正月上日，受终于文祖。"

其二，"二月，东巡守，至于岱宗，柴。"柴，积柴燔牲，祭天的一种形式。

其三，"五月南巡守，至于南岳，如岱礼。"

其四，"八月西巡守，至于西岳，如初。"

其五，"十有一月朔巡守，至于北岳，如西礼。"

其六，"五载一巡守，群后四朝。"

正月、二月、五月、八月、十一月，《尚书·尧典》分四时，《尚书·舜典》分月——正月、二月、五月、八月、十一月；分月的历可以是太阳历，可以是太阴历，可以是北斗历，那么《尚书·舜典》中的月到底属于哪一种历？

属于太阴历！

此说的依据何在？

在一个"朔"字!"十有一月朔",即十一月初一。朔,朔望月之朔。一个"朔"字说明,《尚书·舜典》中的月属于太阴历。

《尔雅·释天》:"夏曰岁,商曰祀,周曰年,唐虞曰载。"岁、祀、年、载,朝代不同计时单位的名称也不同。但有一个根本点是相同的,那就是阴阳合历。今天沿用的历,是夏历。夏历,是阴阳合历。《尚书·尧典》中的一句"以闰月定四时",揭示了尧时代的历是阴阳合历。凡是"以闰月定四时"的历,都是阴阳合历。夏商周三代,只是"定哪一月为正月"有所不同,实质一样,都是阴阳合历。

阅读《尚书·舜典》,应该记住的关键话语是:"同律度量衡。"一句话五个字,五个字五个单音词:同,统一也。律,音律也。度,度长短;量,量容积;衡,衡轻重,度量衡,三种计量标准也。统一,是在已有基础上的统一。统一,是在不同标准基础上的统一。没有历,没有音律,没有度量衡,是称不起"文明"二字的。秦始皇统一度量衡,众所周知;秦始皇对度量衡的统一,是第二次统一。第一次统一音律与度量衡的,是舜。

3.《尚书·洪范》中的太阳历与阴阳合历

《尚书·洪范》又称《尚书·洪范九畴》,九畴即九条治理天下的大法。

《尚书·洪范》是殷商贤哲箕子留下的一篇文章。箕子是殷纣王时代的大臣,因诤谏惹怒纣王被囚禁;武王伐纣,革命成功之后,释放箕子,向箕子询问殷商灭亡的原因,箕子不忍再说纣王之恶,武王没有勉强,转向询问治理天下、定国安民的大道,箕子讲出九条法则,形成了《洪范九畴》。《尚书·洪范九畴》受到历代的重视,对后世影响极大。

九条法则具体为何?一曰五行,二曰敬用五事,三曰农用八政,四曰协用五纪,五曰建用皇极,六曰乂用三德,七曰明用稽疑,八曰念用庶征,九曰向用五福,威用六极。九大范畴,首先从谈五行的自然属性开始,其基本思路是以天理论人理,以天道论政道,详细讨论《尚书·洪范》的内容不是本文的任务,本文此处关注的是其中的天文历法。

《尚书·洪范》中的太阳历与阴阳合历,是在第四畴出现的。第四畴讲的是"五祀"。五祀的五大内容为:一曰岁,二曰月,三曰日,四曰星辰,五曰历数。

太阳回归论岁,月亮圆缺论月,两次见太阳为一日,星为北斗星亦或二十八宿,辰为北极(天之枢)亦或日月对应的瞬间,历为太阳历、太阴历、北斗历亦或二十八宿历,数为历的规定性;显然,"五祀"讲的是太阳历、太阴历与阴阳合历。

"岁月日时无易，百谷用成。""日月岁时既易，百谷用不成。"是《尚书·洪范》中的两句话。"岁月日时"讲的是天文历法，"岁月日时"的"无易"与"既易"，讲的是天文历法的准确与错误；"百谷用成"与"百谷用不成"，讲的是粮食的丰收与歉收。人文中的天文历法与自然界的太阳法则、月亮法则相吻合，就有粮食的丰收；天文历法一旦与天文中的日月星法则不吻合，就有粮食的歉收。

大地上的风雨与天文中的这颗星、那颗星相关，与二十八宿的这一宿、那一宿对应于月亮相关，请看《尚书·洪范》留下的至理名言："庶民惟星，星有好风，星有好雨。月之从星，则以风雨。"《诗经》指出，毕宿与月亮对应，关乎磅礴大雨；《孙子兵法》指出，箕、壁、翼、轸四宿与月亮对应，关乎大风。

日月在天上，冬夏在大地上；天上的日月决定着大地上的冬夏；请看《尚书·洪范》留下的至理名言："日月之行，则有冬有夏。"

研究气候，《尚书·洪范》九畴的第八畴中出现了五种天气："曰雨，曰旸，曰燠，曰寒，曰风。"雨天，晴天，温暖，寒冷，刮风。一年之中这五种天气齐备，并且按照正常的时序出现，这就是风调雨顺。风调雨顺，有草木繁盛，庄稼丰收。倘若五种天气中，某种天气过多或过少，这就是天灾！某种天气过多，是天灾！某种天气过少，同样是天灾！

一篇《尚书·洪范》，影响至今。今天春节横批上的"五福临门"，其哲理之源就源于《尚书·洪范》中的"五福"。五福具体内容为：一是长寿，二是富裕，三是健康安宁，四是遵行美德，五是高寿善终。

人们常说的"民以食为天"，其哲理之源在《尚书·洪范》。《尚书·洪范》九畴的第三畴讲"八政"。"八政"以"食"为首。无论是商还是周，无论谁主政，让人民吃饱饭是主政者的第一要务，这是箕子强调的安民定国之政。

特别应该重视的是《尚书·洪范》论五行。《尚书·洪范》九畴，第一畴就是五行："初一曰五行。"五行的详细解释如下：

"五行：一曰水，二曰火，三曰木，四曰金，五曰土。水曰润下，火曰炎上，木曰曲直，金曰从革，土爰稼穑。润下作咸，炎上作苦，曲直作酸，从革作辛，稼穑作甘。"

九畴之中，五行位于第一畴。五行之重要性，由此可见一斑。

《尚书·洪范》解释五行，解释出三重含义：一是五行每一行的名称，五行依次命名为：水、火、木、金、土；二是五行的物理性质：水润下，火炎上，木曲直，金曰从革，土爰稼穑；三是五行五种味道：水咸，火苦，木酸，金辛，土甘。

流行本《易经》，论阴阳不论五行，连"五行"一词都没有出现；长沙马王堆出土的《帛书易经》出现了"五行"之名，但没有具体解释。《尚书·洪范》论五行，既有原则之论，又有具体之论；《尚书·洪范》让后人知道了三方面的内容：一是知道了"何谓五行"，二是知道了五行每一行的物理性质，三是知道了五行相关的五种味道。但是，解释五行，《尚书·洪范》存在着两个根本性缺陷：一是没有解释"五行从何而来"，二是没有解释五行与天文的关系。

何谓五行？这一千古之谜形成于群经之首《易经》，延续于《尚书》以及部部经典与先秦诸子；五行，成了整个华夏文化的千古之谜；以至于在"科玄之争"中被整个学界斥之为"玄学"。

（四）《诗经》中的多种历

《诗经》记载有多种历，有分寒暑、分四时的太阳历，有分朔望的太阴历，有二十八宿历，有北斗历，还有一种华夏文化已经不能解释的十月太阳历。

1. 太阳回归年一分为二分寒分暑的太阳历

《诗经·小雅·小明》："二月初吉，载离寒暑。"

太阳回归年一分为二，分出的是一寒一暑。从冬至到夏至的前半年为暑，从夏至到冬至后半年为寒。所以，《周髀算经·日月历法》以冬至论寒，以夏至论暑。寒暑出于冬至夏至，冬至夏至出于立竿测影。"载离寒暑"四字说明，《诗经》时代已经沿用了分寒分暑的太阳历。

2. 太阳回归年一分为四分四时的太阳历

《诗经·国风·豳风·七月》："春日载阳，有鸣仓庚。"

《诗经·国风·豳风·七月》："春日迟迟，采蘩祁祁。"

《诗经·国风·唐风·葛生》："夏之日，冬之夜。百岁之后，归于其居。冬之夜，夏之日。百岁之后，归于其室。"

《诗经·国风·陈风·宛丘》："无冬无夏，值其鹭羽。"

《诗经·国风·陈风·宛丘》："无冬无夏，值其鹭翿。"

《诗经·小雅·出车》："春日迟迟，卉木萋萋。"

《诗经·小雅·四月》："秋日凄凄，百卉具腓。"

《诗经·小雅·四月》："冬日烈烈，飘风发发。"

《诗经·王风·采葛》："彼采萧兮，一日不见，如三秋兮！"

《诗经·卫风·氓》："匪我愆期，子无良媒。将子无怒，秋以为期。"

一部《诗经》之中，"春""夏""秋""冬"四时俱全。太阳回归年一分为四，分出春夏秋冬四时；春夏秋冬四时的第一发源地在太阳历。天上北斗星的斗柄指向东西南北四方，大地上分春夏秋冬四时，春夏秋冬四时的第二发源地在北斗历。

本文引用《诗经》中的诗句，关注的是太阳历分出的寒暑，太阳历分出的春夏秋冬四时，关注的是太阴历分出的朔望，总而言之，本文关注的是天文历法，至于诗句本身的含义，本文不做讨论。

3. 分朔望的太阴历

《诗经·小雅·十月之交》："十月之交，朔月辛卯。日有食之，亦孔之丑。"

朔月，有两种解释：一是周以十月为朔月，二是太阴历朔望月的初一。朔望月的初一称朔月，亦称月朔。

既然诗中有"十月之交"，那么，"朔月"之朔就不应该再重复解释为十月，而应该解释为朔望月的初一。

辛，十天干之一。卯，十二地支之一。用辛卯纪日，说明了什么？说明《诗经》时代，干支已经成为计时系统。

4. 二十八宿历

一部《诗经》，两处出现二十八宿历。《诗经》中的二十八宿，是用来预报天气的。利用二十八宿中的某一宿，可以对天气变化做出中长期预报。

《诗经·国风·豳风·七月》："七月流火，九月授衣。"

流火之火，大火也。大火，心宿也。心宿，东方苍龙七宿中的第五宿。流火之流，心宿西移也。心宿西移，天气开始转凉了，就应该预备御寒的衣服了。以天文指导生产，以天文指导生活，是《诗经》时代的生活准则。今日某大学之校长，把"七月流火"解读为天气炎热，这就是笑话了。

《诗经·小雅·渐渐之石》："月离于毕，俾滂沱矣。"

月，月亮也。毕，毕宿也。二十八宿中的一宿，西方白虎七宿中的第五宿。离，通丽，靠近，对应也。当月亮近距离对应于毕宿，观测区内会有滂沱大雨。以天文论天气，以天文论天灾，是《诗经》时代的生活准则。

以毕宿靠近月亮对大雨天气做出中长期预报，这一方法一直延续到三国时期，《三国演义》第九十九回中的诸葛亮仰望天文，马上做出预报："月内有连绵不断的大雨"。敌对阵营的司马懿仰望天文，马上做出同样的预报："月内肯定有大雨。"敌我双方所观测天文现象是同一现象：毕宿靠近月亮。《诗经》时代与魏蜀吴三国，前后相距几千年，预测滂沱大雨的方法一直在沿用，说明了什么？是不是说明这一方法的常青性？！

以卫星预报天气，只能做出近期的天气预报，不能做出中长期天气预报，为什么？因为卫星预报天气，只能向下看，不能将上下联系在一起，割裂了天文与天气的联系，所以找不出天文与天气对应的规律性与规定性，只能进行近期的天气预报，不能做出中长期天气预报。如果把"以天文论天气，以天文论天灾"的思路与方法，与现代仪器相结合，中华文化一定会为世界做出一项大贡献。

5. 十月太阳历

《诗经·国风·豳风·七月》记载了一种中原已经失传了的十月太阳历。十月太阳历分十个月，一月二月三月四月五月六月七月八月九月十月。《七月》这首诗恰恰记载了十个月："九月肃霜，十月涤场。朋酒斯飨，曰杀羔羊。跻彼公堂，称彼兕觥：万寿无疆！"十月之后没有出现十一月、十二月，而依次出现的却是"一之日""二之日""三之日""四之日"。彝族学者解释，《七月》中的历，就是十月太阳历。十月太阳历分十个月，每月36日；两个月为一季，一季称一行，十个月分五行，每一行72日。太阳回归年之大数为360日，尾数的5～6日，既不计入月，也不计入行，用于过年节。"一之日""二之日""三之日""四之日"，余数也。十月太阳历在中原失传了，所以对《七月》到十月戛然而止，汉族学者无法作出解释。

6. 《诗经》记载的天文知识

太阳历、太阴历、二十八宿历之外，《诗经》中还记载有丰富的天文知识，例如南箕北斗，例如东启明西长庚，例如三星……

《诗经·小雅·大东》："维南有箕，不可以簸扬。维北有斗，不可以挹酒浆。维南有箕，载翕其舌。维北有斗，西柄之揭。"

诗中出现了"南有箕北有斗"。何谓"南箕北斗"，需要解释一下。南箕有六星，北斗有七星；南箕六星，形状像簸箕；北斗七星，形状像古代盛酒的斗。北斗七星，其中三颗星组成了斗柄，四颗星组成了斗身。像簸箕不能簸扬糠秕，像酒斗不能盛酒浆，是古代诗人的幽默。把天上的星星，化为日常的生活器具，如此非常易于记忆，说明什么？说明的是不是中华先贤化繁为简、化枯燥为风趣的智慧？！

《诗经·小雅·大东》："东有启明，西有长庚。"

启明、长庚，两个名字一颗星，即金星，又名太白金星。早晨在东方，叫启明，晚夕在西方，叫长庚。

东启明西长庚南箕北斗朕是摘星手

春芍药夏牡丹秋菊冬梅臣是探花郎

是一副对联，传说上联为殿试时皇帝所出，下联为新科探花所对。启明、长庚，一颗星两个名，加上南箕北斗演化出一副对联。

《诗经·国风·豳风·绸缪》："绸缪束薪，三星在天。绸缪束刍，三星在隅。绸缪束楚，三星在户。"

三星，有三种解释：一是参宿三星，二是心宿三星，三是河鼓三星。无论哪一种解释，三星均在二十八宿的范畴之内。

（五）《周礼》中的太阳历和太阴历

《周礼》记载了两种历——太阳历与太阴历。两种历是论证一切问题的依据。详细讨论如下：

1.《周礼》记载的太阳历

《周礼》又称《周官》，被儒家奉为经典。《周礼》是讲周代的官员设置、政治制度，以及如何行政的。为西周时期的著名政治家、思想家、文学家、军事家周公旦所著，《史记·鲁周公世家第三》："成王在丰，天下已安，周之官政未次序，于是周公作周官，官别其宜，作立政，以便百姓。"《周礼》的基础为太阳历，请看以下证据：

其一，十二月太阳历分春夏秋冬四时，四时是《周礼》官员设置的依据。《周礼》中有六种官员，六种官员分天官、地官、春官、夏官、秋官、冬官。请看，春夏秋冬四时是设置官员的依据。

其二，太阳历分春夏秋冬四时，四时是《周礼》论证饮食调味的依据。一时一种味道，四时调四种味道，四时还要重视同一种味道。《周礼·天官》："凡和，春多酸，夏多苦，秋多辛，冬多咸，调以滑甘。"

这一论断，《礼记》又重复了一次。《礼记·内则》："凡和，春多酸，夏多苦，秋多辛，冬多咸，调以滑甘。"为什么要重复？因为是当时日常生活的准则。

春季饮食调味多用酸，夏季饮食调味多用苦，秋季饮食调味多用辛辣之辛，冬季饮食调味多用咸；春夏秋冬四时，酸、苦、辛、咸四味；一时偏重一种味道，四时偏重四种味道，但是春夏秋冬四时不论哪一时，都要调入甘甜之甘。

为什么？

答案在《黄帝内经》中。《黄帝内经》指出，一味入一脏，五味入五脏；五味与五脏有对应性。《素问·宣明五气》："五味所入：酸入肝，辛入肺，苦入心，咸入肾，甘入脾，是谓五入。"

《素问·金匮真言论》指出，五脏有时间性：肝对应春，心对应夏，肺对应秋，肾对应冬，唯独脾脏有特殊性，脾脏对应的是四时之末最后 18 日。《灵枢·本输》："脾合胃。"脾胃互为表里，补脾与养胃相通。《素问·平人气象论》指出，春以胃气为本，夏以胃气为本，秋以胃气为本，冬以胃气为本，长夏以胃气为本。一岁之内，四时之中，皆以胃气为本。有胃气得生，无胃气则死。判断一个危重病人能否康复，首先要看其是否有胃口。甘入脾也入胃。所以，春夏秋冬四时调酸苦辛咸四味之时，皆应调入甘甜之甘。

其三，太阳历分春夏秋冬四时，四时是《周礼》论证疾病的依据。病有时间性：一时有一时之病，四时有四时之病。《周礼·天官》："四时皆有疠疾：春时有痟首疾，夏时有痒疥疾，秋时有疟寒疾，冬时有嗽上气疾。"以四时为坐标论时间性病，《周礼》与《黄帝内经》的立场完全一致。春有 A 疾，夏有 B 疾，秋有 C 疾，冬有 D 疾；四时有规律性，四时之气有规律性，四时之病也有规律性。病有时间性，是《黄帝内经》的高明之处。

其四，《周礼》记载了十二月。《周礼·春官》："冯相氏掌十有二岁，十有二月，十有二辰，十日，二十有八星之位，辨其叙事，以会天位。冬、夏致日，春、秋致月，以辨四时之叙。"

十二岁、十二月、十二辰，如此三个"十二"是时间上的十二进位制：一纪十二岁，一岁十二月，一日十二时辰。

"十日"，指的是一旬有十日，以十天干（甲乙丙丁戊己庚辛壬癸）纪日。

用二十八星宿哪一宿在南中天的出现，辨别冬至夏至、春分秋分。

冬至夏至，辨日影之长短；春分秋分，辨日影之等长；依次为依据确定四时之序。实际上，一个立竿测影就可以解答冬至夏至、春分秋分四时之序。

十二岁、十二月、十二辰，如此三个"十二"还有一种解释，那就是：以木星绕天一周定十二岁，以月亮圆缺十二次定十二月，以北斗星斗柄周天循环的十二指向定十二辰。

贵州大学张闻玉教授的大作《天文历法讲座》告诉世人，先秦之前的中华大地上曾经采用木星纪年法。木星 12 岁绕天一周，后来发现，木星绕天一周不是 12 岁而是 11.86 岁，所以先秦之后，木星纪年法弃之不用。但是，周天分十二次（十二方位）的方法延续了下来，时间上的十二进制延续了下来。

其五，《周礼》记载了十二律——阳六律阴六吕。《周礼·春官》："大师掌六律、六同以合阴阳之声。阳声：黄钟、大簇、姑洗、蕤宾、夷则、无射。阴声：大吕、应钟、南吕、林钟、仲吕、夹钟。"最早记载十二律的经典，是《周礼》。

阳声，阳六律；阴声，阴六吕。阴阳十二律与阴阳十二月有着母源关系。"一年分两截，两截分阴阳。"是彝族太阳历以太阳回归对阴阳的定位。两截之分，分于冬至夏至。冬至，是太阳回归年的起始点；夏至，是太阳回归年的转折点。从冬至到夏至，为太阳回归年的前半年；从夏至到冬至，为太阳回归年的后半年。前半年分六个月，后半年分六个月；前半年的六个月为阳，后半年的六个月为阴。前半年的六个月，一月一律，六个月有阳六律；后半年的六个月，一月一吕，六个月有阴六吕。

《礼记·乐记》："乐由天作。"《吕氏春秋·季夏纪·音律》："天地之气，合而生风。日至则月钟其风，以生十二律。"日至即冬至。从冬至开始，太阳回归分出十二月，十二月是论证十二律、十二经络的依据。

2.《周礼》记载的太阴历

《周礼·春官》："正岁年以序事，颁之于官府及都鄙，颁告朔于邦国。"这一论断告诉后人，周代的天子，面对四方诸侯，要在一岁之末完成两件事：一是颁布来年的历书，二是颁布朔望月之朔（初一）。四方诸侯要拜受而藏之祖庙，作为新岁之中的行政依据。

寒暑论岁，春夏秋冬四时论岁，归根结底，太阳回归论岁。一个"岁"字说明，此处有太阳历。

月亮圆缺论朔望，月缺为朔，月圆为望。朔为初一，望为十五。一个"朔"字说明，此处有太阴历。

其七，《周礼》记载了闰月之闰。《周礼·春官》："闰月，诏王居门终月。"请看，这一论断中有"闰月"二字。

纯太阳历置闰，闰的是日，四岁一闰，一闰闰一日。阴阳合历置闰，"三岁一闰，六岁再闰，十九岁七闰"，一闰闰一月（30 日）。

3.《周礼》记载的夏至

《周礼·地官》记载了无名氏的立竿测影，记载了一尺五寸的日影最短点即夏至点。《周礼·地官》明确指出，日影最短点是风雨交汇点。请看原文：

> 以土圭之法测土深。正日景，以求地中。日南则景短，多暑；日北则景长，多寒；日东则景夕，多风；日西则景朝，多阴。日至之景，尺有五寸，谓之地中，天地之所合也，四时之所交也，风雨之所会也，阴阳之所和也。

请看译文：用立竿测影之法求出东西南北中五大方位；测得日影最短点，以求大地中央的位置。太阳偏南就日影短，气候炎热。太阳偏北就日影长，气候寒冷。太阳偏东，多风。太阳偏西，多阴雨。日影，日影长度一尺五寸的地方叫地中。夏至，是太阳回归的转折点，是寒暑之气交替之处，是台风暴雨的发生点，是阳尽阴来之地。

笔者在广东珠海观测近30年得出如下结论：夏至是台风暴雨降临中国的起始点。

夏至，具有多重自然意义与文化意义。夏至，可以论寒暑之暑，可以论奇偶之数中的偶数，可以论阴阳之阴，可以论升降之降，可以论"上九下一"中的上九（洛书之数），可以论河图中的"二七南方火"……

夏至，太阳到达北回归线，换言之，太阳直射于北回归线。"天地之所合"，是不是就合在太阳与北回归线两点一线的对应关系上？！

夏至，太阳回归年的转折点。夏至中午之后，太阳开始向南回归。立春立夏立秋立冬，是一种四时之所交。冬至夏至春分秋分，这是另一种四时之所交。后一种"四时之所交"，是不是就交在太阳与北回归线的交合上？！

夏至，在中华大地上，是台风暴雨的起始点。多年来，笔者在珠海观察，正常的情况，太阳接近或到达北回归线时，才会发生台风暴雨；异常的情况下，台风暴雨会提前到达。

4.《周礼》记载的十二平均律的数理依据

十二平均律的数理依据出于一件实际器物。《周礼·冬官·考工记》："量之以为鬴，深尺，内方尺而圆其外，其实一鬴，其臂一寸，其实一豆；其耳三寸。其实一升，重一钧，其声中黄钟之宫，概而不悦。"

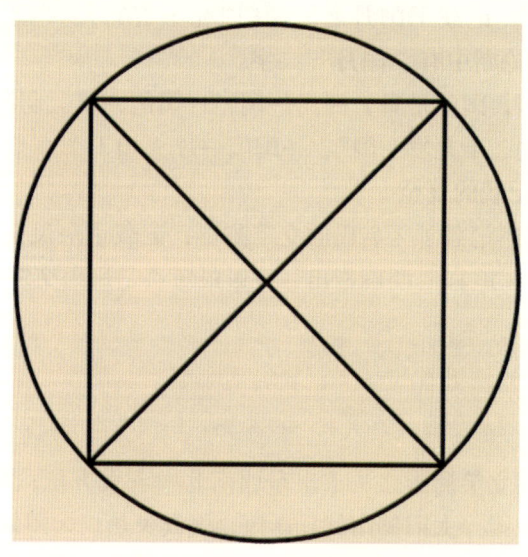

十二平均律的数理依据

明世子朱载堉，根据《周礼·考工记》中的这一论断，证明了十二平均律。详细的证明方法在朱载堉所著的《律吕精义》一书，有心的读者可以查询。这里强调的一点是，全世界采用的定音标准——十二平均律就出于此书。

5.《周礼》记载的"坐而论道"与"行而论道"

《周礼·冬官考工记》："国有六职，百工与居一焉。或坐而论道，或作而行之……坐而论道，谓之王公；作而行之，谓之士大夫。"又："知得创物，巧者述之守之，世谓之工。百工之事，皆圣人之作也。烁金以为刃，凝土以为器，作车以行陆，作舟行水，此皆圣人之所作也。"

《周礼》以春夏秋冬四时为依据设置官员，冬官的任务是发明创造新器具、新技术、新工具。天官、地官、春官、夏官、秋官、冬官如此六官，主管发明创造的冬官，六居其一焉。

发明创造之前，先有理论探讨，后有实际创造；理论探讨为坐而论道，实际创造为行而论道。理在事先、理在器先、理在技术之先，所以，坐而论道者优于行而论道者——坐而论道者为王公，行而论道者为士大夫。

智慧的人创造器物，心灵手巧的人将它记述，使之世代相传，如此者称为士农工商之工。制造一器者谓之工，制造各种器具者为百工。百工之事，亦即圣人之事。炼金为刀，冶陶为器，作陆地运行之车，作水上运行之舟，所有这些均为圣人之事。

杜甫写《禹庙》诗，歌颂大禹治水时，运用了四种交通工具。诗云："早知乘四载，疏凿控三巴。"诗中的"四载"，指的就是四种交通器具——水乘舟，陆乘车，泥乘辋，山乘樏。

从坐而论道到行而论道，用《易经》中的话说，就是触类旁通，道器并重。《易经·系辞上》指出，在八卦的基础上"引而伸之，触类而长之"，就能把天下之能事办好。《易经·系辞下》指出，明白形而上的道，就要会发明形而下的器，把做人的道理和做事的器具，一并教会天下人，让天下人在举措之中，运用道理做人，运用器具做事，如此"道器并重"称为"事业"。

坐而论道，《周礼》强调的是，任何器具的发明创造都要先有一个理论指导；行而论道，《周礼》强调的是，任何器具的发明创造都要重视道在器先、道在术先、理在事先。

后世子孙发生了偏差，只有夸夸其谈的坐而论道，而无发明创造的行而论道。敬请记住，明白道理的目的是为发明创造器具服务的。著作等身而无一件利于天下的发明创造，算不上真正的文化继承者。

（六）《周髀算经》中的太阳历

1.《周髀算经》确立了太阳回归的基本规律

《周髀算经》告诉后人，中华大地上的最早的天文观测者是伏羲氏、神农氏。中华先贤用最简单、最有效的方法是立竿测影，认识了太阳回归的基本规律。

太阳回归的基本规律在哪里？

在中午日影长极而短、短极而长的无限循环里！

立竿测影，测的是中午的日影。中午的日影有一个基本规律，那就是：长极而短，短极而长。所谓规律，就生命力而言，体现的是永恒而常青：起初如此，事实如此，远古如此，眼前如此，今日如此，明日如此，永远如此。

古希伯来文化讲神理，中华元文化讲道理。《礼记·学记》："人不学，不知道。"求学的终极目的是"知道"。《素问·上古天真论》对养生者的第一要求就是"其知道者"。

道在哪里？

天道在中午的日影里。中午的日影可以代表天道。《周髀算经·陈子模型》："日中立竿测影，此一者，天道之数。"何谓"日中"？日中就是太阳到达了南中天。《墨子·经上》："日中，正南也。"太阳到达正南方，即"日中"。中午的日影可以代表天道，日影长度之数就是天道之数。

道是虚无缥缈的吗？

中午的日影可以定量，中午的日影无限循环，中午的日影看得见、量得着。等量代换，道是定量之道，道是循环之道，道是可道之道。

2.《周髀算经》对人类的贡献

立竿测影的中华先贤，做出了一系列基础性贡献，此处介绍两项功在当时、利在千秋的不世之功。

第一，创建了农耕文明必须遵循的根本大法。这个根本大法，就是二十四节气。

二十四节气，记载于《周髀算经·天体测量》，具体内容如下：

> 冬至晷长 1 丈 3 尺 5 寸。1.35 丈
>
> 小寒 1 丈 2 尺 5 寸，小分 5。1.255 丈
>
> 大寒 1 丈 1 尺 5 寸，小分 4。1.154 丈
>
> 立春 1 丈零 5 寸 2 分，小分 3。1.0523 丈
>
> 雨水 9 尺 5 寸 3 分，小分 2。0.9532 丈

启蛰 8 尺 5 寸 4 分，小分 1。0.8541 丈

春分 7 尺 5 寸 5 分。0.755 丈

清明 6 尺 5 寸 5 分，小分 5。0.6555 丈

谷雨 5 尺 5 寸 6 分，小分 4。0.5564 丈

立夏 4 尺 5 寸 7 分，小分 3。0.4573 丈

小满 3 尺 5 寸 8 分，小分 2。0.3582 丈

芒种 2 尺 5 寸 9 分，小分 1。0.2591 丈

夏至 1 尺 6 寸。0.16 丈

小暑 2 尺 5 寸 9 分，小分 1。0.2591 丈

大暑 3 尺 5 寸 8 分，小分 2。0.3582 丈

立秋 4 尺 5 寸 7 分，小分 3。0.4573 丈

处暑 5 尺 5 寸 6 分，小分 4。0.5564 丈

白露 6 尺 5 寸 5 分，小分 5。0.6555 丈

秋分 7 尺 5 寸 5 分。0.755 丈

寒露 8 尺 5 寸 4 分，小分 1。0.8541 丈

霜降 9 尺 5 寸 3 分，小分 2。0.9532 丈

立冬 1 丈零 5 寸 2 分，小分 3。1.0523 丈

小雪 1 丈 1 尺 5 寸 1 分，小分 4。1.1514 丈

大雪 1 丈 2 尺 5 寸，小分 5。1.255 丈

二十四节气，定量于日影之下。每一个节气都是一个精确的时间单位，完整的二十四节气则是一个完整的、无限循环的时间系统。

精确的时间单位，指导着今年"何时下种，何时收获"。无限循环的时间系统，指导着年年"何时下种，何时收获"。

二十四节气奠定了农耕文明的基础，是众所周知的。众所不知的是，二十四节气中的冬至夏至，奠定了中华文化、中医文化的基础，详细的讨论会在下面进行，此处点到为止。此处要说明的是，冬至夏至的区分，远在二十四节气之前。

第二，创建了表达太阳回归的"七衡六间图"。

"七衡六间图"，表达的是太阳回归的十二个月。太阳回归，一来六个月，一往六个月。"七衡六间图"中的"六间"，表达的是一来一往的两个六个月。

对此，《周髀算经·七衡六间》的介绍是："凡为日月运行之圆周，七衡周而六间，以当六月，节六月为百八十二日八分日之五。故曰夏至在东井极内

衡，曰冬至在牵牛极外衡也。衡复更，终冬至。故曰一岁三百六十五日四分日之一，岁一内极，一外极。"

《周髀算经·七衡六间》记载的"七衡六间图"，其图形如下：

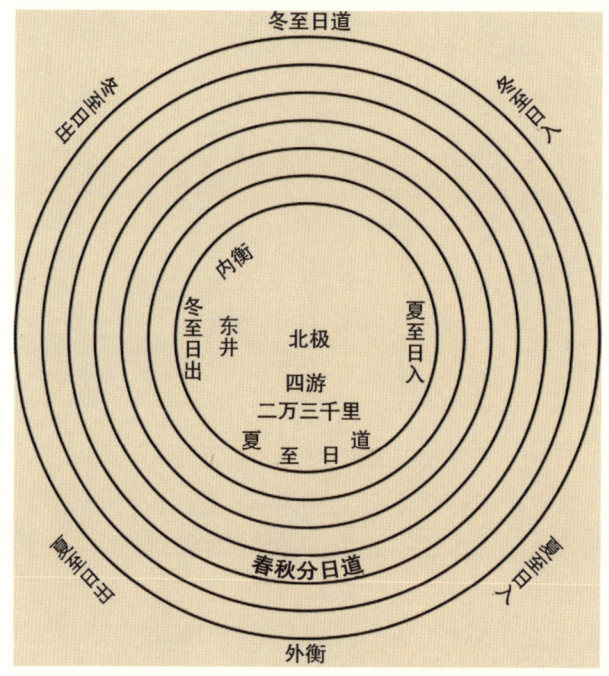

《周髀算经·七衡六间》记载的七衡六间图

如果说，二十四节气的突出贡献体现在实际与理论两个层面，那么"七衡六间图"的突出贡献则是体现在理论层面。

"七衡六间图"解答了哪些理论问题？

首先，解答的问题是圆周运动。此时的中华先贤认识到日月运动是圆周运动。"日月运行之圆周"之说，可以证明这一点。月亮运行是圆周运动，这一认识是正确的。太阳圆周运动的认识，则是不对的。太阳是恒星，是不动的。太阳的圆周运动，实际上是地球的圆周运动。当然，创作《周髀算经》的先贤已经认识到了地球的圆周运动。《周髀算经·盖天模型》中就有"地游四极"之说。已经失传了的《考星耀》一书同样有地球运动的"地游四极"之说，地球上的人为什么不知道地球在动？《考星耀》用了一个形象比喻："如人在大舟中，闭牗而坐，舟行而人不觉。"

其次，解答的是圆周运动的定量问题。定量，一是定量于开端与转折，二是定量于空间与时间。

圆周运动开端于何处？就节令而论，开端于冬至；就天文而论，开端于牵牛星。圆周运动的转折点在何处？就节令而论，转折点在夏至；就天文而论，转折点在东井宿。

空间定量，定量于六个空白带。七衡，即七个圆；六间，即七个圆界定出了六个空白带。

时间定量，定量于六个月。六个空白带表达的六个月——"节六月为百八十二日八分日之五"。六个月的时间长度为182.625日。"衡复更，终冬至。"六个字一句话，意思是从冬至到夏至，再从夏至到冬至，要往复一次。二六一十二个月即一岁，时间长度是"一岁三百六十五日四分日之一"。换算成小数，即365.25日。365.25日，是一个太阳回归年、一岁十二月的时间长度。

第三，认识了三条天文线。七衡，分内衡、外衡、中衡"三衡"。《周髀算经·七衡六间》："故曰夏至……极内衡，曰冬至……极外衡也。"极，到达也，直射也，对应也。内衡，即北回归线；外衡，即南回归线。内衡、外衡之间，即中衡。中衡即赤道线。《周髀算经·盖天模型》："春分秋分，日在中衡。"

冬至，太阳直射于南回归线；夏至，太阳直射于北回归线；太阳回归前后两次直射于赤道线，春分秋分。——"两分两至"的精确性与严密性，体现于此。

第四，认识了天地之正纪。"两分两至"被《黄帝内经》视为"天地之正纪"。《素问·至真要大论》："帝曰：分至何如？岐伯曰：气至之谓至，气分之谓分，至则气同，分则气异，所谓天地之正纪也。"

"分至"者，"两分两至"也。

"两分两至"为何是"天地之正纪"？

是因为"两分两至"一可以论春夏秋冬，二可以论阴阳二气的升降出入，三可以论万物的生长收藏。

"两分"，春分秋分；"两至"，冬至夏至。请看，"两分两至"可以论春夏秋冬。

一阴一阳是动态的！动态的一阴一阳，体现在升降出入四个字中。冬至一阳升，冬至阳气升于九泉之下；夏至一阴降，夏至阴气降于九天之上。春分，阳气露出地面，秋分，阳气沉入地下。阴阳二气的升降出入，随"两分两至"的转换而转换。是永恒不变的规律，是永恒而常青的规律。

阴阳二气的升降出入，决定着万物的生长收藏。阴阳二气四种运动状态，对应万物生长的四种状态。这同样是永恒而常青的规律。

"两至"，是太阳回归年的起始点与转折点。太阳回归年起始于冬至，转折于夏至。

"两分"，是太阳回归年一分为二的平分点。春分秋分，界定于日影最长与最短之间的中间点。

只有认识太阳与三条天文线的对应关系，只有认识了"两分两至"的精确定量，才能真正理解《黄帝内经》中的"天地之正纪"。

"天地之正纪"等同于天地之道。阴阳二气的升降出入，就是天道变化的具体表现。天道变化，变化在冬至夏至、春分秋分这四个节令中，变化在阴阳二气的升降出入中，变化在万物的生长收藏中。两分两至，是中医文化的核心所在。

第五，解答了哲学上的"阴阳三分"。中原华夏解答了"阴阳两分"的所以然。《周髀算经·日月历法》以冬至夏至论阴阳，夏至论阴，冬至论阳。阴阳一分为二又合二而一。如此之论，是太阳回归年一分为二论出了一寒一暑，由一寒一暑抽象出了一阴一阳。彝族太阳历同样是以太阳回归论阴阳的。彝族保留的十月太阳历有"一年分两截，两截分阴阳"之论。为了表达阴阳两分，与汉族、彝族相关的中华先贤创造了两个圆〇●，这两个圆组成了洛书，组成了河图。

苗族太阳历解答了阴阳三分的所以然。《苗族古历》以冬至夏至论阴阳，论出"冬至阳旦，夏至阴旦"。苗族太阳历以春分秋分论不阴不阳亦或亦阴亦阳。阴旦阳旦与不阴不阳，解答了阴阳一分为三又合三为一的所以然。为了表达阴阳三分，苗族先贤创造了三个圆〇●☉，这三个圆组成了苗族九卦。

《黄帝内经》中的阴阳各自一分为三，分为太阴、厥阴、少阴，太阳、阳明、少阳。《灵枢·根结》："太阳为开，阳明为阖，少阳为枢。……太阴为开，厥阴为阖，少阴为枢。"开，经气的始发点。合，经气的终结点。枢，经气的中转枢纽点。开、合、枢，犹如火车的始发站、中转站与终点站一样。

阴阳三分，解决了什么问题？清晰地解释了阴阳二气运动的三种状态：少阳，阳气初生；太阳，阳气隆盛；阳明，太少两阳相合之交。少阴，阴气初生；太阴，阴气隆盛；厥阴，太少两阴相合之交。

三阴三阳与二十四节气有着对应性关系：少阳之气，始于冬至，终于雨水；阳明之气，起于雨水，终于谷雨；太阳之气，起于谷雨，终于夏至。少阴之气，始于夏至，终于处暑；厥阴之气，起于处暑，终于霜降；太阴之气，起于霜降，终于冬至。人体之外的三阴三阳，对应于人体之内的三阴三阳（十二经络）：

手少阳三焦经，足少阳胆经。

手阳明大肠经，足阳明胃经。

手太阳小肠经，足太阳膀胱经。

手少阴心经，足少阴肾经。

手厥阴心包经，足厥阴肝经。

手太阴肺经，足太阴脾经。

不认识源于太阳回归的阴阳三分，无法解释《黄帝内经》中的三阴三阳。三三见九、九九八十一的数理基础在阴阳三分。二二得四，二四得八的数理基础是一阴一阳。三三见九、九九八十一的数理基础是一阴一阳加不阴不阳。

普通话四声的数理基础在阴阳两分，粤语九声六调的数理基础在阴阳三分。

阴阳两分的源头在冬至夏至，阴阳三分的源头在冬至夏至、春分秋分。无论是冬至夏至，还是春分秋分，均源于立竿测影。立竿测影本身就是测量，本身就是实证。等量代换，源于冬至夏至的一阴一阳，以及源于春分秋分的不阴不阳，都具有"四可以"的特征，即：可以重复，可以实证，可以测量，可以定量。

感谢苗族同胞，保留了阴阳三分的解释。

苗族学者吴心源先生，曾当面对笔者说，没有阴阳三分，一解释不了老子《道德经·第四十二章》中的"三生万物"那个"三"；二解释不了屈原《天问》中的"阴阳三合"，三解释不了《春秋谷梁传》中的"独阴不生，独阳不生，独天不生，三合然后生"中的那个"三合"。

第六，解答了"六气"问题。六气，运用于《黄帝内经》，出处却在《周髀算经》。

七衡六间图，将一个太阳回归年一分为二，分为前六个月后六个月，一月一气，六个月六气。《周髀算经·日月历法》："外衡冬至，内衡夏至；六气复返，皆谓中气。""复返"二字告诉后人，六气是循环的。六月循环一次，即二六一十二个月。一月一个中气，十二月十二个中气。敬请记住，六气出于十二月太阳历。十二月太阳历，可以合理地解释六气。

彝族典籍《宇宙人文论》，将冬至到夏至的六个月解释为阳六气，将夏至到冬至的六个月解释为阴六气：

冬至生阳气一，腊月生阳气二；

正月生阳气三，二月生阳气四；

三月生阳气五，四月生阳气六。

夏至生阴气一，六月生阴气二，

七月生阴气三，八月生阴气四，

九月生阴气五，十月生阴气六。

彝族文化以十二月太阳历解释了阴阳十二气，即解答了中医文化中的一大基础性难题。

3.《周髀算经》解答的问题

一部《周髀算经》记载的太阳观测与太阳历，实际上解答了中华文化与中医文化的一系列基础性难题。择其十项，介绍如下：

（1）几何学的鼻祖：立竿测影，测的是竿下日影。竿下日影，是一条标准的直线。——这里有几何学中的直线。

竿下日影与测影之竿的夹角，是一个标准的直角。——这里有几何学中的直角。

测影之竿实际上是直角三角形的 a 边，竿下日影实际上是直角三角形的 b 边，ab 边顶端相连，实际上是直角三角形的 c 边。——几何学中的直角三角形在此成立。

一个直角三角形，奠定了毕达哥拉斯在西方哲学中的地位。立竿测影出现的直角三角形，在中国哲学的地位应该怎么看呢？

直角三角形，美国人作为人类智慧的象征，刻画在了太空探测仪上。对比美国人对直角三角形的评价，我们应该怎么看待立竿测影出现的直角三角形呢？

奠定了中华文化、中医文化的天道、阴阳、六气、八风、十二月、二十四节气、七十二候，全部出于直角三角形，具体这些内容全部出于直角三角形底边。我们应该怎么看待立竿测影出现的直角三角形呢？

《周髀算经·盖天模型》："以日始出，立表识其晷；日入复识其晷；晷之两端相直，正东西；中折之指表者，正南北也。"这一论断告诉后人，是立竿测影分出了东西南北四方。

"日始出"与"日入"，日出日落也，早晨傍晚也。"立表识其晷"何意也？表，测影之竿也。识，观测也。晷，竿下日影也。这段话讲的是从太阳刚刚升起开始，立竿观其影；到太阳将要落山时，再一次观竿下日影；然后将日出与日落时的日影中间拉出一条直线，如此连线认识的是正东正西。垂直这条直线、通过测影之竿画出一条垂线，如此连线认识的是正南正北。

东西一维，南北一维，两维坐标成立于此。

测影之竿，上下一维也。加上东西南北两维，三维坐标成立于此。

竿下日影的有无及其盈缩，流动的时间也。《尸子》："四方上下为宇，往古来今为宙。"四方上下，表达的是三维空间。往古来今，表达的是一维时间。四维时空成立于此。

三维空间为宇，一维时间为宙。宇宙即时空，时空即宇宙。彝族典籍《宇宙生化》《宇宙人文论》告诉世人，组成河图洛书的这两个圆——空心圆○与实心圆●，彝语发音为"土鲁"，汉语意思为"宇宙"。中华大地上宇与宙的认识，为何那么古老？为何那么久远？因为中华先贤从远古时期就开始观测太阳。笔者在成都曾经拜访过羌族同胞，问起羌族有没有太阳历？如果有，起于何时？羌族同胞说，羌族以燧人氏为祖先，燧人氏在昆仑山立竿测影，从燧人氏起，羌族就有了太阳历。《易经》与《周髀算经》共同指出，仰观天文始于伏羲氏。燧人氏之说，伏羲氏之说，验证了司马迁之说："自初生民以来，世主曷尝不历日月星辰？"

在竿下日影这里，中华先贤建立了时空一体的宇宙观。立竿测影的历史有多久，中华大地上的四维时空形成就有多久！四维时空形成有多久，宇宙观念就有多久！

（2）勾股定理的发现与证明：在西方，勾股定理的发现，归功于毕达哥拉斯；勾股定理证明的记载，归功于《几何原本》的作者欧几里得。

在中华大地上，勾股定理的发现者，应归功于伏羲氏亦或伏羲氏之前的中华先贤；勾股定理的证明与记录者，应归功于《周髀算经》。

勾股定理，是在《周髀算经》中出现的。一部《周髀算经》多处出现不同长度的勾与股，而且明确指出周髀之髀——测影之竿，就是勾股之股；晷——竿下日影，就是勾股之勾。《周髀算经·商高定理》："周髀长八尺，夏至之日晷一尺六寸。髀者，股也；正晷者，勾也。"

完整的勾三股四弦五，是在《周髀算经·商高定理》中出现的："故折矩，以为勾广三，股修四，径隅五。既方之，外半其一矩，环而共盘。"

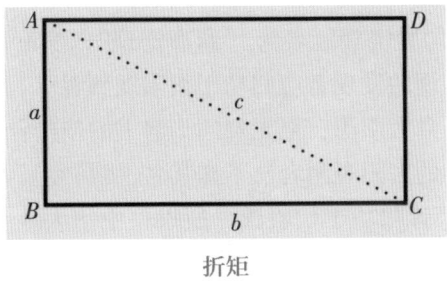

折矩

一个长方形，沿对角线一分为二，形成两个直角三角形，这就是"折矩"。

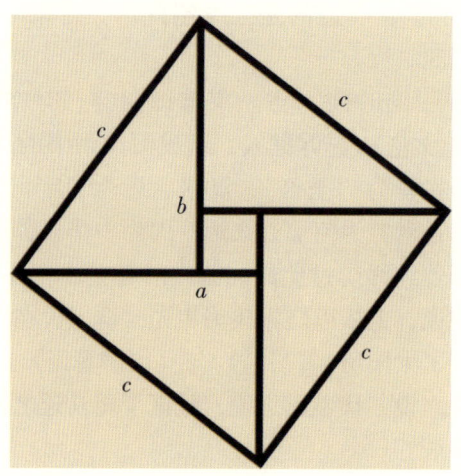

环而共盘三步可以证明勾股定理

两个长方形，通过折矩，形成四个直角三角形组成的大小两个正方形，这就是"环而共盘"。

这段话有两重意思："故折矩，勾广三，股修四，径隅五"，讲的是勾股定理；"既方之，外半其一矩，环而共盘"，讲的是勾股定理证明。

《几何原本》里的勾股定理证明，步骤需要十步以上，而在《周髀算经》勾股定理证明，仅仅需要三步。

$$C^2 = 4 \times \frac{1}{2}ab + (b-a)^2$$
$$= 2ab + b^2 - 2ab + a^2$$
$$= a^2 + b^2$$

《周髀算经》指出，大禹治水时，就灵活运用直角三角形测高、测远、测深。

《周髀算经》把勾股定理冠名为"商高定理"，实际上，商高只是勾股定理的叙述者，勾股定理的发现者应归功于太阳观测者。

洛书表达的是十月太阳历，毫无疑问，洛书的创造者应该是最早的太阳观测者。问题是，最早的太阳观测者已不知其名，《易经》与《周髀算经》都把最早的"仰观天文"者归功于伏羲氏，所以，中华大地上的勾股定理应命名为"伏羲定理"。

（3）算术的起源：大数学家刘徽为《九章算术》作序，留下了阴阳是算术的根源一说："观阴阳之割裂，总算术之根源。"

《周髀算经·日月历法》告诉后人，阴阳的第一发源地在冬至夏至——夏至论阴，冬至论阳。《周髀算经·天体测量》告诉后人，冬至夏至发源于立竿测影。冬至夏至，是竿下日影的最长点与最短点，是太阳回归年的起始点与转折点。前后联系，可以得出结论：中华大地上的算术应该起源于太阳历。

《灵枢·九宫八风》与《尚书·尧典》两部经典记载的一岁之数为366日。366这一数据，应出于一日日的累计，换言之，这一数据的根源在四则运算中的加法。

《周髀算经·日月历法》指出四个太阳回归年中有三年365日，一年366日，平均数据为：

$$(365 \times 3 + 366) \div 4 = 365.25 \text{（日）}$$

得到这个数据，需要四则运算中的三种方法：乘法、除法与加法。

算术的减法源于何处呢？彝族典籍《宇宙生化》告诉世人，减法源于十月太阳历。

十月太阳历分五季，五季称五行，五行每一行72日，五行360日。这一数据的根源，在太阳回归年去尾数5～6日然后再一分为五。运算过程如下：

$$(365 - 5) \div 5 = 72$$
$$(366 - 6) \div 5 = 72$$

加减乘除的四则运算，全部出于太阳历。

算术的起源，在太阳历。

中华大地上的算术，起源于太阳回归，具体起源于立竿测影。

（4）阴阳的起源与界定：阴阳，第一发源地在太阳回归，中原华夏、苗族、彝族有同样解释。

《苗族古历》有"冬至阳旦，夏至阴旦"之说。《苗族古历》中的阴阳，第一发源地在太阳回归，界定于日影长短两极。

彝族十月太阳历有"一年分两截，两截分阴阳"之说。彝族文化将太阳回归年一分为二，分为前后两截，前一截为阳年，后一截为阴年。彝族文化的阴阳，第一发源地仍然是太阳回归。彝族文化的阴阳，同样是界定于冬至夏至。

与《苗族古历》相同，《周髀算经》同样有"冬至论阳，夏至论阴"之说。为什么把《苗族古历》置于前，把《周髀算经》置于后，是有一定历史原因的。《诗经·商颂·殷武》："昔有成汤，自彼氐羌。"请看，《诗经》说成汤出于羌。《后汉书·西羌传》："西羌之本，出自三苗，姜姓之别也。"请看，《后汉书》说，羌出于苗。成汤是华夏先贤，成汤出于羌，羌出于苗，据此，把《苗族古历》排列于前，把《周髀算经》排列于后。

日影最长点，冬至；日影最短点，夏至；冬至是太阳回归年的起始点，夏至是太阳回归年的转折点。明白了这些，才能真正理解刘徽论阴阳是算术总根源的那句话。

（5）岁的界定：寒暑循环一次即一岁，《易经·系辞下》："寒往则暑来，暑往则寒来，寒暑相推而岁成焉。"

366日循环一次即一岁，《尚书·尧典》有如此论断："期三百有六旬有六日，以闰月定四时，成岁。"

从冬至到冬至365.25日循环一次即一岁，《周髀算经·七衡六间》："衡复更，终冬至。故曰一岁三百六十五日四分日之一。"

四时、十二月循环一次是一岁，《逸周书·周月解》有如此论断："凡四时成岁，有春夏秋冬，各有孟仲季以名，十有二月。"

中午的日影，长短两极循环一次是一岁，《后汉书·历律下》有如此论断："影长则日远，天度之端也。日发其端，周而为岁。"

太阳回归论岁，也可以说，观岁之循环，总算术之根源。

太阳历与太阴历的融合，需要精密的计算，月亮圆在十五，缺在初一，这一规律就揭示出了中华先贤高超的计算能力。也可以说，观阴阳合历之循环，总算术之根源。

（6）音律的起源：历律一体！在中华大地上，太阳历与音律是同根同源关系。

《周髀算经·陈子模型》告诉后人，黄钟大吕之声是从冬至夏至开始的。

中华大地上的音乐分五音六律。五音之根源，在十月太阳历。《素问·金匮真言论》告诉后人，一行一音，五行五音。木一行音角，火一行音徵，土一行音宫，金一行音商，水一行音羽。

《礼记·月令》与《吕氏春秋·十二纪》共同告诉后人，太阳历的十二月分十二律——以阴阳论，分为阴六吕，阳六律。

音律的起源，在太阳历。

（7）医学的起源：博大精深的中医文化，源头在何处？源头在太阳历，细而言之，在十月太阳历与十二月太阳历。

此说之证据何在？证据有二：

环顾全球，一部针经，唯我泱泱中华所独有。针经之纲纪在何处？《灵枢·九针十二原》在开篇处告诉后人，针经之纲纪在一与九。一与九出于洛书，洛书表达的是十月太阳历。洛书开篇于上九下一：一表达冬至，九表达夏至。

《素问·阴阳应象大论》："阴阳者，天地之道也，万物之纲纪，变化之父母，生杀之本始，神明之府也，治病必求于本。"这一论断告诉后人，《黄帝内经》的根本纲领在阴阳。阴阳的第一发源地，在冬至夏至。冬至夏至的界定，在立竿测影。这一论断，需要详细解释，详细解释在后面进行。

《黄帝内经·素问》的第二篇专论为《四气调神论》，四气之四，春夏秋冬四时也；四气之气，春温夏热秋凉冬寒四种气候也。春夏秋冬四时的界定，在立竿测影。

《黄帝内经》这部永恒而常青的经典，第一基础在太阳历。简而言之，中医的源头在太阳历。

（8）化学的起源：人类历史中的第一个化学物是在哪里合成的？正确的答案：是在中华大地上合成的。

氧化铅（Pb_3O_4）、硫化汞（HgS），是人类历史上最早的人工合成的化合物，合成于东汉时期，记载于炼丹著作、实际上是化学元典《周易参同契》。

纯铅（Pb）、纯汞（Hg），是人类历史上最早的人工提纯的单质，完成于东汉时期，记载于炼丹著作、实际上是化学元典《周易参同契》。

化合与分解，是化学中两大基本反应类型。

两种或两种以上的物质生成一种物质的反应，称为化合反应。一种物质分解成两种或者两种以上物质的反应，称为分解反应。人类历史中最早的化合和分解的反应是在哪里完成的？正确的答案：是在中华大地上完成的。

化合与分解，其理论基础在哪里？在阴阳模型。《周易参同契》："物无阴阳，违天背元。牝鸡自卵，其雏不全。"没有公鸡授精，有鸡蛋也孵不出小鸡。形象的比喻说明，两种元素之所以能够化合，在于属性上的阴阳之分。

同性的两种元素不能化合，《周易参同契》也有形象的比喻："假使二女共室，颜色甚姝，令苏秦通言，张仪结媒；发辩利舌，奋舒美辞，推心调谐，合为夫妻；弊发腐齿，终不相知。"令两个惊若天人的美女共居一室，让能言善辩的顶级说客苏秦张仪做媒撮合，使之结为夫妇，等到发脱齿落，也不会有新生命的诞生。两个美女结婚，不可能生出孩子，比喻的是，两种同性元素不能化合。

《易经·睽·象传》："二女同居，其志不同行。"《春秋谷梁传·庄公三年》："独阴不生，独阳不生。"同性不能繁殖，同性不能化合，是中华文化的一个基本观点。

阴阳模型，是解释化合与分解的理论依据。

阴阳模型，源头在何处？在太阳月亮。《周易参同契》："日月为易。"这一论断告诉后人，《易经》之《易》，本源在"日月"。此说可以在《易经》中找到依据，《易经·系辞上》："一阴一阳之谓道。"又："阴阳之义配日月。"

前面已经谈过，阴阳有两个发源地：一是寒暑，二是昼夜。寒暑，根源在太阳回归；昼夜，根源在日往月来。

化学的源头，在太阳历。

（9）物理学的根源：现代物理学，产生于西方。中华大地上，没有产生现代物理学。奇怪的是，西方一流的物理学家是那样的崇拜阴阳。举例如下：

例一，丹麦物理学家，量子物理学的奠基人，诺贝尔物理奖获得者玻尔，1936 年到中国，一看到阴阳太极图，马上就得出结论：一阴一阳，是并协原理的先河。并协原理，是量子论的核心。

丹麦政府为表彰玻尔的贡献，授予其"骑象勋爵"。授爵之后，玻尔为自己的家族设计了一个族徽，族徽之中赫然出现了太极图。

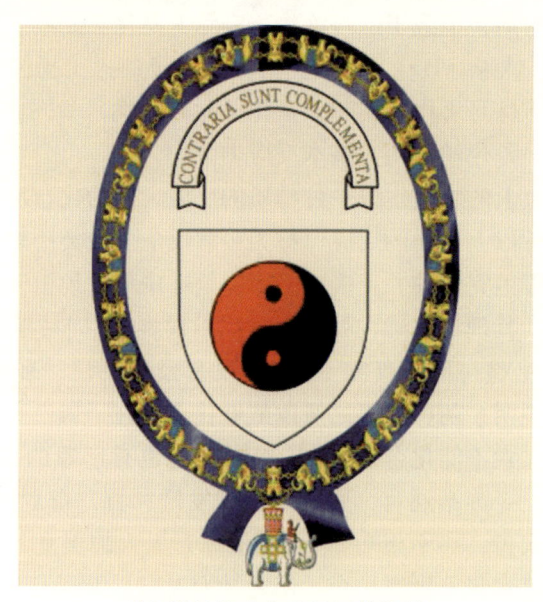

玻尔设计的内含太极图的族徽

例二，美国科学院院士、美国第一物理学家惠勒，1981 年到我国访问，先后在北京、上海、合肥做过几次学术演讲，每一次演讲惠勒都会谈到玻尔与太极图的故事。惠勒的演讲，集为《物理学和质朴性》一书。太极图赫然出现在书的第一页，图下文字为"阴阳——玻尔用来作为并协原理的象征"。

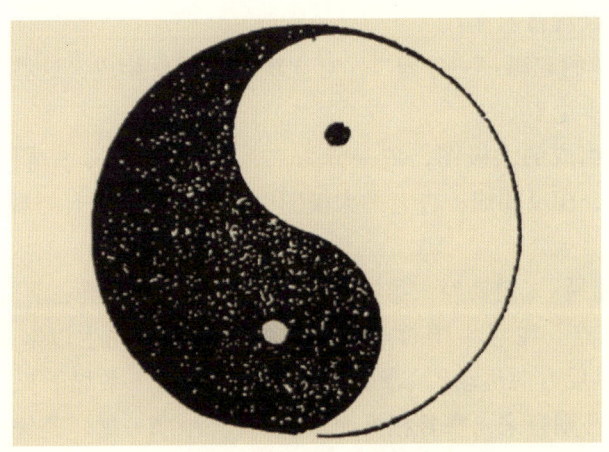

惠勒演讲集第一页上出现的太极图

在《物理学和质朴性》一书的第43页，惠勒对现代物理学给出了一个惊人的结论："物理学的基础结构注定要坍塌，并将重建在一个新的基础之上。"

此处，笔者要提出一个问题：阴阳发源地的太阳历，对物理学的重建会发挥出基础性作用吗？

例三，美国物理学家、诺贝尔物理奖获得者卡普拉著《物理学之道》，太极图、八卦图、六十四卦图在书中悉数出现。卡普拉诠释太极图，诠释出的是"空间与时间"。

例四，李约瑟（Joseph Needham，1900年12月9日—1995年3月25日），出生于英国伦敦，生物化学和科学史学家，美国国家科学院外籍院士，中国科学院外籍院士，剑桥大学李约瑟研究所首任所长。其著《中国古代科学思想史》，在此书的第六章《中国科学之基本观念》开篇处，李约瑟明确指出，中国古代科学的三大基本观念在五行、阴阳、卦象符号。[①]

例五，生理医学家敬重阴阳。1957年美国学者厄尔·维尔伯·萨瑟兰发现环磷酸腺苷（cAMP）。这个发现，使萨瑟兰荣获了1971年的诺贝尔生理学/医学奖。1963年，波利斯分离出了环磷酸鸟苷（cGMP）。1973年，纳尔逊·戈尔德伯格提出了细胞增殖调控中的"阴阳学说"，他认为，cAMP与cGMP

---

① ［英］李约瑟著，陈立夫译：《中国古代科学思想史》第二259-381页，南昌：江西人民出版社，1999年。

这对矛盾物与东方医学的阴阳学说有相似之处。一个中华文化源头的阴阳，一个现代科学新发现，两者之间居然有相似之处，仅仅是偶然吗？是偶然还是必然？阴阳为什么有普遍性？

（10）哲学的起源：一分为二，对立统一，相反相成，这些都是现代哲学范畴之内的基本论点。

一阴一阳组成的太极图，内一分为二，外合二而一；一阴一阳，对立统一；一阴一阳，相反相成；古老的太极图中，是不是蕴含有与现代哲学相通的成分？！

1）寒暑相易：《道德经·第四十章》中的"反者，道之动"，是老子的一个重要哲学论点。在《中国哲学简史》中，冯友兰先生以寒暑往来解释了"道之动如何是反方向运动"。寒暑往来出于《易经·系辞下》，原文为："寒往则暑来，暑往则寒来，寒暑相推而岁成焉。"一寒一暑，是完全相反的两种气候，由寒到暑，由暑到寒，相反相成，相互转换，是自然而然的"反动"——反方向运动。

寒暑即阴阳，阴阳即寒暑，《黄帝内经》中有如此等量代换关系。《素问·五运行大论》："阴阳之升降，寒暑彰其兆。"《灵枢·刺节真邪》："阴阳者，寒暑也。"寒暑界定于立竿测影，竿下日影长极为暑，竿下日影短极为寒。竿下日影，其变化规律是：长极而短，短极而长。《周髀算经·陈子模型》指出，中午的竿下日影就是天道，竿下日影之数就是天道之数。前后联系，天道的反方向运动的本源，是不是在竿下日影的长极而短，短极而长的变化？！

解释"反者，道之动"，冯友兰先生的解释，犹如"以三峡为源头论长江"；冯友兰先生的思路是正确的，但是没有解释到根本上。"寒往暑来，暑往寒来"是文字中的道理。书中的道理在书外，人文的道理在天文。"反者，道之动"的本源是不是在竿下日影的盈缩中？！进而言之，是不是在太阳回归中，是不是在地球公转的圆周运动中？！

2）升降相因：太阳回归还解答了现代物理学不能解答的难题，例如对升降的自然属性、自然而然的对称性以及自然而然的无限循环性。

众所周知，牛顿从苹果落地这一自然现象中发现了万有引力。苹果，有形之物也。有形之物会落地，是自然现象。落地是下降，下降的反面是上升。地球引力会吸引苹果落地，这里追问的问题是：地球引力为什么不会阻止火苗、水蒸汽的上升？

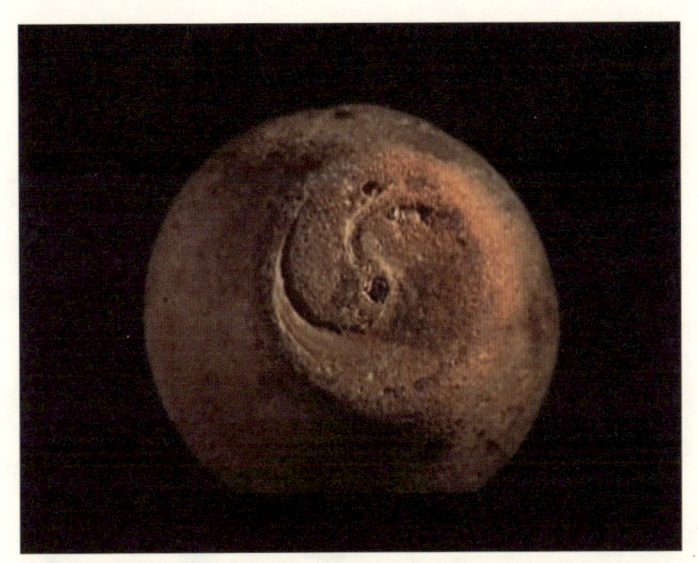

湘西陶罐上的太极图

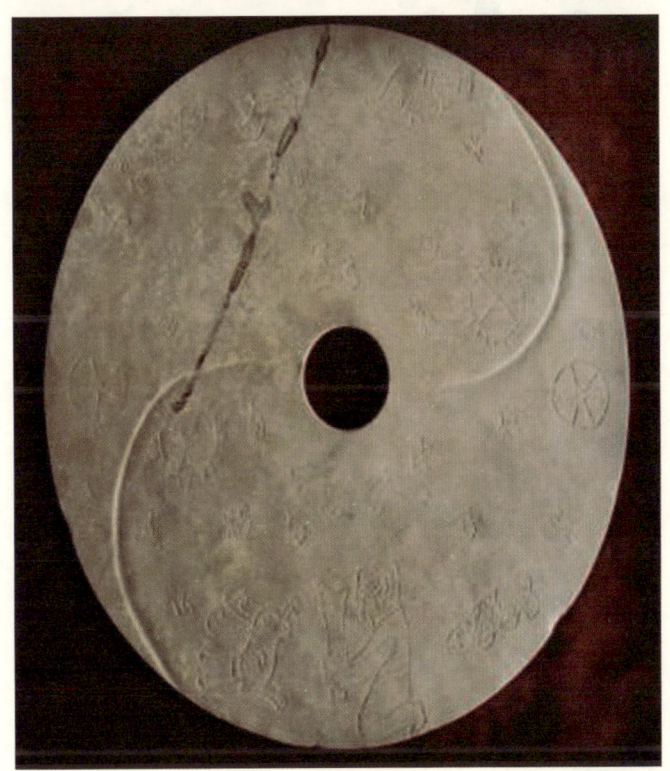

古蜀国玉璧上的太极图

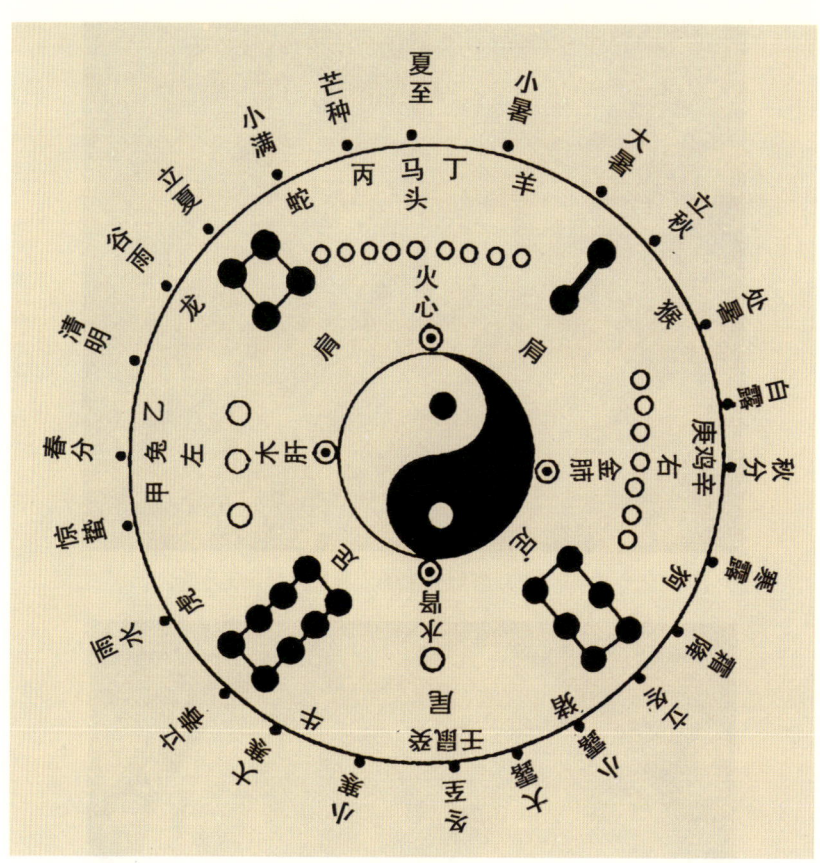

《彝族通史》中的太极图

有升必有降！升降是一对矛盾的自然现象。中华先贤用一阴一阳解答了升降这一对矛盾现象。

《素问·阴阳应象大论》："故清阳为天，浊阴为地。地气上为云，天气下为雨……。故清阳出上窍，浊阴出下窍。"

——阳升阴降，积阳为天，积阴为地。地下的阳气上升为云，天上的阴气下降为雨；以天理论人理，人体也有升降，无形之气为阳，阳气出上窍；有形之屎尿为阴，浊阴出下窍。

《素问·五运行大论》："阴阳之升降，寒暑彰其兆。"

——看不见的阴阳，看得见的寒暑。天气暖热为暑为阳，天气凉冷为寒为阴。一寒一暑的循环，决定着小花小草的一岁一枯荣。敬请记住，在花草的一枯一荣里，揭示的是阴阳二气的一升一降。

《素问·六微旨大论》："天气下降，气流于地；地气上升，气腾于天。故高下相召，升降相因，而变作矣。"

——"天为阳，地为阴。"是《素问·阴阳离合论》所讲的哲理，"阳极生阴，阴极生阳"是《周髀算经·天体测量》用日影长短两极转换揭示出的永恒不变的真理。阴阳二气的运动，循环在上升与下降两种状态之中。升到极点而降，降到极点而升。具体的升降点在哪里？在日影长短两极的极点，在节令中的冬至夏至。《素问·脉要精微论》："冬至四十五日，阳气微上，阴气微下；夏至四十五日，阴气微上，阳气微下。"准确地说，冬至是阳气上升的起始点，夏至是阴气下降的起始点。冬至为阴极，阴极生阳；夏至为阳极，阳极生阴。阳升阴降。升，升于黄泉之下；降，降于九天之上。

《素问·六微旨大论》："升降出入，无器不有。"升降出入，涉及四个精密的时令点。冬至一阳升，夏至一阴降；春分阳气出地面，秋分阳气入地面。阴阳二气的四种状态决定着万物生长收藏的四种状态，决定着风雨霜雪四种气候状态。

万有引力解释了有形之物的下落。但是，万有引力并不能解释无形之气的上升，而阴阳理论可以完美地解释上升与下降这一对相反相对的运动。

3）对称性：立竿测影，中华先贤创建了二十四节气。二十四节气，揭示了自然而然的对称性。

二十四节气，并不是界定于 24 个日影长度，而是界定于 13 个日影长度：

日影最长点，1.35 丈，冬至；日影最短点，0.16 丈，夏至；冬至夏至，两个节令，两个日影长度。

剩下的 22 个节令，界定于 11 个日影长度。

小寒，1.255 丈；大雪，1.255 丈；

大寒，1.1514 丈；小雪，1.1514 丈；

立春，1.0523 丈；立冬，1.0523 丈；

雨水，0.9532 丈；霜降，0.9532 丈；

惊蛰，0.8541 丈；寒露，0.8541 丈；

春分，0.755 丈；秋分，0.755 丈；

清明，0.6555 丈；白露，0.6555 丈；

谷雨，0.5564 丈；处暑，0.5564 丈；

立夏，0.4573 丈；立秋，0.4573 丈；

小满，0.3582 丈；大暑，0.3582 丈；

芒种，0.2591 丈；小暑，0.2591 丈。

同一个日影长度界定出两个节令，为什么？

两两相同的对称性，奥秘何在？

现象上在日影一来一往的盈缩，实质上在地球公转的循环。

中午的竿下日影，是一条动态的直线。直线之动，动在长短两极：长极而短，短极而长。从冬至开始，日影由长变短，如此界定出了前半年的十二个节气；从夏至开始，日影由短变长，如此界定出了后半年的十二个节气。《周髀算经·天体测量》："凡为八节二十四气，气损益九寸九分六分分之一，冬至夏至为损益之始。"这句话告诉后人，日影每盈缩"九寸九分六分分之一"（9.916寸），就是一个新节气。同一日影长度，为什么会界定出两个节气？奥秘就在于日影长短两极变化时前后两次经过同一个空间点。

《易经·系辞下》有一段话，揭示的是《易经》之《易》的对称性本质："易者，象也。象也者，像也。"象与像，揭示的是镜像对称性关系。

彝族文化中的"易"字，从字形上揭示出了对称性。彝文化"易"字，中间一个"十"字，周围四个象限中，对称性地分布着四个U盘的U字——𖿢。这个𖿢字，出于彝族学者阿苏大岭先生的大作《破译千古易经——兼论彝汉文化的同源性》一书。阿苏大岭先生解释，彝文文字保留的是甲骨文、陶器文。在《破译千古易经——兼论彝汉文化的同源性》一书中，阿苏大岭先生列出了一百多个彝族文字与甲骨文相比较，结论是：两者之间有"三同"关系——同形，同音，同义。为说明𖿢的对称性，阿苏大岭先生附有一张照片：一个彝族小姑娘坐在桥上，桥上的人与水中的倒影是一个完美的镜像对称关系。

《易经·系辞上》："一阴一阳之谓道。"一阴一阳，一比一；阴阳之间本来就存在着对称性关系。

为什么在此处讨论对称性？

因为，对称性既可以解答一道历史性难题，又可以解答一道现实中的难题。

历史性难题，解答的是经络的对称性与穴位的对称性。现实中的难题，解答的是现代物理学中的一道难题。现代物理学中无法解答自然而然的对称性。

（11）循环性：中午的竿下日影，有长极而短、短极而长的循环之变。竿下日影的循环之变，解答了一系列基础性难题：

其一，寒暑的无限循环。日影长极之处，寒；日影短极之处，暑。竿下日影长短两极的无限循环，决定着一寒一暑的无限循环。

其二，枯荣的无限循环。"离离原上草"，为什么有"一岁一枯荣"的规律，哲理在阴阳二气的升降，气候上在寒暑二气的无限循环。

其三，四时的无限循环。春夏秋冬四时，界定于日影之下。日影长短两极的无限循环，决定着春夏秋冬四时的无限循环。四时的无限循环，决定着万物生长收藏的无限循环。

《逸周书·周月解》："万物春生、夏长、秋收、冬藏。天地之正，四时之极，不易之道。"——日影可以论天道，日影长短两极的循环告诉后人，道是循环之道。四时界定于日影，日影可以论天道，四时决定着万物的生长收藏，等量代换，万物的生长收藏之序中就隐藏着不易之天道。

《庄子·知北游》："阴阳四时运行，各得其序。……此之谓本根，可以观于天矣。"阴阳的循环于四时的循环，可以视为异名同类，这里被庄子解读为"本根"。"本根"颠倒过来就是"根本"。阴阳四时，是天文之根本，也是人文之根本，同样的道理，阴阳四时也是中医之根本。

其四，六气的无限循环。六气，出于立竿测影，运用于《黄帝内经》。《周髀算经·七衡六间》明确指出，太阳回归年一分为二，分为前六个月与后六个月。前六个月，起始点在冬至，转折点在夏至；后六个月起始点在夏至，终结点在冬至。一月一个中气，六月六个中气，《周髀算经·日月历法》的总结是："外衡冬至，内衡夏至；六气复返，皆谓中气。""复返"二字说明，六气是循环的六气，是无限循环的六气。关于六气，下面还有详细的讨论，此处点到为止。

其五，八风的无限循环。立竿测影，界定出了太阳历八节——冬至夏至，春分秋分，立春立夏立秋立冬。一节一种风，八节八种风。

立春，东北风为正。

立夏，东南风为正。

立秋，西南风为正。

立冬，西北风为正。

春分，东风为正。

秋分，西风为正。

夏至，南风为正。

冬至，北风为正。

八风有八名，八风区分于空间八方，《吕氏春秋》有此说。《吕氏春秋·有始》："何谓八风？东北曰炎风，东方曰滔风，东南曰熏风，南方曰巨风，西南曰凄风，西方曰飂风，西北曰厉风，北方曰寒风。"八风，区分的标准在空间八方。

八风有八名，八风区分于时令八节，《淮南子》有此说。《淮南子·天文训》：

何谓八风？

距日冬至四十五日，条风至；

条风至四十五日，明庶风至；

明庶风至四十五日，清明风至；

清明风至四十五日，景风至；

景风至四十五日，凉风至；

凉风至四十五日，阊阖风至；

阊阖风至四十五日，不周风至；

不周风至四十五日，广莫风至。

《灵枢·九宫八风》指出，八风界定于北斗历。北斗星斗柄一直在做圆周循环运动，圆周循环中，斗柄可以指向东西南北四方，可以指向东西南北、东北东南西南西北八方。立竿测影，可以界定太阳历八节；斗柄循环，可以界定北斗历八节。北斗历八节与太阳历八节是什么关系？正确的答案：两者是重合关系。

北斗历八节不但能界定出八风，而且能够分别正邪。八风何谓正？何谓邪？

《灵枢·九宫八风》的界定如下：

斗柄指向北方，冬至。冬至，北风为正，相反方向的南风为邪。

斗柄指向南方，夏至。夏至，南风为正，相反方向的北风为邪。

斗柄指向东方，春分。春分，东风为正，相反方向的西风为邪。

斗柄指向西方，秋分。秋分，西风为正，相反方向的东风为邪。

斗柄指向东北，立春。立春，东北风为正，相反方向的西南风为邪。

斗柄指向东南，立夏。立夏，东南风为正，相反方向的西北风为邪。

斗柄指向西南，立秋。立秋，西南风为正，相反方向的东北风为邪。

斗柄指向西北，立冬。立冬，西北风为正，相反方向的东南风为邪。

正邪之分，分于斗柄指向：逆斗柄指向而来的风，为正风；顺斗柄指向而来的风，为邪风。

正风，又称善风、实风。正风善风实风，是养人养万物的风。

邪风，又称恶风、贼风。邪风恶风虚风贼风，是伤人伤万物的风。

八风，随太阳回归，一岁一循环。

八风，随斗柄圆周运动，一岁一循环。

其六，十二月的无限循环。《文子·自然》："十二月运行，周而复始。"太阳回归，界定出十二个太阳月；十二个太阳月，周而复始，无限循环。月亮圆缺，界定出十二个朔望月；十二个朔望月，周而复始，无限循环。

十二个太阳月循环一次，是一岁。

十二个朔望月循环一次，是一年。

其七，二十四节气的无限循环。太阳回归一次，十二个太阳月循环一次；同样的道理，太阳回归一次，二十四节气循环一次。太阳回归的无限循环，决定着二十四节气的无限循环。

其八，七十二候的无限循环。《素问·六节脏象论》："五日谓之候，三候谓之气，六气谓之时，四时谓之岁，而各从其主治焉。"

"五日一候"的界定，出于《黄帝内经》。

一岁七十二候的记载，出于《逸周书》。完整的七十二候，出于《逸周书·时训》。

《素问·生气通天论》："因时之序。"《灵枢·卫气行》："失时反候者，百病不治。"这两个论断告诉后人，《黄帝内经》的看家本领在"时"与"候"。

关于七十二候，会在下面展开讨论，此处点到为止。

此处要强调的是，立竿测影奠定了中华文化与中华文明的理论基础。为什么？因为中华先贤利用日影长短两极的变化，即现象上的太阳回归，实质上的地球公转，解释了天道、阴阳、四时、六气、八节、二十四节气，解释了直线、直角、直角三角形、方圆、两维坐标、三维坐标、四维时空，解释了时间与空间。正是这些要素奠定了《易经》与《黄帝内经》的理论基础。要想真正弄懂弄通《易经》与《黄帝内经》，必须先从弄懂弄通太阳回归入手。

此处还要强调的是，四则运算的算术、音律、分解与化合，都是从立竿测影出发的。

此处还应该记住的是，《周髀算经》只是立竿测影的记录者，立竿测影的实际操作者应该远远早于《周髀算经》。

（七）《逸周书》中的太阳历

何谓《逸周书》？逸者，遗也。《周书》者，周代的典籍也。《逸周书》，史传是孔夫子在编撰《尚书·周书》时所遗漏下来的文章，编辑成册，称为《逸周书》。

《逸周书》实在不应该遗漏！

因为《逸周书》从多方面记载了太阳历，简要介绍如下：

1. 四时十二月的记载

《逸周书·周月解》："凡四时成岁，有春夏秋冬，各有孟仲季以名，十有二月。"

《尚书·尧典》中有"以闰月定四时，成岁"之说，《逸周书·周月解》有"凡四时成岁"之说，两者说法稍有不同，但本质一致：岁出太阳历，两部经典皆以太阳历的春夏秋冬四时论岁。

史有"三春""三夏""三秋""三冬"之说，为什么这么说？诸多经典中均没有答案，只有《逸周书·周月解》给出了答案："春夏秋冬，各有孟、仲、季以名。"

孟者，一也，第一也；仲者，二也，第二也；季者，三也，第三也。

春分孟春、仲春、季春，如此为三春。

夏分孟夏、仲夏、季夏，如此为三夏。

秋分孟秋、仲秋、季秋，如此为三秋。

冬分孟冬、仲冬、季冬，如此为三冬。

三春、三夏、三秋、三冬，三四一十二，一岁一共十二个月，十二个月为一岁。这里的月，为太阳月。

十二中气的记载。《逸周书·周月解》有如下详细的记载：

春三月中气，惊蛰、春分、清明；

夏三月中气，小满、夏至、大暑；

秋三月中气，处暑、秋分、霜降；

冬三月中气，小雪、冬至、大寒。

每个月一个中气，每一季三个中气；春夏秋冬四季，一共 12 个中气。

二十四节气，分布于十二个月，每个月一节一气。《逸周书·周月解》介绍的是十二中气，剩下没有介绍的就是十二节气。

春雨惊春清谷天，夏满芒夏暑相连；

秋处露秋寒霜降，冬雪雪冬小大寒。

这是《新华字典》后面附录的二十四节气歌谣，减去十二中气，剩下的就是十二节气。

需要说明的一点是，《逸周书·周月解》中的二十四节气与《周髀算经·天体测量》中的二十四节气稍有不同：《逸周书》中的孟春之月以惊蛰为中气，《周髀算经》中的孟春之月以雨水为中气。

2. 七十二候的记载

如果没有《逸周书》，后人就永远无法知道二十四节气之后，还有更为详细的七十二候。七十二候，由《逸周书·时训》所记载。

所谓七十二候，即五日为一个时间单位，观察万物的变化，称为"一候"，即"五日谓之候"。"五日"言时间，"一候"言物候，物候即万物之变。

七十二候，是在二十四节气基础上的进一步细化；一节十五日，一气十五日；将一节一气分为"三个五"，24×3 = 72，这是七十二候的所以然。《逸周书·时训》文中的"又五日""又五日"就是一个节气之后时间一步又一步的量化。

详细的、完整的七十二候，已经引入《太阳与中医》，此处只择其要者介绍。

"雨水之日，桃始华。"这里的雨水，是立春后的第三个节气。即《逸周书》中的雨水，在《周髀算经》中为惊蛰。《周髀算经》中的惊蛰，是立春后的第三个节气。无论按哪一部经典算，桃花开放的时间都应该在立春之后的第三个节气。之所以讨论桃花，是因为现在桃花开花的时间大幅度提前了。有些地方，例如湖南长沙，春节期间桃花就开了。桃花一开，年轻人纷纷前往，又是欣赏又是拍照。年轻人不知道，桃花开在不应该开的时节，是气候异常的表现。气候异常，是会引发疫病的。病在一人之身谓之病，病在千万人之身谓之疫。"无问大小，病状相似"且相互传染者，即疫病。

"人间四月芳菲尽，山寺桃花始盛开。"白居易告诉后人，桃花会因为海拔的升高而延期开放。云南白族同胞，家家户户门前皆种植两种树——柳树和桃树。为什么？因为白族同胞以树为历，柳树吐絮，开始育秧，桃花开放，开始插秧。平原上柳树吐絮早，桃树开花早；山地柳树吐絮晚，桃树开花也晚；不论高山与平原，只要根据柳树吐絮开始育苗，根据桃树开花开始插秧，就是准确地依照天时。

好雨知时节，好花同样知时节。花开在不该开放之时，一定要认识到背后的气候异常。气候异常，伤人伤万物。花不应时，提前开放是异常，推迟开放亦是异常；一年两次开放，更是异常。气候正常，养人养万物；气候异常，伤人伤万物。重视气候，是《黄帝内经》从头到尾所坚持的基本立场。

"春分之日，玄鸟至。又五日，雷乃发声。"

雷声开始有一定之时！

春分是基本界限！春分之后的"又五日"是准确的界限。

雷声早于此时为非时之声，晚于此时同样是非时之声。

"秋分之日，雷始收声。"

雷声消失有一定之时！

秋分既是雷声消失的基本界限！

秋分之后继续响雷，即非时之声！

非时之声，会造成巨大的灾难！

请看几个民族的经验之谈。

湖南湘潭韶山冲的民谣："冬至有雷声，十个牛栏九个空。"

广东始兴县民谣："雷打冬，十个牛栏九个空。"

云南楚雄彝族民谣："冬至响雷，白骨成堆。"

湖南湘西苗族民谣："年前响大雷，年后有大灾。"

以上几个民族的关于雷声的民谣，既是经验之谈，也是教训之谈；身为后人，既不能无视前人的经验，也不能无视前人的教训。

七十二候，是中华先贤伟大的基础性贡献。在人类文化宝库中，独树一帜，独此一例，孔夫子编《尚书·周书》时，将其遗漏，实在不应该。

以四时论道，是《逸周书》对后人对历史的一大理论贡献。四时，界定于竿下日影，这里有精确的定量。所以，以四时论道，道是定量之道，道是可道之道。太阳回归一次，四时循环一次；以四时论道，道是循环之道。

《逸周书·周月解》："惟一月，既南至……微阳动于黄泉。""惟一月"，周之正月也。"既南至"，太阳至于南回归线，冬至也。"微阳"者，一阳也。"黄泉"者，九泉也。一阳升，是从黄泉即九泉开始的。冬至一阳升，是众所周知的至理名言。一阳从何处升？时间在冬至之日，地点在黄泉之处，一阳从此升起。指明一阳升从何时而升，从何地而升，是《逸周书》对后人对历史的一大实际贡献。

"月无中气，斗指两辰之间。"阴阳合历置闰，调整的是太阳历与太阴历两者之间的时间差。置闰，一是低下头来计算，二是抬起头来看天。中华先贤将天体大圆分为十二等分，分别用十二地支子丑寅卯辰巳午未申酉戌亥来表达，一支称一辰，两支称两辰，十二支称十二辰；正常的情况下，每个月的北斗星斗柄会指向某一辰；十二月的转换，北斗星斗柄分别指向十二辰。在闰月的这一月，斗柄不是准确地指向某一辰，而是指在了两辰之间，那么，这个月就应该是闰月。借助北斗星斗柄指向确定闰月，是《逸周书》对后人对历史的一大实际贡献。

冰，结冰有一定之时，冰解有一定之时。"立冬之日，水始冰。""水不冰，是谓阴负地。"结冰有一定之时，立冬就是结冰之日。如果冬天不结冰，或者冰过早消融，就会有疫病的发生。山东有这样的民谣："三九开了河，尸体摞成摞。"河南有这样的民谣："该冷不冷，人要断种。"暖冬，就是异常。认识暖冬，可以预报疫病。

（八）《礼记》中的太阳历

《礼记》中有一篇《月令》，是专题讲十二月太阳历的。

《礼记·月令》在《太阳与中医》中，已有详细讨论，有心的读者可以查阅。此处介绍几个应该关注的常识：

1. 天子敬四时

《礼记·月令》告诉后人，立春立夏立秋立冬"四立"之日，天子要率领百官分别到东西南北四郊去迎接，然后按照天时，制定治理天下的大政方针。请看原文：

> 先立春三日，大史谒之天子曰：某日立春，盛德在木。天子乃齐。立春之日，天子亲帅三公、九卿、诸侯、大夫，以迎春于东郊。
>
> 先立夏三日，大史谒之天子曰：某日立夏，盛德在火。天子乃齐。立夏之日，天子亲帅三公、九卿、诸侯、大夫，以迎夏于南郊。
>
> 先立秋三日，大史谒之天子曰：某日立秋，盛德在金。天子乃齐，立秋之日，天子亲帅三公、九卿、诸侯、大夫，以迎秋于西郊。
>
> 先立冬三日，大史谒之天子曰：某日立冬，盛德在水。天子乃齐，立冬之日，天子亲帅三公、九卿、诸侯、大夫，以迎冬于北郊。

《礼记·月令》指出，"四立"每一"立"的前三日，太史要拜见天子，禀告之"某日立某，天地生育万物的盛德在五行的某位"，于是，天子开始斋戒。"四立"每一"立"的当天，天子率领三公、九卿、诸侯、大夫，以迎"四立"于四郊：

立春，迎春于东郊；

立夏，迎夏于南郊；

立秋，迎秋于西郊；

立冬，迎冬于北郊。

天子迎春，天子迎夏，天子迎秋，天子迎冬，说明了什么？是不是说明天子对四时的敬重?! 进而言之，是不是说明天子对太阳历的敬重?!

迎春，迎于东郊；迎夏，迎于南郊；迎秋，迎于西郊；迎冬，迎于北郊；春夏秋冬属于时间，东西南北属于空间，时空对应，反映出的是中华文化时空一体的时空观。

2. 气候错乱会引起天灾与疫病

天灾（狂风、暴雨、连绵不断的阴雨，以及旱灾）能预报吗？

流行性疫病能预报吗？

能！

如何预报？

《礼记·月令》指出，以四时之气错乱为依据进行预报。看原文与译文：

> 孟春行夏令，则雨水不时，草木早落……行秋令，则其民大疫，猋风暴雨总至，藜莠蓬蒿并兴。行冬令，则水潦为败，雪霜大挚，首种不入。

译文：孟春，是三春之开端之月。如果初春时节出现了夏季的时令，就会出现多雨的"雨水不时"，草木过早地落叶。"令"，是时令之令，不是政令之令。

如果孟春出现秋季的时令，就会出现大规模的流行性瘟疫，就会出现旋风暴雨的异常，藜莠（狗尾巴草）蓬蒿会疯长。所谓"春行秋令"，体现在三个方面：

一是风向。孟春的风，应该是东北风或东风；立秋的风，应该是西南风或西风；如果春天刮西南风、刮西风，这就是"春行秋令"。

二是气温。孟春的温度，其特征体现在一个"暖"字上；秋天的温度，其特征体现在一个"凉"字上；如果春天出现凉爽的天气，这就是"春行秋令"。

三是雨、霜之别。"好雨知时节，当春乃发生。"春天的特征，是绵绵细雨。"秋霜切玉剑，落日明珠袍。"秋天的特征，是白露为霜。如果春天出现霜，这就是"春行秋令"。

春行秋令，有旋风有暴雨之类的天灾，有流行性疫病的人祸。

孟春出现冬季时令，会水潦成灾，雪霜大至，头茬种子无法下种。

敬请记住"孟春行秋令，其民大疫"这句至理名言。以时令错乱论疫病，《礼记·月令》的立场与《黄帝内经》完全一致。

> 仲春行秋令，则其国大水，寒气总至……行冬令，则阳气不胜，麦乃不熟，民多相掠。行夏令，则国乃大旱，暖气早来，虫螟为害。

译文：仲春二月如果时令错乱，出现秋季的时令，就会发生大水灾，寒气会突然降临。

仲春如果出现冬季的时令，会出现阳气不胜阴气，即"倒春寒"，还会出现麦子不能结穗因而导致粮荒，民间会出现抢劫事件。

仲春如果出现夏季的时令，会出现大旱之类的天灾，炎热的天气会提前到来，还会出现虫螟危害庄稼的自然灾害。

"三春"中的第二春，如果出现"春行秋令"的异常，会有大水灾。如果出现"春行夏令"的异常，会有大旱灾。

敬请记住"仲春行秋令，则其国大水""行夏令，则国乃大旱"这两句至理名言。

> 季春行冬令，则寒气时发，草木皆肃……行夏令，则民多疾疫，时雨不降，山林不收。行秋令，则天多沈阴，淫雨早降。

译文：季春如果时令错乱，出现冬季的时令，会导致寒流时时出现，草木枯萎。

季春如果出现夏季的时令，会导致百姓多染时疫，该下的雨不下，山陵上的庄稼不收。

季春如果出现秋季的时令，阴沉的天气就会增多，秋雨连绵的现象提前来到。

这里，敬请记住"季春行夏令，则民多疾疫"这句至理名言。

> 孟夏行秋令，则苦雨数来，五谷不滋，四鄙入保。行冬令，则草木早枯，后乃大水，败其城郭。行春令，则蝗虫为灾，暴风来格，秀草不实。

译文：孟夏如果时令错乱，出现秋季的时令，特征是阴雨绵绵，五谷不长。

孟夏行冬令，草木会提前枯萎，还会发生洪水，毁坏城郭。

孟夏行春令，会引起蝗虫之灾，还会有暴风之灾，草只开花而不结实。

> 仲夏行冬令，则雹冻伤谷……行春令，则五谷晚熟，百螣时起，其国乃饥。行秋令，则草木零落，果实早成，民殃于疫。

译文：仲夏时令错乱，出现冬季的时令，会引发冰雹伤农之灾……

如果仲夏行春令，就会导致五谷晚熟，各种虫灾不断，人民会遭受饥荒。

如果仲夏行秋令，草木会提前凋零，五谷会提前结籽，百姓会遭受疫疾之害。

这里，敬请记住"仲夏行秋令，民殃于疫"这句至理名言。以时令错乱论疫病，《礼记·月令》的立场与《黄帝内经》完全一致。

> 季夏行春令，则谷实鲜落，国多风咳，民乃迁徙。行秋令，则丘湿水潦，禾稼不熟，乃多女灾。行冬令，则风寒不时，鹰隼早鸷，四鄙入保。

译文：季夏如果时令错乱，出现春季的时令，谷子的籽会未熟先落，人会伤风咳嗽，百姓就会迁移搬家——夏三月行春令，会引发伤风咳嗽。

季夏如果出现秋天的时令，会出现三种天灾人祸：一是水灾。丘陵与洼地都会出现水灾。二是歉收，庄稼难以成熟。三是人祸，怀孕的妇女容易流产——夏三月行秋令，会引发水灾。

季夏如果出现冬季的时令，寒潮会提前而至；鹰隼会相互搏击，鹰与隼本来是两种猛禽，鹰隼并列而用，形容的是天性凶狠而令人畏惧的人亦或勇猛的人。天性凶狠的人相互搏击，其后果是四周边境会受到袭扰，由此边民需要躲入城内。

这里，敬请记住"季夏行秋令，则丘湿水潦，禾稼不熟，乃多女灾"这句至理名言。以时令错乱论疫病，《礼记·月令》的立场与《黄帝内经》完全一致。

孟秋行冬令，则阴气大胜，介虫败谷，戎兵乃来。行春令，则其国乃旱，阳气复还，五谷无实。行夏令，则国多火灾，寒热不节，民多疟疾。

译文：孟秋如果时令错乱，出现冬天的时令，其第一后果是阴气太盛，介虫危害谷物。介甲同义，介虫亦称为甲壳虫。通俗地讲，凡是骨头长在外的都是介虫（甲壳虫），七星瓢虫、穿山甲、乌龟、鳖、虾、蟹、牡蛎、鲍鱼、螺蛳等都属于介虫。介虫，陆地上有，水中亦有。龟为介虫之长，《大戴礼记·曾子天圆》："介虫之精者曰龟。"败谷的介虫，应该是陆地上的介虫。——孟秋行冬令，会有虫灾，具体是介虫之灾。

孟秋如果出现春天的时令，就会发生旱灾，阳气回归，五谷不会结籽。——孟秋行春令，会有旱灾。

孟秋如果出现夏天的时令，就会发生火灾，冷热不常，百姓多患疟疾。——孟秋行夏令，会有流行性疟疾的发生。

仲秋行春令，则秋雨不降，草木生荣，国乃有恐，行夏令，则其国乃旱，蛰虫不藏，五谷复生，行冬令，则风灾数起，收雷先行，草木早死。

译文：仲秋如果出现时令错乱，出现春季的时令，就会导致该下的秋雨不下，不该开花的草木又重新开花，国内发生叫百姓惊恐的事。——仲秋行春令，草木会二次开花。

仲秋如果出现夏季的时令，就会发生旱灾，蛰虫也不进入洞穴藏身，各种作物又重新生长。——仲秋行夏令，昆虫不进洞，草木会重生。

仲秋如果出现冬季的时令，就会频繁发生风灾，雷声提前消失，草木早死。——仲秋行冬令，会引发风灾。

季秋行夏令，则其国大水，冬藏殃败，民多鼽嚏。行冬令，则国多盗贼，边竟不宁，土地分裂。行春令，则暖风来至，民气解惰，师兴不居。

译文：季秋如果时令错乱，出现夏季的时令，就会发生大水灾，过冬的粮食蔬菜会腐烂，会引起鼻痒、喷嚏、流清涕、鼻塞为特征的鼻腔疾病。——季秋行夏令，民多鼽嚏。季秋行夏令，会引发水灾。

季秋如果出现冬天的时令，就会导致国多盗贼，边境不宁，叛者割据土地。——时令错乱与盗贼没有必然的联系，与割据土地的反叛者没有必然的联系。

季秋九月如果出现春季的时令，就会引起春天才有的暖风，暖风熏得人陶醉，人出现倦怠无力的状态。战争兴起，不能止息。——战争兴起与季秋行春令之间没有必然的联系。

孟冬行春令，则冻闭不密，地气上泄，民多流亡。行夏令，则国多暴风，方冬不寒，蛰虫复出。行秋令，则雪霜不时，小兵时起，土地侵削。

译文：孟冬十月如果时令错乱，出现春季的时令，本来应该千里冰封的大地却没有冰冻，地下的阳气会泄到地面，百姓会流离失所。

孟冬十月如果出现夏季的时令，就会导致国多暴风，冬季不寒冷，蛰虫又从地下钻出。——孟冬行夏令，会引起暴风。

孟冬十月如果出现秋天的时令，就会导致下霜下雪不按时，小的战争不断发生，国土被敌人占领。——孟冬行秋令，霜雪会不以时而至。这一点，是应该相信的！孟冬行秋令，会引发小型战争，这一点则是不应该相信的！

仲冬行夏令，则其国乃旱，氛雾冥冥，雷乃发声。行秋令，则天时雨汁，瓜瓠不成，国有大兵。行春令，则蝗虫为败，水泉咸竭，民多疥疠。

译文：仲冬十一月如果时令错乱，出现夏季的时令，就会引发旱灾，会出现霜露之气散乱的天气，而且还会重新响雷。《逸周书·时训》指出，正常的天气，春分后第五日开始响雷，秋分当日雷声消失。仲冬响雷，属于非时之声。"雷打冬，十个牛栏九个空。""冬至响雷，白骨成堆。"仲冬响雷，既危害及牛又危害及人。

仲冬如果出现秋季的时令，就会引发雨雪交加的天气，瓜瓠之类的蔬菜歉收，国内有大战发生。——仲冬本来是下雪的季节，仲冬行秋令，会出现下雨又下雪的雨雪交加天气。如此异常，与时令错乱有着必然联系。但是，战争的发生与仲冬行秋令有必然的联系吗？

仲冬如果出现春天的时令，就会引发蝗虫之灾，泉水井水干涸，百姓多患恶疮。——仲冬行春令，会引发多种天灾人祸：一是蝗虫之灾，二是泉水井水干涸，三是恶疮之疾。

季冬行秋令，则白露早降，介虫为妖，四鄙入保。行春令，则胎夭多伤，国多固疾，命之日逆。行夏令，则水潦败国，时雪不降，冰冻消释。

译文：季冬如果时令错乱，出现秋季的时令，就会引发白露早降，甲虫为害，边境上的居民要入城避敌。——季冬行秋令，会引发甲虫之害。

季冬如果出现春天的时令，就会导致胎儿和刚刚出生的小动物受到损伤，会引发不易治愈的疾病，这种现象被称作"逆"。——季冬行春令，会引发久治不愈的"痼疾"。

季冬如果出现夏季的时令，就会引发危害国家的水灾，该下雪时反而不下，本来应该冰冻的却融化了。——季冬行夏令，会引发大水灾。

3. 太阳历与五音六律

五音六律的源头在何处？《礼记·月令》指出，五音六律源头在太阳历。五音的源头在五行十月太阳历，六律的源头在十二月太阳历。五音六律与十二月太阳历的具体对应关系如下：

孟春之月，其音角，律中大蔟；
仲春之月，其音角，律中夹钟；
季春之月，其音角，律中姑洗；
孟夏之月，其音徵，律中中吕；
仲夏之月，其音徵，律中蕤宾；
季夏之月，其音徵，律中林钟；
中央，其音宫，律中黄钟之宫；
孟秋之月，其音商，律中夷则；
仲秋之月，其音商，律中南吕；
季秋之月，其音商，律中无射；
孟冬之月，其音羽，律中应钟；
仲冬之月，其音羽，律中黄钟；
季冬之月，其音羽，律中大吕。

《礼记·月令》中的十二月对应十二律，《黄帝内经·灵枢》中的十二月对应十二经络。

4. 时间空间的数字化

在《礼记·月令》中，出现了一组与时空对应的奇偶之数。具体对应如下：

偶数八，对应于四时之春与东西南北中之东。

奇数七，对应于四时之夏与东西南北中之南。

奇数五，对应东西南北中之中。

奇数九，对应于四时之秋与东西南北中之西。

偶数六，对应于四时之冬与东西南北中之北。

《礼记·月令》中有这五个奇偶之数，《吕氏春秋·十二纪》中有这五个奇偶之数，《淮南子·时则训》同样有这五个奇偶之数，更为重要的是，中医经典《素问·金匮真言论》仍然有这五个奇偶之数，这五个奇偶之数的来源是不是应该追溯？

这五个奇偶之数源于何处？

正确的答案：这五个奇偶之数源于河图。

河图是由奇偶之数组成的，诠释河图之图形，彝汉两个民族都记载了"奇偶之数之歌"。彝族的歌词为：

> 天一地六水，地二天七火，
> 天三地八木，地四天九金，
> 天五地十土，立天地根本。
> 天数二十五，地数有三十，
> 五十五数中，象征天和地。

汉族的歌词为：

> 一六北方水，二七南方火；
> 三八东方木，四九西方金；
> 五十中央土。

三八，二七，四九，一六、五十，五组数字表达空间中的东西南北中五方，表达时间中的春夏秋冬四时。五组数字，一奇一偶相互配合，彝族文化称此为"联姻"。每一组的两个数字，前一个为生数，后一个为成数；可以解释为：三月生物八月成，二月生物七月成，四月生物九月成，一月生物六月成，五月生物十月成。

《礼记·月令》只是在五组数字中取一半剩一半，三八取八剩三，二七取七剩二，四九取九剩四，一六取六剩一，五十取五剩十，五组数字变成了五个数字，但是，其时空意义不变。

　　彝族典籍《宇宙生化》解释，河图表达的是四时十二月阴阳合历。关于五组奇偶之数与五行的对应，《宇宙生化》有如下解释：

　　　　天一地六水，
　　　　地二天七火，
　　　　天三地八木，
　　　　地四天九金，
　　　　天五地十土，
　　　　一行主一相。
　　　　这五生十成。

　　关于五行与空间五方的对应，《宇宙生化》的解释如下：

　　　　东方木行青，
　　　　南方火行赤，
　　　　西方金行白，
　　　　北方水行黑，
　　　　中央土行黄。

　　关于五行与四时的对应，《宇宙生化》的解释如下：

　　　　东方木行青，
　　　　春由东方管，
　　　　东风吹过后，
　　　　万物有生气；
　　　　南方火行赤，
　　　　夏由南方管，
　　　　南风吹过后，
　　　　万物绿油油；
　　　　西方金行白，
　　　　秋由西方管，
　　　　西风吹过后，
　　　　万物皆萧瑟；
　　　　北方水行黑，

冬由北方管，

北风吹过后，

万物皆枯焦。

宇宙的四方，

风雨的运行，

就是这样的。

中华大地上的天文历法远远早于文字，文字之前的天文历法，是用抽象的两个圆——空心圆〇与实心圆●——表达的。

空心圆〇与实心圆●组成了洛书，洛书表达的是太阳历——中原华夏已经失传了的十月太阳历。

空心圆〇与实心圆●组成了河图，河图表达的是太阳历、太阴历、北斗历三历合一的阴阳合历。

空心圆〇与实心圆●，在河图洛书中，一是有数的差别：洛书之数45，河图之数55；二是有空间布局的差别。《礼记·月令》中的奇偶之数，《吕氏春秋·十二纪》中的奇偶之数，《淮南子·时则训》中的奇偶之数，中医经典《素问·金匮真言论》中的奇偶之数，统统都是河图中的奇偶之数。

5.《礼记·月令》是儒家的创造吗？

《礼记》记载了月令，是一大贡献。但是，《礼记·月令》并不是儒家的创造。

此说的依据何在？依据有五：

其一，《逸周书》中有《月令》之名，无《月令》之内容，内容哪里去了？

其二，孔子是《尚书·周书》的编撰者，《逸周书》所收集的是没有编入《尚书·周书》的文章。

其三，《尚书·尧典》告诉后人，天文历法的制定，其人力、其观测地点、其观测内容，都是君王的行为。

其四，诸子百家，没有制定历法的记载。孔子一人没有制定天文历法的能力。

其五，《礼记》中的《月令》，应该是《逸周书》中的《月令》，是孔子或者是儒家弟子引入《礼记》的。

（九）《春秋左传》中的太阳历八节（分至启闭）

《春秋左传·昭公十七年》记载了炎帝、黄帝、共工、太昊、少昊时代的太阳历，彼时的太阳历其功能除了计时之外，同时也是设置官员的依据。

请看原文：

秋，郯子来朝，公与之宴。昭子问焉，曰："少皞氏鸟名官，何故也？"郯子曰："吾祖也，我知之。昔者黄帝氏以云纪，故为云师而云名；炎帝氏以火纪，故为火师而火名；共工氏以水纪，故为水师而水名；大皞氏以龙纪，故为龙师而龙名。我高祖少皞挚之立也，凤鸟适至，故纪于鸟，为鸟师而鸟名。凤鸟氏，历正也，玄鸟氏司分者也，伯赵氏，司至者也，青鸟氏，司启者也，丹鸟氏，司闭者也。"

……

仲尼闻之，见于郯子而学之。既而告人曰："吾闻之：'天子失官，学在四夷'，犹信。"

请看译文：

秋季，郯子来鲁国朝见，昭公设宴招待。席间，昭公提出了一个问题："少皞氏为什么以鸟名作为官名？"郯子说："他是我的祖先，我知道所以然。"

下面是郯子对历史的回顾：

从前黄帝氏以云记事，所以设置各部门官员都以云字命名。

炎帝氏以火记事，所以设置各部门官员都以火字命名。

共工氏以水记事，所以设置各部门官员都以水字命名。

太皞氏以龙记事，所以设置各部门官员都以龙来命名。

我的高祖少皞挚即位的时候，凤鸟正好来到，所以就从鸟开始记事，设置各部门官员都以鸟来命名。

凤鸟氏就是掌管天文历法的官。玄鸟氏是掌管春分、秋分的官。伯赵氏是掌管夏至、冬至的官。青鸟氏是掌管立春、立夏的官。丹鸟氏是掌管立秋、立冬的官。

……

孔子听到了这件事，进见郯子并向他学习古代官制。之后告诉别人说："我听说，'在天子那里失去了古代官制，官制的学问在周边四夷（小国）那里还有保留'，这话还是可以相信的。"

这个故事，讲述的是中原华夏失传了的文化，可以在周边四夷找回来。鲁昭公，鲁国国君，周公的后代。鲁国，属中原华夏；周公，文化集大成者，孔子做梦都崇拜的对象。无论从空间位置上看，还是从血脉关系上看，鲁昭公弄不明白的问题，一定是一个基本的、重要的问题。少昊时代为什么以鸟为官名？是鲁昭公困惑的问题。此时恰恰东夷小国郯国的郯子朝见，郯子是太昊、少昊氏的后裔。鲁昭公请教郯子，郯子从"从前啊从前"谈起，历史人物涉及五位——黄帝、炎帝、共工、太昊，最后落脚于少昊。"分至启闭"一词就是在少昊名下出现的。何谓"分至启闭"？分，春分秋分；至，冬至夏至；启，立春立夏；闭，立秋立冬。"分至启闭"，太阳历八节也。

从郯子的讲述中可以知道，太阳历在当时是何等的重要：太阳历是设置官员的依据。

以太阳历设置官员，官员设置好之后，又回头主管太阳历。郯子告诉鲁昭公，凤鸟氏抓总，主管天文历法。玄鸟氏、伯赵氏、青鸟氏、丹鸟氏"四氏"分管具体。"四氏"管八节，一氏管两节：玄鸟氏主管春分、秋分；伯赵氏主管夏至、冬至。青鸟氏主管立春、立夏；丹鸟氏主管立秋、立冬。一氏管两节，"四氏"管八节，体现的是不是精确、精致？！

结合今天的自然科学，回顾少昊氏时代的"分至启闭"，可以清晰地看出太阳历的精密性与严格规定性。

冬至，太阳直射于南回归线，空间上不能有一丝一毫的误差，时间中不能有一分一秒的误差。

夏至，太阳直射于北回归线，空间上不能有一丝一毫的误差，时间中不能有一分一秒的误差。

这是"两至"的精密性与严格规定性。

春分，太阳回归第一次直射于赤道，空间上不能有一丝一毫的误差，时间中不能有一分一秒的误差。

秋分，太阳回归第二次直射于赤道，空间上不能有一丝一毫的误差，时间中不能有一分一秒的误差。

这是"两分"的精密性与严格规定性。

"天子失官，学在四夷。"这句话是孔子根据事实做出的理论性总结。天子者，狭义上的君王也，广义上的中原华夏也；失官者，狭义上的官员设置依据也，广义上的文化传统也。四夷者，《礼记·曲礼下》："南蛮、北狄、东夷、西戎也。"四，四周之四也。夷，华夏之外的族群也。

"天子失官，学在四夷。"向四夷学习，体现的是儒家的胸怀，进而言之，体现的是中原华夏的胸怀。

从"科玄之争"至今，文化中的一系列基础问题没有解决：阴阳五行，河图洛书，天干地支，时间空间，72与36这两个神秘之数。如果学界还保留有"学在四夷"的胸怀，学者走出学堂，走进大山，向彝族、苗族、水族学习，这些基本问题完全可以找出答案。整整一百年了！"科玄之争"没有解答的问题，今天仍然是问题。

"'天子失官，学在四夷。'犹信。"是孔夫子的结论。

"'天子失官，学在四夷。'可信。"是笔者深入云贵川、湘西寻找太阳历之后的实际体会。

（十）《管子》中的多种太阳历

在《管子》的记载里，阴阳五行均是可以严格定量，又是无限循环的太阳法则。

1. 《管子》中的五行太阳历

百家之中，管子一人涉及两家：《汉书·艺文志》将管子列为道家，后世又把管子列为法家。诸子百家之中，唯独管子这一子、这一家，谈五行时谈出了一行 72 日的五行太阳历。

《管子》之中，有一篇《五行》专题之论，论的就是五行太阳历。

《管子·五行》解答了两道历史难题，一是明确解答了"谁是五行太阳历的创造者"，二是五行出于具有严格规定性的五行太阳历。

谁是五行太阳历的创造者？《史记》把这一功劳归功于黄帝。《史记·历书》："盖黄帝考定星历，建立五行，起消息，正闰余。"

谁是五行太阳历的创造者？《管子》把这一功劳归功于蚩尤。《管子·五行》："昔者黄帝得蚩尤而明于天道。"又："蚩尤明乎天道，故使为当时……立五行以正天时。人与天调，然后天地之美生。"

五行出于虚无缥缈吗？非也！五行出在时间上具有严格规定性的五行太阳历。五行，节令始于冬至，干支始于甲子，五行开端于木一行，每一行的时间长度是 72 日。请看《管子·五行》的原文。

> 日至，睹甲子木行御……七十二日而毕。
>
> 睹丙子火行御……七十二日而毕。
>
> 睹戊子土行御……七十二日而毕。
>
> 睹庚子金行御……七十二日而毕。
>
> 睹壬子水行御……七十二日而毕。

点评："日至"，冬至也。冬至，是太阳回归年的起始点。"日至"这两个字说明，这里的所有问题是以太阳回归年为起始点展开讨论的。

睹，看也，察看也，睹微知著也。

"睹甲子"这三个字是什么意思？甲，十天干之首也。子，十二地支之首也。甲与子相结合，其功能在计时。"睹甲子"三个字说明，观察以甲子为起始点。冬至与甲子对应，说明甲子的计时功能是以冬至为开端。

"木行御"这三个字是什么意思？木行，很好解释，就是木一行这一时间段。"木行御"之"御"是什么意思呢？一个"御"字，多重含义：第一重含义是驾驭车马者，"御者"。第二重含义是春秋时期天子对臣民的管理或支配，"御众""御下"。第三重含义是指与皇帝相关的动作或位置，"御赐""告御状""御前"。第四重含义为对时间的驾御，《易经·乾·象传》："时乘六龙以御天。""木行御"的完整意思是，贯彻执行天子木一行的政令。

五行以木行为首，以水行告终，五行依次顺序是木、火、土、金、水，一行的时间长度为72日，五行总的时间长度为360日。360，是太阳回归年的基数。《周髀算经·日月历法》告诉后人，太阳回归年有一个大周期，大周期四个太阳回归年为一周期；大周期之中，前三年的时间长度为365日，第四年的时间长度为366日。360日之后，出现了两个尾数：5和6。《管子·五行》中只有360这个大数，而没有5和6这两个尾数。彝族五行十月太阳历，用过大小两个年节的方法，合理安排了这两个尾数。

冬至与五行之中的木一行相对应，说明了什么？说明了三大问题：

其一，立竿测影测出的二十四节气告诉后人，冬至是太阳回归年的第一节。《管子·五行》首先出的是冬至，说明五行表达的是太阳历。

其二，冬至对应五行之木，说明五行之数是表达太阳历的。五行不是玄学，而是表达太阳回归的太阳法则。

其三，冬至，界定于日影最长点；日影最长点是太阳回归年的起始点；冬至对应于木一行，说明木一行的72日表达的是太阳回归年开端之后的第一时间段。

"七十二日"这一数据说明了什么？说明的是木一行这一时间段的时间长度为72日。

"七十二日而毕"中的"而毕"是什么意思？《管子·五行》指出，五行历是天子治理天下的依据。从冬至后的甲子日开始，天子发布命令要按照木一行的气候特征治事。在木一行72日这一时间段，天子的政令有很多项，其中包括：消灭土地中的冬眠的害虫，及时春耕，春苗的根部要培土，不杀雏鸟，不害幼麋幼鹿等。顺应天时，才能保证万物正常的春生。毕，毕业，完毕，一个"毕"字有结束、完结之义。"而毕"的意思是，天子在木一行颁布的政令，从甲子日开始，延续至七十二日结束。

五行第二行为火一行。火一行对应的干支是丙子。"睹丙子"三个字是什么意思？这三个字说明的是：水一行观察问题，要从丙子日开始。天子在火一行颁布的政令，从丙子日开始，延续至七十二日结束。

五行第三行为土行。土一行对应的干支是戊子。"睹戊子"这三个字是什么意思？这三个字说明的是：土一行观察问题，要从戊子日开始。天子在土一行颁布的政令，从戊子日开始，延续至七十二日结束。

五行第四行为金行。金一行对应的干支是庚子。"睹庚子"这三个字是什么意思？这三个字说明的是：金一行观察问题，要从庚子日开始。天子在金一行颁布的政令，从庚子日开始，延续至七十二日结束。

五行第五行为水行。水一行对应的干支是壬子。"睹壬子"这三个字是什么意思？这三个字说明的是：水一行观察问题，要从壬子日开始。天子在水一行颁布的政令，从壬子日开始，延续至七十二日结束。

2. 《管子》中的四时太阳历

《管子》之中，有一篇《四时》之专论。专论之中有一句经典之语："唯圣人知四时。不知四时，乃失国之基。"四时是重要的！重要到什么程度？事关国家的基础。不明白四时，国家就失去了基础。

为什么四时事关国家的基础？因为四时是五谷生长的基础。民以食为天！没有粮食，就等于塌了天。"不知五谷之故，国家乃路。"（《管子·四时》）不懂四时，就种不出五谷，种不出五谷，这个国家肯定要灭亡。"国家乃路"之"路"，是灭亡之路。

《管子·四时》以阴阳论天地之大理，以春夏秋冬四时论阴阳之大经："阴阳者，天地之大理也；四时者，阴阳之大经也。"

"大理"的所以然在哪里？"大经"的所以然又在哪里？

一个太阳回归年一分为二即一寒一暑，一寒一暑即一阴一阳，"大理"的所以然应该就在这里。

春夏秋冬四时可以一分为二论阴论阳，《素问·四气调神大论》以春夏论阳，以秋冬论阴，《管子·四时》以夏论阳，以秋论阴；两者之间极为近似，"大经"的所以然应该就在这里。

春夏秋冬四时的时令错乱会引发天灾人祸，《管子·四时》中出现了与《礼记·月令》相同相似的论断：

其一，"是故春行冬政则雕，行秋政则霜，行夏政则欲。"

"雕"者，凋也，凋谢也，凋零也。春行冬令，即春季出现冬季的时令，百花就会凋谢，草木之萌芽就会枯萎凋零。

"霜"者，霜雪之霜也，"白露为霜"之"霜"也。春行秋令，即春季出现秋季的时令，就会出现霜雪之异常。

"欲"，《管子》的本义，已无从可考；有人解释为疲倦困乏。春行夏令，人会困乏无力。

其二，"夏行春政则风，行秋政则水，行冬政则落。"

夏行春令，会有大风之灾；夏行秋令，会引发多水之灾；夏行冬令，则有夏季草木凋落之异常。

其三，"秋行春政则荣，行夏政则水，行冬政则耗。"

秋行春令，草木会第二次萌芽开花；秋行夏令，会引发水灾；秋行冬令，万物会提前衰败。

其四，"冬行春政则泄，行夏政则雷，行秋政则旱。"

冬行春令，九泉之下的阳气会外泄；冬行夏令，天会响雷；冬行秋令，会引发旱灾。

其五，"是故春凋，秋荣，冬雷，夏有霜雪，此皆气之贼也。……贼气遬至，则国多灾殃。"

这句话是一个结论性总结，总结出四时的四大异常：春，草木凋零；秋，草木发荣；冬，天上响雷；夏，天降霜雪。这四大异常，都是贼害之气。"贼气"频繁，就会引发天灾人祸。

《管子》谈四时，留下了一句无限循环的至理名言："穷则反，终则始。"

3. 《管子》中三十个节气的太阳历

《管子·幼宫》记载了一种四时五方三十个节令的太阳历。

四时者，春夏秋冬；五方者，东西南北中；一方一时配一数：中央用数五，春用数八，夏用数七，秋用数九，冬用数六。五个奇偶之数告诉后人，《管子·幼宫》记载的太阳历，应该是河图中的太阳历。

特殊的是，《管子·幼宫》中的太阳历有三十个节令。

春有八个节令，依次是：地气发，小卯，天气下，义气至，清明，始卯，中卯，下卯。

夏有七个节令，依次是：小郢，绝气下，中郢，中绝，大暑至，中暑，小暑终。

秋有九个节令，依次是：期风至，戒秋事，小卯，白露下，复理，赋事，始卯，中卯，下卯。

冬有七个节令，依次是：始寒，小榆，中寒，中榆，大寒，大寒之阴，大寒终。

部部经典，没有三十个节令的太阳历；管子之外的先秦诸子中，没有三十个节令的太阳历；民族大家庭中，没有三十个节令的太阳历；《管子》的特殊意义就在这里。为创建太阳历，中华先贤动过多少脑筋，下过多少功夫？试想一下，如果没有《管子》，后人会知道这样一个事实吗？

《管子·幼宫》之中，首先出现的是中央，然后出现的是春夏秋冬，中央与四时与五种味道、五种颜色、五种声音、五个数字相对应。具体对应如下：

中央，对应黄色、甘味、宫音，用五数。

春，对应青色、酸味、角音，用八数。

夏，对应赤色、苦味、徵音，用七数。

秋，对应白色、辛味、商音，用九数。

冬，对应黑色、咸味、羽音，用六数。

一方对应一种颜色、一种味道、一种声音，五方对应五种颜色、五种味道、五种声音，如此对应关系始于洛书，延续于《黄帝内经》，以及先秦诸子。

一方对应两个奇偶之数，五方对应十个奇偶之数，如此对应关系始于河图。五、八、七、九、六，这五个奇偶之数是河图中十个奇偶之数的一半。

4. 与泰勒斯相比肩的哲学家

泰勒斯，古希腊第一哲学家，又被称为西方哲学的鼻祖。

泰勒斯有什么贡献？

泰勒斯超越了神话，超越了宗教，用水解释了万物的本源。

"水是万物之源！"泰勒斯凭借这一观点，进入了史册，开创了古希腊区别于宗教的古希腊哲学。

"水是万物之源！"泰勒斯凭借这一观点，从古至今，牢牢地坐在古希腊第一哲学家的位置上。

如果说，泰勒斯凭借一个"水是万物之源"的论断，成为了古希腊第一哲学家。东方的管仲说过一个与泰勒斯完全相同的观点：水为万物之本原。

一部《管子》有一篇《水地》；《水地》首先谈地，其次谈水；谈水谈出了"水为万物之本原"的观点。《管子·水地》："水者何也？万物之本原也。"

《管子·水地》中还有"是以水者，万物之准也"的论断。

人与水有关系吗？有！《管子·水地》："人，水也。男女精气合，而水流形。"人，由水而生成的。男女精气相合，而由"水"流布成人的形体胚胎。

相传，泰勒斯生于公元前 624 年，这并不是准确的数字。管仲，生于公元前 723（或 716）年—公元前 645 年。对比之下，两人属同一时代。

两人持同样的观点，如果说泰勒斯是一流的哲学家，那么，管子应该如何定位呢？

（十一）《吕氏春秋》中的太阳历

要想认识《吕氏春秋》的价值，先要认识一个成语——"一字千金"。

《吕氏春秋》是秦国丞相吕不韦组织门客撰写的，成书之后，公布于秦国首都的城门旁，悬千金于其上，言有增一字、损一字者赏千金。是《史记·吕不韦列传》记载的故事。

《吕氏春秋》成书于秦始皇"焚书"之前，里面保留了相当多的天文知识，《吕氏春秋》延续了中华先贤"以天文论人文"的思路，延续了中华先贤"以太阳论之"的方法，以十二月太阳历为依据论证一切问题。

1. 以太阳历为依据论天下贵公

论出"公天下"的至理名言："天下，非一人之天下也，天下之天下也。"

以太阳历为依据论自然贵公，论出阳光雨露普照万物、滋润万物的至理名言："阴阳之和，不长一类；甘露时雨，不私一物。"

以天理地理太阳之理为依据论去私，论出永恒的"四无私"之哲理："天无私覆也，地无私载也，日月无私烛也，四时无私行也。"

祁黄羊"外举不避仇，内举不避子"的故事就出于《吕氏春秋·孟春纪·去私》。

"一窍不通""刻舟求剑""掩耳盗铃""竭泽而渔""舍本求末""贪小失大""城门失火，殃及池鱼""按兵不动""身在江湖""流水不腐，户枢不蠹"，这些成语均出于《吕氏春秋》。

"天下无粹白之狐，而有粹白之裘，取之众白也。夫取于众，此三皇五帝之所以大立功名也。"如此超越时空的至理名言，就出于《吕氏春秋·孟夏纪》。孟夏，三夏第一个月也。三夏，四时第二季也。四时，太阳历也。

2. 以天体论人体

《吕氏春秋·有始览·有始》留下了一句永恒的至理名言："天地万物，一人之身也，此之谓大同。"

《吕氏春秋》论证问题的依据，采用的是十二月太阳历。《吕氏春秋》中的十二月太阳历，与《礼记·月令》中的十二月太阳历完全相同，笔者已经引用于《太阳与中医》。

此处，有必要介绍的内容有三：一是《吕氏春秋》以时令错乱论疫病的论断，二是《吕氏春秋》对饮食调味的论断，三是太阳历十二月与十二律的母源关系。

（1）以时令错乱论疫病：《吕氏春秋》的思路和方法与《黄帝内经》完全一致，与《礼记·月令》完全一致，与《管子·幼宫》《管子·四时》完全一致。请读者朋友在阅读《吕氏春秋》中的原文与译文时，对照一下《礼记·月令》《管子·四时》的关于时令错乱与疫病之因的论断。当时的中华大地上，没有细菌致病的理论，没有认识细菌的仪器，但是泱泱中华有一套完整的认识疫病的理论体系，这就是以时令错乱论疫病的发生。在气候越来越异常的今天，重新认识这一理论体系，是不是有着强烈的现实意义?! 只要春夏秋冬四时的定位没有错误，只要春温夏热秋凉冬寒、春风夏雨秋霜冬雪的规律性认识没有过时，以时令错乱论疫病的理论体系就不会过时。

其一，《吕氏春秋·孟春纪·孟春》："孟春行夏令，则风雨不时，草木早槁，国乃有恐；行秋令，则民大疫，疾风暴雨数至，藜莠蓬蒿并兴；行冬令，则水潦为败，霜雪大挚，首种不入。"

——孟春行夏令，会有风雨失时的异常，草木会过早地干枯，人民会惶恐不安。春行秋令，那么，就会出现较大的流行性疫病，会多次发生狂风暴雨，野草会蓬勃生长。春行冬令，会引发水灾，霜雪会伤害庄稼，有种植也不会有收获。此处敬请记住"孟春行秋令，则民大疫"这一论断。

其二，《吕氏春秋·仲春纪·仲春》："仲春行秋令，则其国大水，寒气总至，寇戎来征；行冬令，则阳气不胜，麦乃不熟，民多相掠；行夏令，则国乃大旱，暖气早来，虫螟为害。"

——仲春行秋令，会有洪水泛滥，寒气会突然到来，会有敌寇侵犯。仲春行冬令，阳气受损，麦子不能成熟，民间会频繁出现劫掠之事。仲春行夏令，会出现旱灾，热气早来，会出现螟虫之灾。

其三，《吕氏春秋·季春纪·季春》："季春行冬令，则寒气时发，草木皆肃，国有大恐；行夏令，则民多疾疫，时雨不降，山陵不收；行秋令，则天多沈阴，淫雨早降，兵革并起。"

——季春行冬令，就会经常发生寒气之事，草木萧瑟，国民将非常恐慌；季春行夏令，就会使百姓多患疫病，雨不能及时降下，山陵上的庄稼不能丰收；季春行秋令，就会使天气阴沉，连绵不断的雨水过早降下，战事到处兴起。此处敬请记住"季春行夏令，民多疾疫"这一论断。

其四，《吕氏春秋·孟夏纪·孟夏》："孟夏行秋令，则苦雨数来，五谷不滋，四鄙入保；行冬令，则草木早枯，后乃大水，败其城郭；行春令，则虫蝗为败，暴风来格，秀草不实。"

——孟夏行秋令，苦雨会频繁降落，谷物不能生长，四处边境的百姓就会因敌寇侵扰而躲进城堡。孟夏行冬令，草木会早早干枯，还会有大水毁坏城池。孟夏行春令，会引发蝗虫之灾，暴风频频袭来，草木只开花而不结实。

其五，《吕氏春秋·仲夏纪·仲夏》："仲夏行冬令，则雹霰伤谷，道路不通，暴兵来至；行春令，则五谷晚熟，百螣时起，其国乃饥；行秋令，则草木零落，果实早成，民殃于疫。"

——仲夏行冬令，雹霰会伤害五谷，道路会毁坏不通，贼兵会入侵；仲夏行春令，五谷会晚熟，各种虫害会时时发生，国内会发生饥荒；仲夏行秋令，草木会过早零落，果实会过早成熟，百姓中间会引发流行性疫病。此处敬请记住"仲夏行秋令，民殃于疫"这一论断。

其六，《吕氏春秋·季夏纪·季夏》："季夏行春令，则谷实解落，国多风咳，人乃迁徙；行秋令，则丘湿水潦，禾稼不熟，乃多女灾；行冬令，则寒气不时，鹰隼早鸷，四鄙入保。"

——季夏行春令，谷物的籽实会散落，百姓就会伤风咳嗽，会迁移搬家。季夏行秋令，高地洼地都会出现水灾，庄稼不能成熟，妇女也多有不育之病。季夏行冬令，寒冷之气提前到来，鹰隼等猛禽会过早地试飞，四方边境的百姓就会为躲避敌寇而逃入城内。

其七，《吕氏春秋·孟秋纪·孟秋》："孟秋行冬令，则阴气大胜，介虫败谷，戎兵乃来；行春令，则其国乃旱，阳气复还，五谷不实；行夏令，则多火灾，寒热不节，民多疟疾。"

——孟秋行冬令，阴气会盛于阳，介类动物会毁害谷物，会有外敌入侵。孟秋行春令，会出现旱灾，阳气会重新返回，五谷不能结实。孟秋行夏令，火灾会频频发生，寒热失去节度，会有流行性疟疾的发生。此处敬请记住"孟秋行夏令，民多疟疾"这一论断。夏行秋令，会引发疫病；秋行夏令，同样会引发疫病——疟疾。

其八，《吕氏春秋·仲秋纪·仲秋》："仲秋行春令，则秋雨不降，草木生荣，国乃有大恐。行夏令，则其国旱，蛰虫不藏，五谷复生。行冬令，则风灾数起，收雷先行，草木早死。"

——仲秋行春令，秋雨会停而不降，草木会重新开花，会有大的恐慌。仲秋行夏令，会出现旱灾，蛰伏的动物会重新出土，五谷会重新萌发。仲秋行冬令，风灾会屡屡发生，雷声会提前收敛，草木会过早死亡。

其九，《吕氏春秋·季秋纪·季秋》："季秋行夏令，则其国大水，冬藏殃败，民多鼽窒；行冬令，则国多盗贼，边境不宁，土地分裂；行春令，则暖风来至，民气解堕，师旅必兴。"

——季秋行夏令，会有大水之灾，收藏起来的准备过冬的粮食菜蔬会发霉毁坏，百姓中间会流行鼻塞窒息的疾病。季秋行冬令，会有盗贼发生，边境不得安宁，土地会侵削分割。季秋行春令，暖风会重来，百姓中间会流行解堕之病，战争就会兴起。解堕之病，涉及筋骨疏松，涉及四肢懈怠。《素问·上古天真论》："今五脏皆衰，筋骨解堕，天癸尽矣。"《素问·痹论》："脾痹者，四支解堕，发咳呕汁，上为大塞。"解堕之病与鼻腔之病同根同源，同时发生。

其十，《吕氏春秋·孟冬纪·孟冬》："孟冬行春令，则冻闭不密，地气发泄，民多流亡。行夏令，则国多暴风，方冬不寒，蛰虫复出。行秋令，则雪霜不时，小兵时起，土地侵削。"

——孟冬行春令，冰封之地就会解冻，地气会重新散发，百姓流离失所。孟冬行夏令，会有暴风之灾，会出现暖冬，蛰伏的动物就会重新出土。孟冬行秋令，霜雪会非时而来，小的边境战争会不断发生，外寇会侵扰边境。此处敬请记住"孟冬行春令，民多流亡"这一论断。

其十一，《吕氏春秋·仲冬纪·仲冬》："仲冬行夏令，则其国乃旱，气雾冥冥，雷乃发声。行秋令，则天时雨汁，瓜瓠不成，国有大兵。行春令，则虫螟为败，水泉减竭，民多疾疠。"

——仲冬行夏令，会出现旱灾，会出现雾气弥漫的天气，会重新响雷。仲冬行秋令，雨雪会时时相杂而至，瓜果不能成熟，会有兵燹之灾；仲冬行春令，会有虫螟之灾，水泉会枯竭，百姓中会流行致人死亡的疠疫。

其十二，《吕氏春秋·季冬纪·季冬》："季冬行秋令，则白露早降，介虫为妖，四邻入保；行春令，则胎夭多伤，国多固疾，命之曰逆；行夏令，则水潦败国，时雪不降，冰冻消释。"

——季冬行秋令，白露会过早降落，介虫会多而成灾，四方边境的百姓就会为躲避来犯之敌而藏入城内。季冬行春令，胎儿会流产，会流行久治不愈的疾病，这种情况叫作"逆"。季冬行夏令，会发生大水之灾，冬季不能落雪，冰冻也会消融。

时令错乱会对身体产生危害，《吕氏春秋·尽数》中还有一个归纳性的总结："大寒、大热、大燥、大湿、大风、大霖、大雾，七者动精则生害矣。故凡养生，莫若知本，知本则疾无由至矣。"养生与治病，必须"知本"。"知本"知在何处？知在气候异常之中。

此处需要做一下细菌论与时令错乱论的比较：以细菌论疫病，只能论在病之后，即有了这种病，才能认识这种细菌；以时令错乱论疫病，可以论在病之前，知道了某种时令错乱，马上就可以判断出有某种疫病的发生。细菌论，论出的是眼下、是具体；时令错乱论，论出的是规律、是永恒。对比之下，高下之分是不是在顷刻之间？！

还有一个比较，即《吕氏春秋·十二纪》与《礼记·月令》的比较。同样是以时令错乱论疫病，两者之间几乎完全相同。《礼记·月令》在先，《吕氏春秋·十二纪》在后，为什么会有大篇幅的重复？是不是因为其有着不可代替的重要性与穿越时空的实用性？！

（2）论饮食与健康：与先秦诸子相比，《吕氏春秋》对饮食研究似乎已经达到相当的层次。请看以下三大事例：

其一，腥臊膻三味的归类。《吕氏春秋·本味》："夫三群之虫，水居者腥，肉玃者臊，草食者膻。"水中产出的鱼虾，味腥。玃，以爪取肉者为玃（jue）。以爪取肉者，即雄鹰猛隼之类，味臊；简而言之，食肉的动物，味臊。食草动物，如牛羊之类，味膻。

其二，重视制作过程。《吕氏春秋·本味》："凡味之本，水最为始。五味三材，九沸九变，火为之纪。时疾时徐，灭腥去臊除膻，必以其胜，无失其理。调和之事，必以甘酸苦辛咸，先后多少，其齐甚微，皆有自起。鼎中之变，精妙微纤，口弗能言，志弗能喻，若射御之微，阴阳之化，四时之数。故久而不弊，熟而不烂，甘而不哝，酸而不酷，咸而不减，辛而不烈，淡而不薄，肥而不腻。"

——味道的根本在于水。酸、甜、苦、辣、咸五味和水、木、火三材决定了味道，烧煮九次味道变九次，火是关键。一会儿火大一会儿火小，通过疾徐不同的火势可以灭腥去臊除膻，只有这样才能做好，不失去食物的品质。调和味道离不开五味甘、酸、苦、辛、咸。用多用少用什么，全根据自己的口味来将这些调料调配在一起。至于说锅中的变化，那就非常精妙细微，不是三言两语能表达出来说得明白的了。若要准确地把握食物精微的变化，还要考虑阴阳的转化和四季的影响。所以久放而不腐败，煮熟了又不过烂，甘而不过于甜，酸又不太酸，咸又不咸得发苦，辣又不辣得浓烈，淡却不寡薄，肥又不太腻，这样才算达到了美味啊！

其三，过者成害。五味酸苦甘辛咸，是日常之必需。调味适度，养人；调味过度，伤人。过，调味之大忌，过者成害。《吕氏春秋·尽数》："大甘、大酸、大苦、大辛、大咸，五者充形则生害矣。"

为什么在此处介绍《吕氏春秋》中的五味之谈？因为《吕氏春秋》中的五味之谈与《黄帝内经》中的五味之谈相似相通。一部《黄帝内经》首先谈的是养生，养生涉及五味；调味适度，五味养五脏；调味失度，五味伤五脏。敬请记住，一部《黄帝内经》首先谈养生，再次才是谈治病。

五谷五果五畜五菜五色分五味，《灵枢·五味》有详细的论断："五谷：秔米甘，麻酸，大豆咸，麦苦，黄黍辛。五果：枣甘，李酸，栗咸，杏苦，桃辛。五畜：牛甘，犬酸，猪咸，羊苦，鸡辛。五菜：葵甘，韭酸，藿咸，薤苦，葱辛。五色：黄色宜甘，青色宜酸，黑色宜咸，赤色宜苦，白色宜辛。凡此五者，各有所宜。"

五味入五脏，《灵枢·五味》有详细的论断："五味各走其所喜，谷味酸，先走肝；谷味苦，先走心；谷味甘，先走脾；谷味辛，先走肺；谷味咸，先走肾。"

《吕氏春秋·本味》记载了诸子百家没有记载的美食，此处直接引用译文，供读者鉴赏：

最好的肉有：猩猩的唇，獾獾的脚掌，燕雀的尾肉，述荡兽的蹄肉，牛的短尾巴。在流沙的西面，丹山的南面，有凤的蛋，沃国人就吃这个。

美味的鱼有：洞庭鱼，东海鲕鱼，醴水的朱鳖，六只脚，皮如同百串珠子。藿水的鱼，名叫鳐，形状像鲤鱼却有翅膀，常常夜里从西海飞到东海。

美味的菜有：昆仑的大藻，寿木的花。指姑东面的中容国，有红木、黑木的叶子。余瞀的南边，南极的石崖旁，有菜名叫嘉树，青色。阳华山的芸，云梦泽的芹，具区泽的菁，深渊的土英草。

调和使味道美的调料有：阳朴的姜，招摇的桂，越骆的菌，鳣鲔的酱，大夏的盐，宰揭的露，雪白如玉的长泽的石卵。

美味的饭：玄山的稻禾，不周山的小米，阳山的黄黍、南海黑黍。

美味的水有：三危山的露水，昆仑山的井水，沮江的山丘有瑶水，曰山的水，高泉山下有涌泉，是冀州的水源。

美味的果子有：沙棠果，常山之北、投渊上游，有百果，是升天的帝王们所吃的果子。箕山东边的青岛有甘栌，江浦的橘子，云梦的柚子，汉水上游的石耳。

先秦诸子，疏漏了一个问题——水与身体的研究，《吕氏春秋》弥补了这一点。人的个子高矮、胖瘦、头发多少均与生活空间中的水质相关。《吕氏春秋》："轻水所，多秃与瘿人；重水所，多尰与躄人；甘水所，多好与美人；辛水所，多疽与痤人；苦水所，多尪与伛人。"

——水中含盐分、矿物质过少，这个地方多有秃顶或颈上囊状肿瘤者；

水中含盐分、矿物质过多，这个地方多有脚肿和四肢萎弱、足不能行之人；

——水味甜美，这个地方多有美女与善行之人；

——水味辛辣，这个地方多有生长疽疮和痈疮之人；

——水味苦涩，这个地方，多有患鸡胸和驼背之人。

水与地方病的研究，水与人体的研究，水与相貌的研究，这应该是中华大地上的第一例，也可能是人类文化宝库中的第一例。

（3）论音律的起源：五音六律从何而来？五音六律源于太阳历，《黄帝内经》有介绍，《礼记·月令》有介绍，《吕氏春秋·十二纪》也有介绍；究竟是谁制定了五音六律，部部经典与先秦诸子都没有介绍，《吕氏春秋》也没有追根溯源，但是《吕氏春秋》介绍说是大舜时代一个叫"夔"的人修正了五音六律。《吕氏春秋·察传》："昔者舜欲以乐传教于天下，乃令重黎举夔于草莽之中而进之，舜以为乐正。夔于是正六律，和五声，以通八风，而天下大服。"《尚书·舜典》中有"同律度量衡"之说，《吕氏春秋》说舜命夔修正音律，前后对照，是不是的确可以证明是舜时代第一次统一了音律与度量衡?！

律历同源，十二律源于太阳历的十二月，《吕氏春秋·音律》有如下之论："仲冬日短至，则生黄钟。季冬生大吕。孟春生太蔟。仲春生夹钟。季春生姑洗。孟夏生仲吕。仲夏日长至，则生蕤宾。季夏生林钟。孟秋生夷则。仲秋生南吕。季秋生无射。孟冬生应钟。天地之风气正，则十二律定矣。"

为什么此处要讨论音律，是因为《黄帝内经》以历律为基础，以五音论五脏，以十二月、十二律论十二经络。今天的自然科学，认识了分子，认识了原子，认识了量子，唯独认识不了经络；为什么在远古时代，中华先贤早就认识了精密仪器不能认识的经络，中华先贤的思路与方法，难道不值得认真思考吗?！

太阳历的演化
与分步表达

为创建太阳历，为表达太阳历，中华先贤真是用尽了心力，环顾全球，唯我泱泱中华出现了表达太阳历的各式各样的图画、几何图形与抽象符号。

一、岩画阶段

河南具茨山、宁夏贺兰山、内蒙古阴山、山东泰山，都发现有表达太阳历的岩画。分别展示如下：

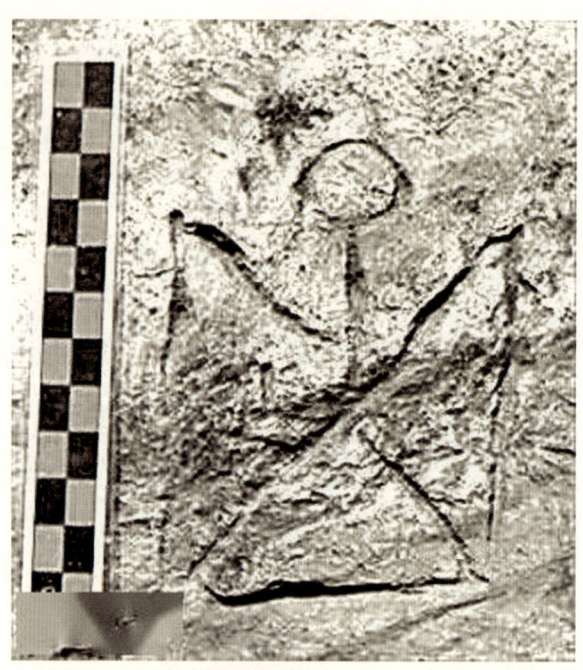

河南具茨山岩画（太阳出山图）

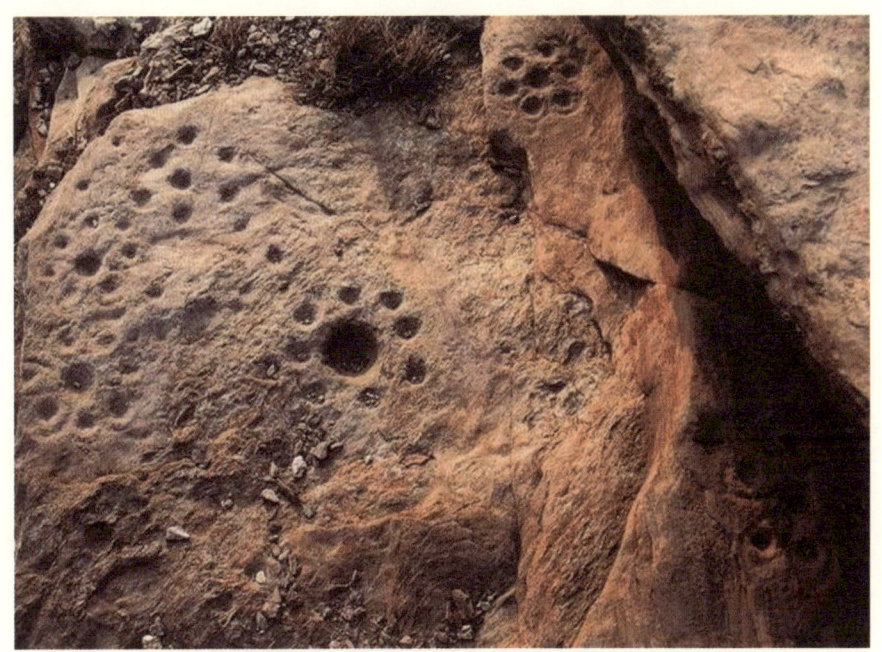

河南具茨山岩画（太阳历八节图）

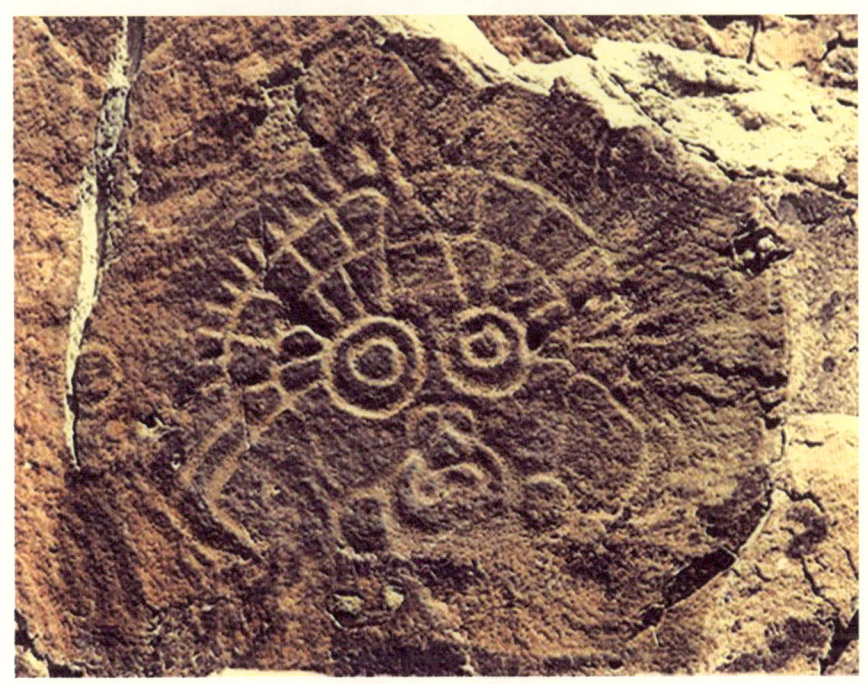

宁夏贺兰山太阳神岩画

第三章
太阳历的演化与分步表达

119

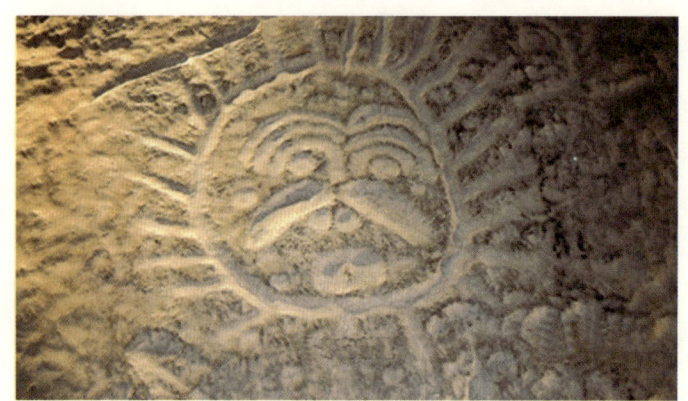

内蒙古桌子山太阳神岩画

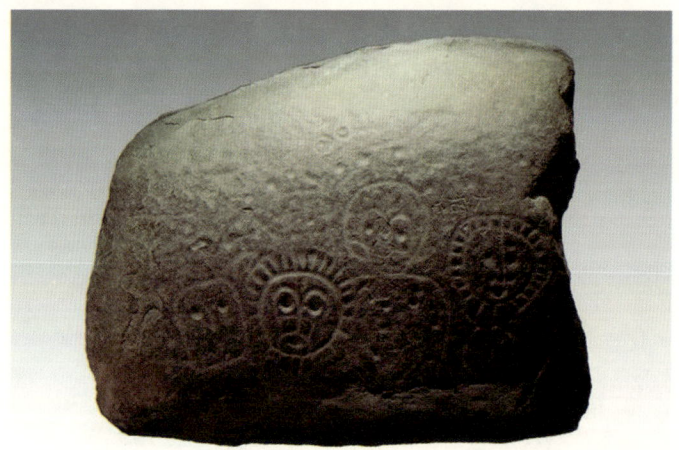

内蒙古阴山太阳神岩画

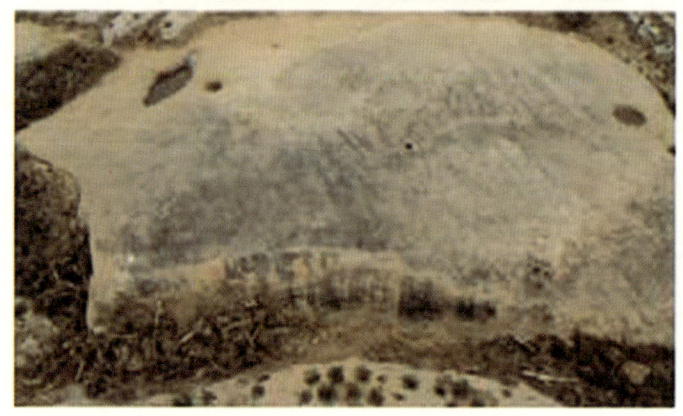

河南新郑具茨山岩画（太阳历节令图）

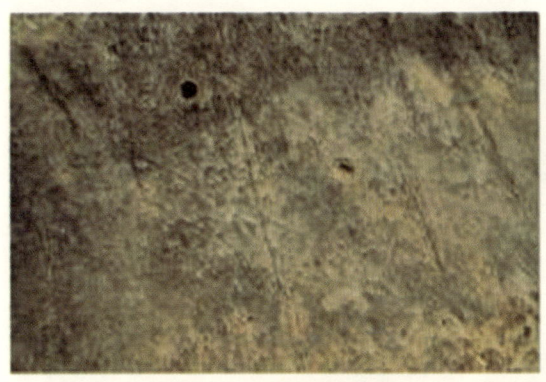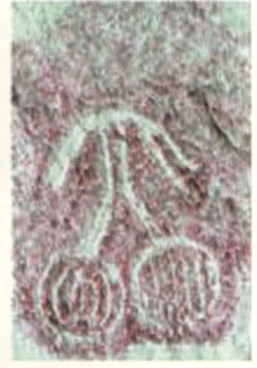

山东大汶口岩画（太阳出山图）

二、陶画阶段

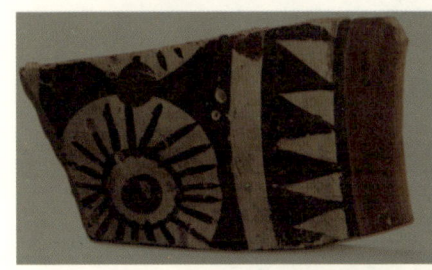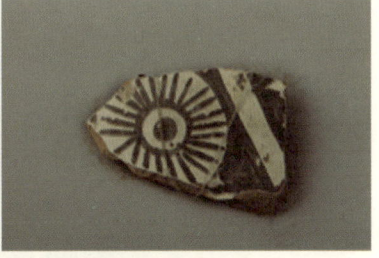

河南仰韶文化陶片上的形象太阳画

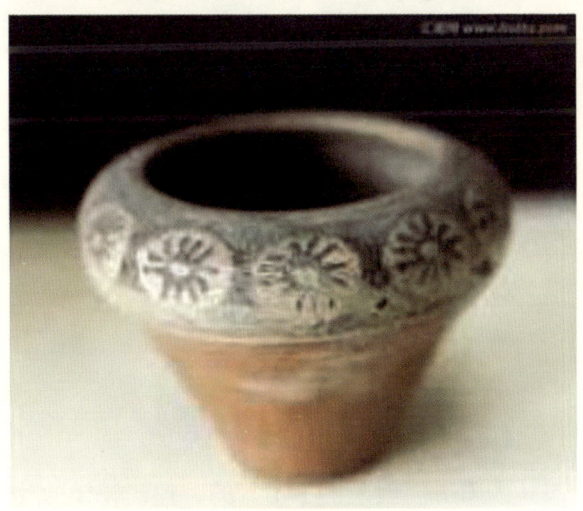

郑州大河村陶罐上的仰韶文化太阳画

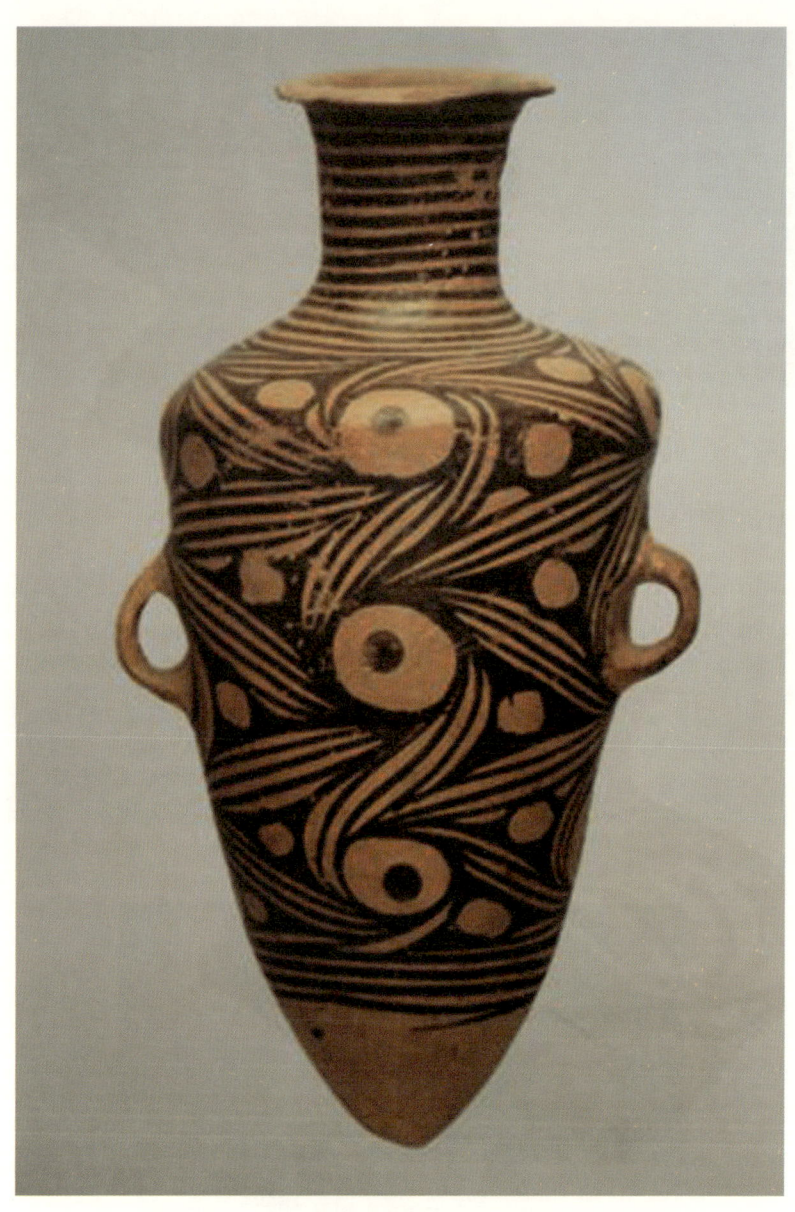

甘肃马家窑陶罐上的太阳

三、几何图形阶段

中华先贤为表达太阳历，创造出了丰富的、各式各样的几何图形。直线，则是几何图形的发源地。

（一）天道与直线

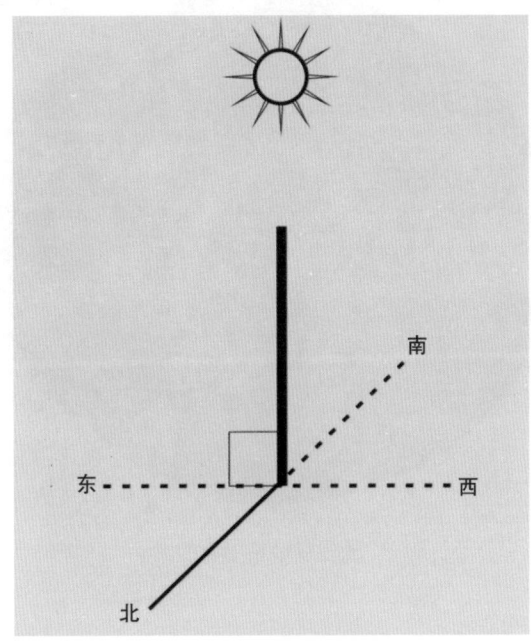

日影分四方

　　竿下日影，一日之内会有不同方向，但是无论方向怎么变化，日影作为一条标准的直线永远也不会变化，换句话说，竿下日影永远都是一条标准的直线。

　　前面已经谈过，竿下日影实际上是直角三角形的底边。天道、阴阳、四时、六气、八节、十二月、二十四节气，总而言之，构成中华文化、中医文化的基础性要素，百分之九十五都是从这条直线（直角三角形底边）出发的。

　　研究中华文化，研究中医文化，一定不能忘记竿下日影这条几何学中的直线，一定不能忘记竿下日影这条直角三角形的底边。

（二）天道与圆

　　安徽省蚌埠市淮上区小蚌埠镇双墩村北出土了丰富的陶器，陶器上有丰富的几何图形；这些几何图形，在笔者看来，大都与太阳、太阳历相关。

1. 安徽双墩集出土的圆

　　这个圆，近乎完美。《黄帝内经》中出现的"如环无端"一词，描述的是太阳历。太阳视运动的轨迹，是一个大圆。

　　说这个圆与太阳相关，有依据吗？

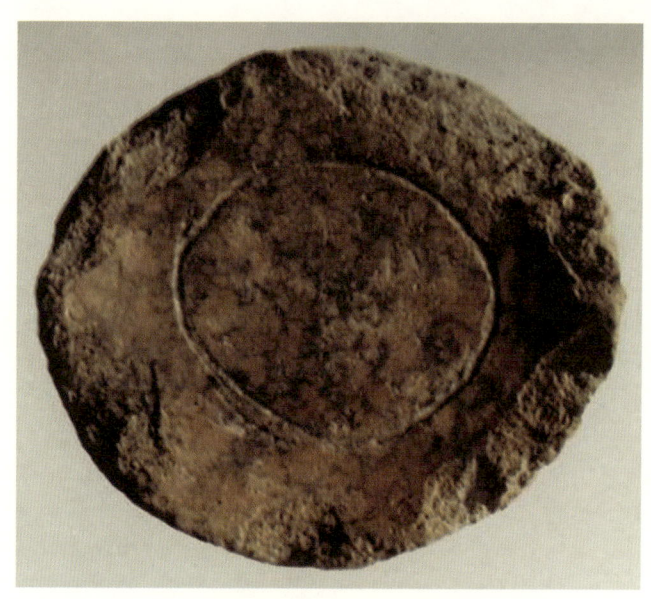

安徽省双墩集出土的圆

有！

依据有二：

其一，双墩集的先贤敬重太阳，他们把太阳放在人像的脑门上。

其二，双墩集的先贤专门烧制出了具有无限循环之义的圆形太阳轮。

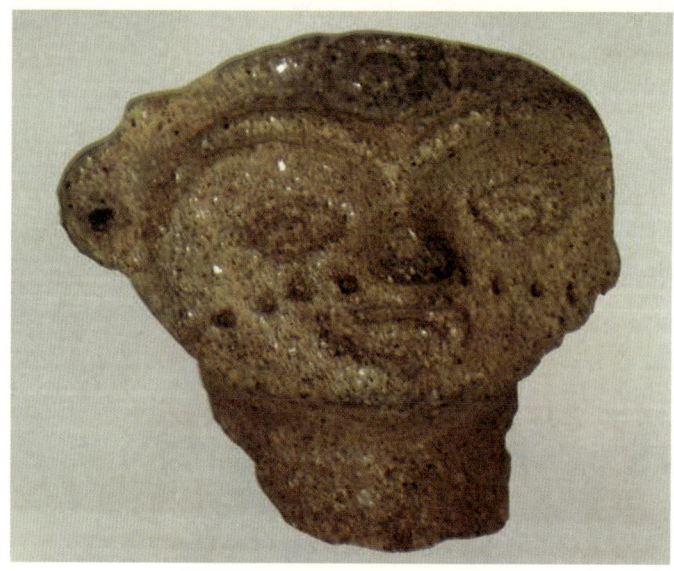

安徽双墩集陶人头顶上的太阳

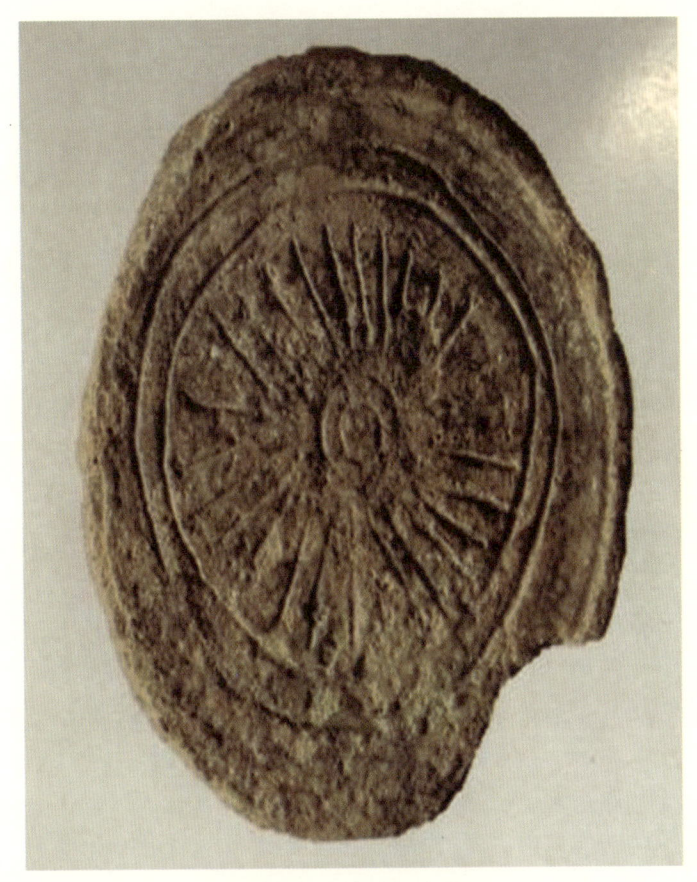

圆、大圆、圆周运动，是中华先贤对整个宇宙的把握。圆，大圆，构成了中华文化的核心。

太阳回归的轨迹黄道，是一个圆，是一个大圆。《黄帝内经·素问》论四时论五行，论出了"如环无端"一词；"如环无端"者，无缝隙大圆也。黄道，实际上是地球公转之道。

北斗星斗柄循环，是一个圆，是一个大圆。《鹖冠子·环流》论斗柄循环，论出了"环流"一词；"环流"者，圆周运动也。

《吕氏春秋·季春纪》中有一篇《圆道》，《圆道》总结了宇宙间的各种圆周运动，原文如下：

> 天道圆，地道方……何以说天道之圆也？精气一上一下，圆周复杂，
> 无所稽留，故日天道圆。何以说地道之方也？万物殊类殊形，皆有分职，

不能相为，故曰地道方。主执圆，臣处方，方圆不易，其国乃昌。日夜一周，圆道也。月躔二十八宿，轸与角属，圆道也。精行四时，一上一下，各与遇，圆道也。物动则萌，萌而生，生而长，长而大，大而成，成乃衰，衰乃杀，杀乃藏，圆道也。云气西行，云云然，冬夏不辍；水泉东流，日夜不休。上不竭，下不满，小为大，重为轻，圆道也。

点评：天圆地方，是中华先贤的一个基本观点。过去，一些学者对此进行了固定形态上的解读；天，几何学中的一个圆；地，几何学中的一个方。

实际上，天圆的本义是精气运动中的一上一下，环状反复循环，从不停步，如此曰圆。地方之方，不是之几何学中的方方正正之方，指的是万物各有形态。无形之气的循环运动曰圆，有形之物各有形态、各有分工与职守，而且不能互相替代，如此曰方。

《吕氏春秋·季春纪·圆道》在解释了"天道圆，地道方"之后，列举了一系列圆道之实例：

例一，日夜循环是一个圆道。

例二，月亮循环是一个圆道。月，月亮也。躔，月亮运行的轨迹也。

例三，二十八星宿状如圆环，圆道也。月亮运行有一个参照坐标——二十八星宿。二十八星者，二十八颗星星也。宿者，宿舍也。二十八颗星星，在天体中好像二十八座宿舍。二十八宿舍，是日月运行休息的宿舍。一旦发生日月与二十八星宿的对应，中华先贤幽默地说，日月在这座宿舍休息了。二十八颗星，手拉手形成一个圆环，其中轸宿与角宿首尾相接，其形状如圆环，这就是二十八星宿"圆道"之说的所以然。

例四，春夏秋冬四时循环运行，春夏阳气上升，秋冬阴气下降；一气上升，一气下降，各不相同而又连接，这就是四时之圆道。

例五，万物的生长收藏过程是一个圆道。小花小草会萌芽，会滋生，会壮大，会成熟，成熟之后会衰败，衰败之后会死亡，死亡之后又会重新萌芽，这就是圆道。

例六，云气向西行，江河之水向东流，昼夜不息。江河之水不会枯竭，大海不会满盈；小溪汇成大海，重水化为轻云，这也是圆道。

《周髀算经》以中午的日影论天道，《逸周书》以四时循环论天道，《管子》以天上的太阳论天道，《尸子》以昼动夜静论天道，《易经》以一阴一阳论天道，《吕氏春秋》以圆周运动论天道；太阳回归即天道，地球公转即天道；天道的确立使中华文化有了根基，一种永恒而常青的根基。天道的确立使中华文化有了一把钥匙，一把打开万把锁的钥匙。

2. "以道论之"的论证方式

从《易经》《黄帝内经》开始到先秦诸子，中华大地上出现了一种"以道论之"的论证方式，道、天道是论证所有问题的依据。请看以下实例：

例一，道论天地人三才。《易经·说卦传》："昔者圣人之作易也，将以顺性命之理，是以立天之道曰阴与阳，立地之道曰柔与刚，立人之道曰仁与义。"

例二，道论宇宙发生。《道德经·第四十二章》："道生一，一生二，二生三，三生万物。"《庄子·大宗师》："夫道，有情有信，无为无形……自根自本，生天生地。"《圣经》中的人格神，是天地万物之根本；中华文化中的自然之道是天地万物之根本。

例三，道论人生坐标。《道德经·第25章》："人法地，地法天，天法道，道法自然。"《论语·里仁》："朝闻道，夕死可矣。"

例四，道论天地人"三知"。《素问·气交变大论》："夫道者，上知天文，下知地理，中知人事，可以长久，此之谓也。"

例五，道论百病之害。《素问·至真要大论》："夫标本之道，要而博，小而大，可以言一而知百病之害。""言一"与"知道"之间有什么关系？一即道，道即一，道与一之间是等量代换关系。《韩非子·扬权》："道无双，故曰一。"

例六，道论养生养到百岁。《素问·上古天真论》："上古之人，其知道者，法于阴阳，和于术数，食饮有节，起居有常，不妄作劳，故能形与神俱，而尽终其天年，度百岁乃去。""度百岁乃去"的养生要素，首先在于"知道"。道者，太阳回归法则也，月亮圆缺法则也，斗柄循环法则也。"知"者，深知也。"知道"知在何处？知在寒暑变化中，知在昼夜循环中，知在八风正邪的区分中。"知"与"道"，是两个单音词。

例七，道论求学目的。《礼记·学记》："人不学，不知道。"求学的终极目的，不是读书识字，不是升官发财，而是知道——深知自然法则。"知"与"道"，仍然是两个单音词。《论语》："朝闻道，夕死可矣。"

例八，道论善福淫祸。《尚书·商书·汤诰》："天道福善祸淫。"

例九，道论升降。《尚书·周书·毕命》："道有升降。"道在中午的日影中。中午的日影，有长短两极之变。寒暑二气变化的根源，就在日影的长短两极变化之中。一寒一暑即一阴一阳！一阴一阳之谓道，道的升降，就在寒暑变化之中。

例十，道论发明创造。论道有两种方式：一是行而论道，一是坐而论道。

《周礼·冬官考工记》："国有六职，百工与居一焉，或坐而论道，或作而行之。"源头的中华先贤，个个都是行而论道者，人人都有发明创造的功绩。

《易经·系辞下》记载了五位圣人——伏羲氏、神农氏、黄帝、尧、舜，五位圣人名下都有创造器具的功绩，伏羲氏结绳为网，神农氏发明耒耜，黄帝、尧、舜发明衣裳、舟车、臼杵、弓矢……

《韩非子·五蠹》记载了上古、中古时期的两位圣人——有巢氏与燧人氏。有巢氏的发明创造是构木为巢，燧人氏的发明创造是钻木取火。

《易经·系辞传》中已经形成了系统的发明创造理论，《系辞上》中发明创造的理论叫"尚象制器"，《系辞下》中发明创造的理论叫"道器转化"。《圣经》讲神，神至高无上，没有任何事物可以与神并列并重；中华文化讲道，道至高无上，但是有一个"器"字可以与道并列并重；《圣经》的核心在神，中华文化的核心在"道器并重"。得道之人，必然是发明创造之人。中华先贤为什么会创造出独一无二的《黄帝内经》？为什么会发现十二经络？为什么会发现360多个穴位？这与"道器并重"的文化有没有关系？这与以天文论人文的思路有没有关系？这与以太阳历论之的方法有没有关系？这些问题，在《换个方法读〈易经〉》《换个方法读〈内经〉》，以及《中医十大基础问题》中已有讨论，此处仅向读者朋友推荐《易经·系辞下》一段"道器并重""道器转化"的经典之论："形而上者谓之道，形而下者谓之器，化而裁之谓之变，推而行之谓之通，举而措之天下之民谓之事业。"

无形无体，为形而上；有形有体，为形而下；形而上对应形而下：理对应事，道对应器；由道转化为器，由理转化为事（器、技、术）；将形而上的道理与形而下的器具、技术一并交给天下之民，是中华先贤界定出的"事业"。在创作《易经》的中华先贤这里，干一番事业并不是挣一大堆钱，而是弄懂弄通道理进行器具的发明创造。"道器并重"，是《易经》的核心，也是中华文化的核心。

道器转化，转化出一部部经典；道器转化，转化出一件件先进的器具；道器转化，转化出一项项先进的技与术，这就是中华先贤的实践与经验，后世子孙的我们应该如何看待、领会祖先的实践与经验呢？

例十一，道论一切问题。先秦百家，一家论证一个问题：儒家以道论礼，道家以道论德，兵家以道论兵，法家以道论法；虽然论证的问题不同，但论证方式相同，先秦百家论证问题的方式皆为"以道论之"。

先秦百家之后，"以道论之"的论证方式，被各行各业所继承：

品茶论道，茶有茶道；

舞剑论道，剑有剑道；

下棋论道，棋有棋道；

乃至于盗亦有道。

一个"道"字，统领着已有的创造！

一个"道"字，能否统领未来的创造？！

3. 简论天道的永恒性与常青性

从地球形成第一天起，地球上就有了日影。地球的永恒性，可以证明日影的永恒性；日影的永恒性，可以证明天道的永恒性。

天天有日影，此处证明日影的常青性；日影的常青性可以证明天道的常青性。

4. 圆内一步步细分的圆

为表达太阳回归年的一步步细分，中华先贤创造了圆内一步步细分的圆。

（1）一分为二的圆：太阳回归年一分为二，分为一寒一暑。一寒一暑即一阴一阳。"阴阳者，寒暑也。"《黄帝内经·灵枢》中的这一论断前面已经引用过，此处重温，以便加深记忆。

《周髀算经·日月历法》告诉后人，阴阳、寒暑均发源于冬至夏至；阴阳寒暑之分的根本标志在于见日光的多少。"见日光少，故曰寒。""见日光多，故曰暑。"——敬请记住，阴阳寒暑之分，根本依据在"见日光"的多少。日光，是玄学吗？进而言之，寒暑阴阳是玄学吗？日光是迷信吗？寒暑是迷信吗？

太阳回归年的起始点在冬至，转折点在夏至；冬至夏至这两个节令，精确地将太阳回归年一分为二分为前后两截。

从冬至到夏至，是太阳回归年的前一截，前一截天气一天天变暖变热，如此曰阳曰暑；从夏至到冬至，是太阳回归年的后一截，后一截天气一天天变凉变寒，如此曰阴曰寒。

太极图的创造。为表达完整的太阳回归年，中华先贤创造出了几何学中的圆。为表达完整的太阳回归年一分为二的一寒一暑，中华先贤创造出了阴阳两分的太极图。

太极图图形有内外之别，内一分为二，外合二而一；一分为二，黑白（阴阳）永远两分；合二而一，黑白（阴阳）永不分离。

太极图的空间分布。在中华大地上，太极图分布极为广泛，地下陶器有，地下玉器上有，彝族、苗族服饰中有，彝族、水族、纳西族书中有。笔者收集到的太极图展示如下：

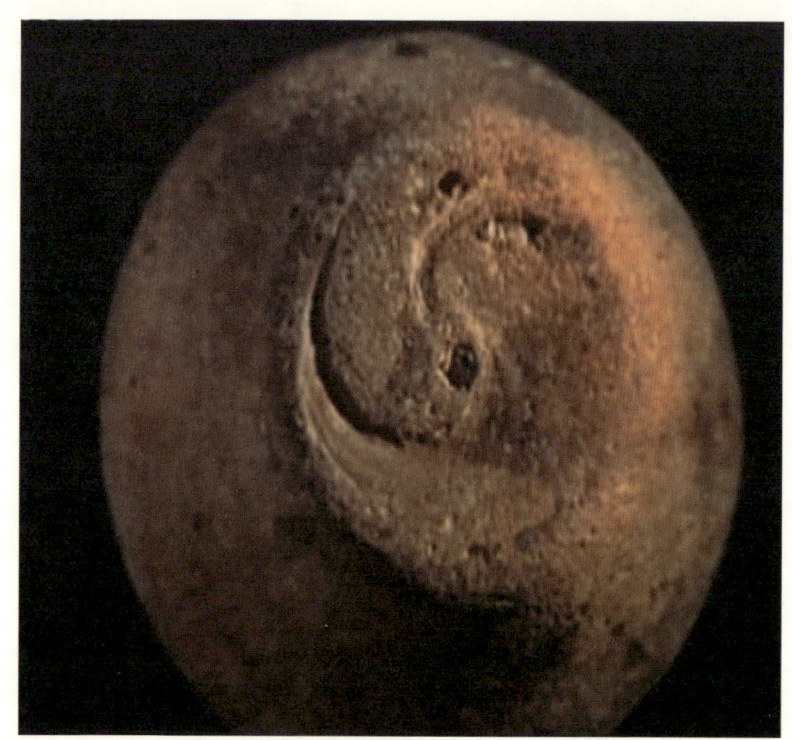

湖南湘西出土的陶罐底部的太极图

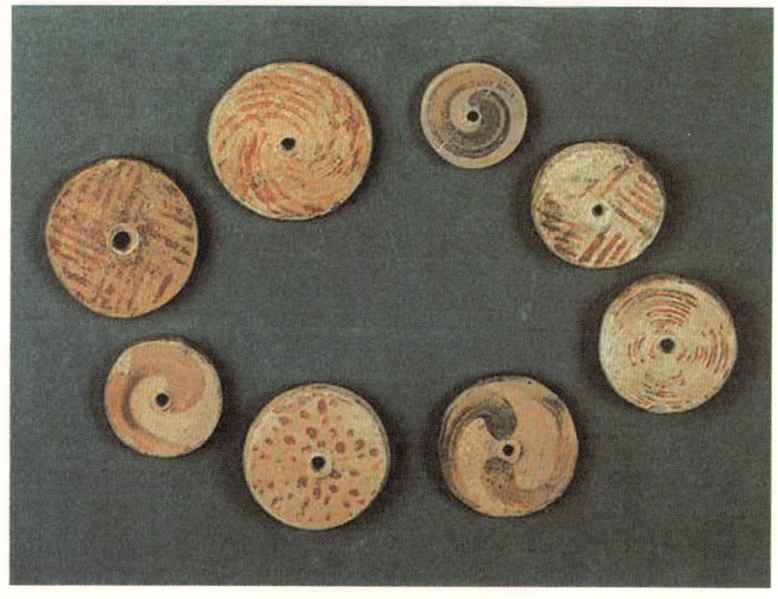

湖北屈家岭陶片上的太极图

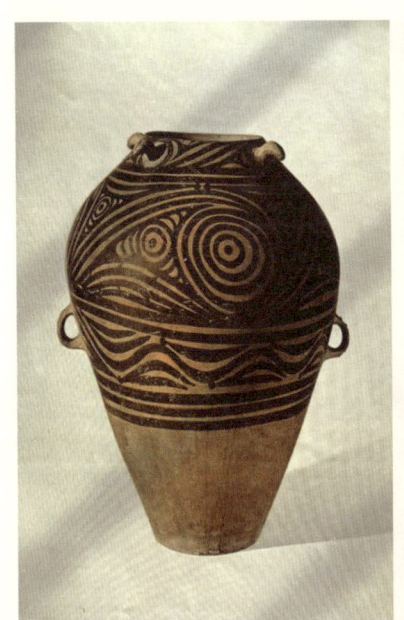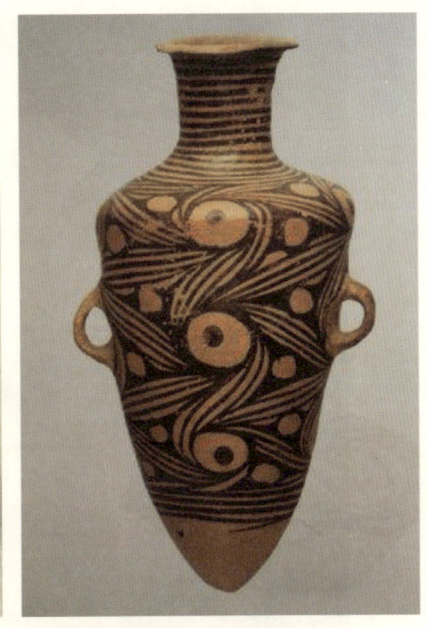

甘肃马家窑陶罐上的太极图

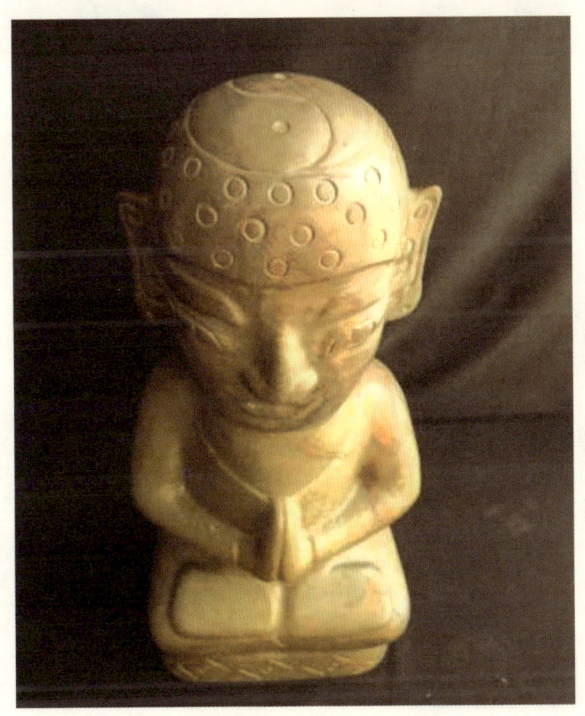

古蜀国玉人头上的太极图

第三章
太阳历的演化与分步表达

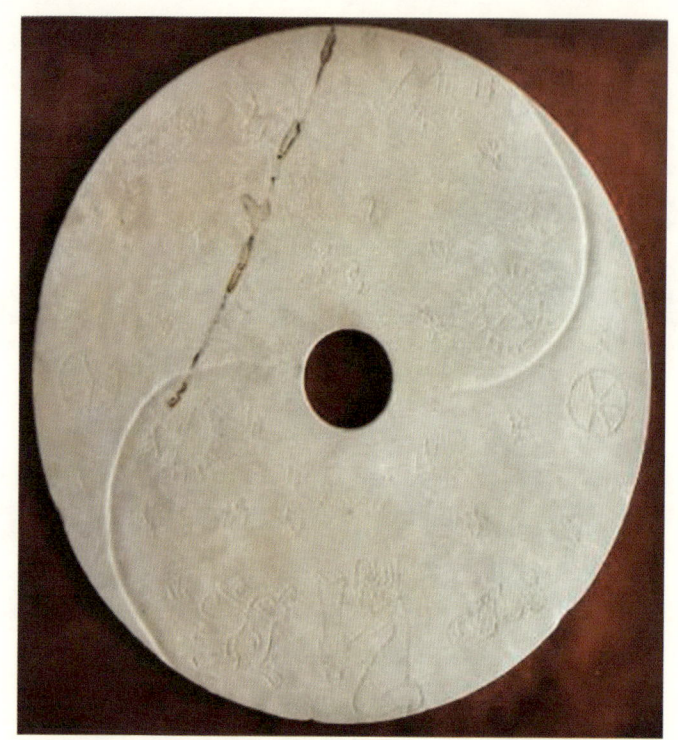

古蜀国玉器上的太极图

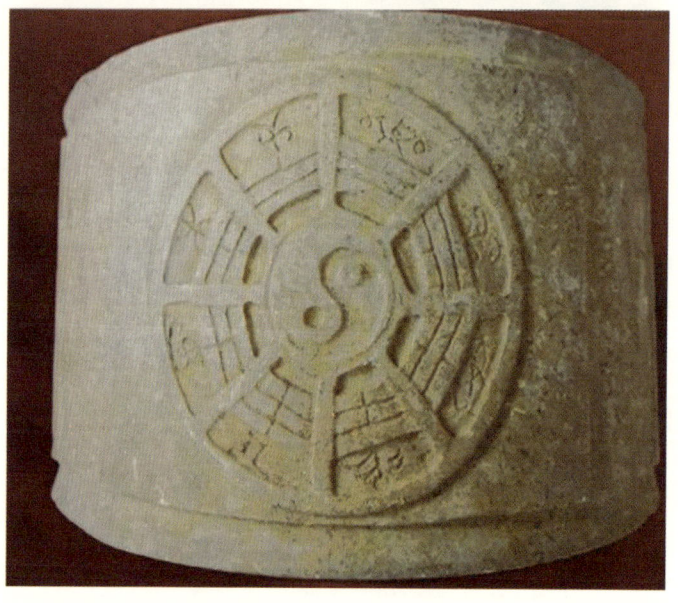

古蜀国玉器上的太极八卦图

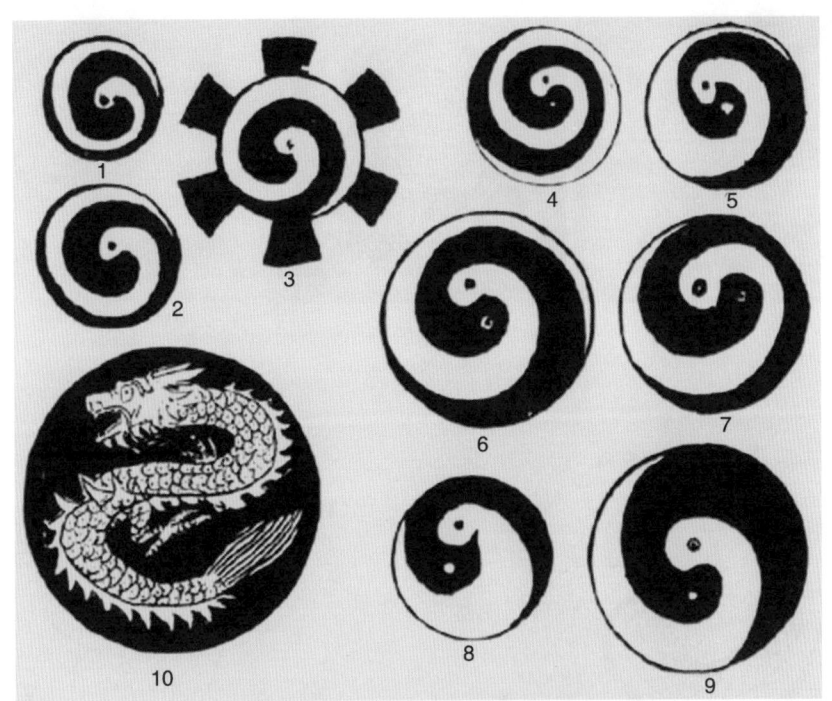

彝族典籍 《爨文丛刻》 中的太极图

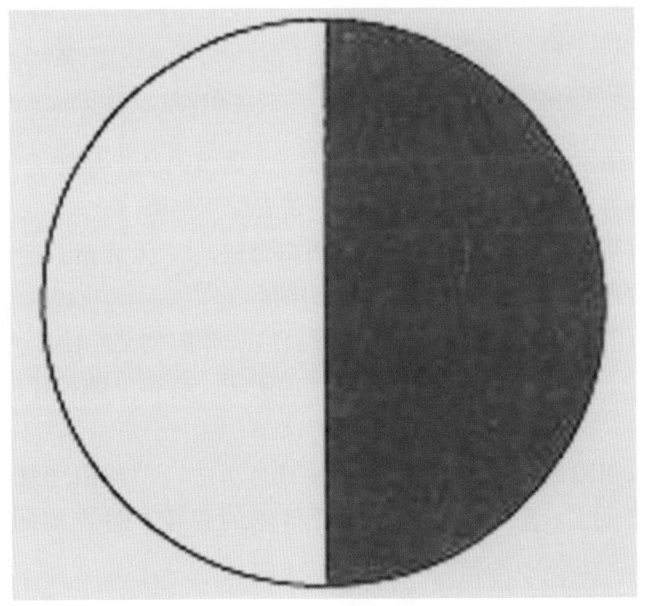

《彝族通史》 中一分为二表达昼夜平分的太极图

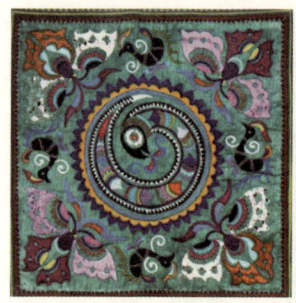
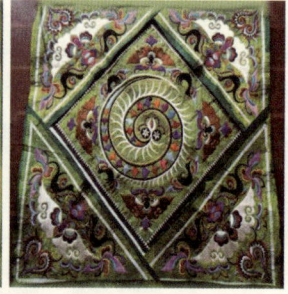
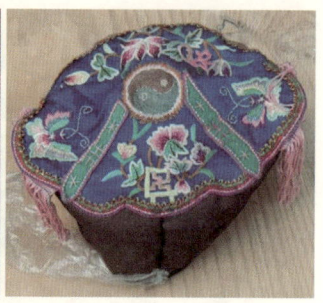

苗族女性、儿童服饰中的太极图

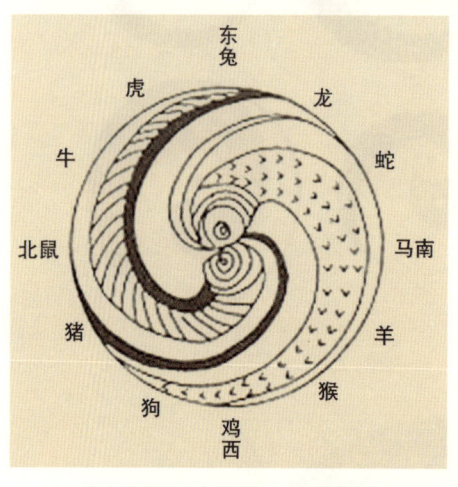

云南傈僳族太极配十二生肖图

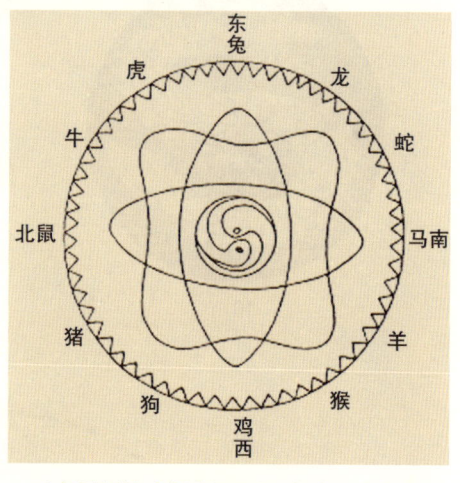

云南傈僳族太极配四面八方十二方位图

1）以阴阳论一切的论证方式：《易经》《黄帝内经》开创了一种论证问题的方式，这种方式就是"以阴阳论之"。请看以下实例。

例一，以阴阳论天地。《素问·阴阳离合论》："天为阳，地为阴。"看不见的阴阳，看得见的天地，天为阳，地为阴。

例二，以阴阳论日月。《易经·系辞上》："阴阳之义配日月。"《素问·阴阳离合论》："日为阳，月为阴。"看不见的阴阳，看得见的日月，日为阳，月为阴。

例三，以阴阳论昼夜。《周髀算经·日月历法》："阴阳之修，昼夜之象。昼者阳，夜者阴。"看不见的阴阳，看得见的昼夜；昼夜即阴阳，阴阳即昼夜。

例四，以阴阳论寒暑。《灵枢·刺节真邪》："阴阳者，寒暑也。"看不见的阴阳，看得见的寒暑；寒暑即阴阳，阴阳即寒暑。

例五，以阴阳论奇偶。《易经·系辞下》："阳卦奇，阴卦偶。"《灵枢·根结》："阳道奇，阴道偶。"古希腊大哲学家、大数学家毕达哥拉斯留下了两句名言："一切都是数！""数的关键在单双。"中华大地上的奇偶之数开始于阴阳两个圆〇●，延续于阴阳两爻。阴阳即奇偶，奇偶即阴阳。中华先贤用阴阳奇偶组成了洛书，组成了河图，组成了八卦、六十四卦。研究源头的图书与卦象，一定不能忘记其中严密的数量体系。

例六，以阴阳论子午线。《周髀算经·日月历法》："故冬至从坎阳在子……夏至从离阴在午。"

例七，以阴阳论天地之道。《素问·阴阳应象大论》："阴阳者，天地之道也，万物之纲纪，变化之父母，生杀之本始，神明之府也，治病必求于本。"《易经·系辞上》："一阴一阳之谓道。"

例八，以阴阳论养生。《素问·四气调神大论》："夫四时阴阳者，万物之根本也，所以圣人春夏养阳，秋冬养阴。"

例九，以阴阳论脉象。《素问·阴阳别论》："脉有阴阳，知阳者知阴，知阴者知阳……谨熟阴阳，无与众谋。所谓阴阳者，去者为阴，至者为阳；静者为阴，动者为阳；迟者为阴，数者为阳。"

例十，以阴阳论医病之总纲。《素问·至真要大论》："谨察阴阳所在而调之，以平为期，正者正治，反者反治。"

例十一，以阴阳论经络。针经《灵枢》指出，人体经络有十二条，十二经络有阴阳之分，分为手三阴、手三阳，足三阴、足三阳。

手三阴经：手太阴肺经、手厥阴心包经、手少阴心经。

手三阳经：手阳明大肠经、手少阳三焦经、手太阳小肠经。

足三阴经：足太阴脾经、足厥阴肝经、足少阴肾经。

足三阳经：足阳明胃经、足少阳胆经、足太阳膀胱经。

分布规律：左右对称，纵贯全身。

巡行路线：手三阴从胸走手，手三阳从手走头；足三阳从头走足，足三阴从足走腹（胸）。

例十二，以阴阳论音律。《周礼·春官》："大师掌六律、六同以合阴阳之声。阳声：黄钟、大簇、姑洗、蕤宾、夷则、无射。阴声：大吕、应钟、南吕、林钟、仲吕、夹钟。"

经典中的"以阴阳论之"，暂告于此。

2）先秦诸子延续了"以阴阳论之"的思路与方法：这里仅举三子之实例。

例一，老子以阴阳论物理。老子论物理，论的是万物之理。《道德经·第四十二章》："万物负阴而抱阳。"阴阳二气即天地之气、寒暑二气，这里是万物形成的母体。正如小山羊像老山羊，小老虎像母老虎一样，脱胎于阴阳二气的万物，其成分、其结构与母体一致。万物之中的阴阳，体现在何处？一体现在成分上，万物皆是阴阳两种成分；二体现在结构上，万物皆是阴阳两分结构。如果不信，请看门捷列夫化学元素周期表，每一个元素均是阴阳两种成分，每一个元素均是阴阳两分结构。再看看地球地壳的基本成分，哪一种盐（硅酸盐、碳酸盐、磷酸盐、硫酸盐）不是阴阳两种成分，不是阴阳两分结构？同理可论每一种化合物、每一种单质。

例二，孔子以阴阳论人礼。老子以阴阳论物理，孔子以阴阳论人礼。孔子论人礼，但人礼并不是出于孔子。礼从何处来？礼源于天道，礼源于天地，礼源于阴阳。《礼记·礼运》指出，礼本于天地，礼本于阴阳。本，根本也，发源地也。天地亦阴阳，天阳地阴。天地、阴阳之间是一个相互往来的关系。人礼之间也应该是一个相互往来的关系。所以，《礼记·曲礼》有"礼尚往来"之论："往而不来，非礼也；来而不往，亦非礼也。"君仁臣忠、父慈子孝、兄友弟恭、夫义妻听、朋友互信，五伦关系体现的是相互负责、一往一来的礼仪关系。

例三，孙子以阴阳论兵理。《孙子兵法》第一章第一段中就出现了"阴阳"。以正治国，以奇用兵。两千年前的《孙子兵法》，为什么是今天全世界军事家都要研读的教材？《孙子兵法》跨越时空的奥秘何在？奥秘就在于孙子论证问题的依据是以太阳历为根本。

简论阴阳的永恒性与常青性。从地球形成的第一年起，就有日影长短两极；日影长短两极的永恒性，可以证明阴阳的永恒性。

岁岁有日影长短两极，这里可以揭示阴阳的常青性。

寒暑可以论阴阳，昼夜同样可以论阴阳。岁岁有寒暑，天天有昼夜，这里可以揭示阴阳的常青性。

（2）一分为三的圆：前面已经谈过，太阳回归年一分为二，分出了一寒一暑；一寒一暑即一阴一阳；为表达寒暑两分，为表达阴阳两分，中华先贤创造出了阴阳两分的太极图。

中原华夏、彝族、水族、纳西族保留的太极图都是阴阳两分的太极图，各地地下文物上的太极图也都是阴阳两分的太极图，唯独湖北屈家岭出土了阴阳三分的太极图。为什么？

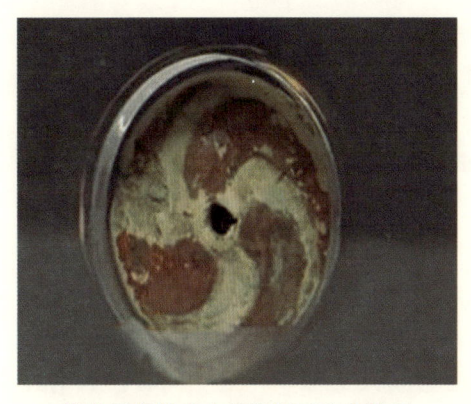
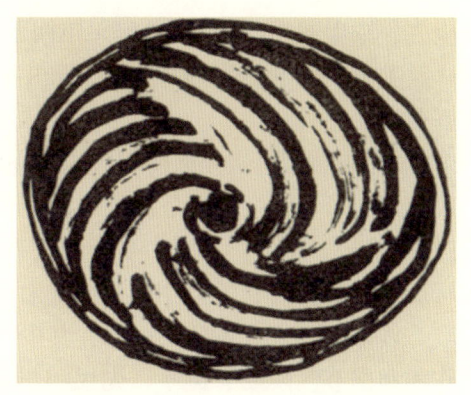

湖北屈家岭出土的阴阳三分太极图　　　　　　　湖北屈家岭出土的阴阳三分太极图

这与苗族文化有关！

苗族文化中的阴阳三分。苗族文化中除了一阴一阳，还有一个不阴不阳，亦称亦阴亦阳。中原华夏、彝族、水族有八卦，苗族有九卦，八卦的基本成分为一阴一阳，九卦的基本成分为一阴一阳加不阴不阳。八卦中的一阴一阳，是用阴阳两爻表达的——阳爻（一）阴爻（－－），而九卦中的一阴一阳加不阴不阳，是用三个圆表达的：一个空心圆〇，表达阳；一个实心圆●，表达阴；一个加点的空心圆⊙，表达不阴不阳。

苗族有自己的语言却没有自己的文字，文化传承靠的是口口相传，20世纪70年代，湖南花垣县一位龙姓老先生口授一篇文章，后经湘潭大学雷安平教授整理为《苗族生成哲学》，又称《三生哲学》。《三生哲学》指出，宇宙万物的形成，其基础是三种要素——质量、能量、结构。稍微有点物理学常识的都知道，现代物理学强调的是能量与质量两大要素，而苗族文化在质量与能量之外，还强调一个结构。

屈原在《天问》中有"阴阳三合，何本何化"之问，老子在《道德经》中有"三生万物"之论，吴心源等多位苗族学者认为，只有用一阴一阳加不阴不阳才能合理解释"阴阳三合"，只有用一阴一阳加不阴不阳才能合理解释"三生万物"。

这里要简要介绍一下老子。老子是楚国人，老子讨论宇宙发生论与《易经》是有区别的。

《易经·系辞上》以太极为起点、以二为基础，解释了宇宙发生："是故易有太极，是生两仪，两仪生四象，四象生八卦，八卦定吉凶，吉凶生大业。"

老子以道为起点、以一为基础，解释了宇宙发生："道生一，一生二，二

生三，三生万物。"（《道德经·第四十二章》）

关于不阴不阳的讨论，是想提出一个问题：要想真正弄懂中华文化，能离开苗族文化吗？

"昔者黄帝得蚩尤而明于天道。"这句话在《管子·五行》先后出现了两次，说明了什么：是不是说明研究天道，蚩尤高明于黄帝？！

《史记·历书》在黄帝名下记载了一个伟大的功绩，就是观天文制定了五行历。但是据《管子》中的五行太阳历，是蚩尤辅佐黄帝制定的。

钱穆先生著《黄帝》一书，其中高度评价蚩尤："黄帝开始学习农业，农作物和季节气候最有关系，先民很早就注意到天文知识。蚩尤们有较久的经验，黄帝用他们作'当时'，主天文，地位很重要。"

蚩尤，钱穆先生是以一个部落看待的，所以蚩尤之后多出了一个"们"字。在钱穆先生的研究中，蚩尤部落的天文历法早于黄帝部落，所以黄帝接受、借用、学习了蚩尤部落的天文历法。黄帝用蚩尤作"当时"之说，即主管天文历法。蚩尤们的"地位很重要"，是钱穆先生所做出的价值判断。

《管子·五行》中的黄帝名下，有六位贤者。六位贤者分管六项大事：天道、地理与空间东西南北四方。蚩尤主管的是天道，是"当时"。《管子·五行》将蚩尤名列当时六贤之首。蚩尤，是苗族先贤。不到湘西，不知道蚩尤的崇高地位，今天的苗族家家户户都敬蚩尤。

这里需要提出一个问题，即：研究源头的文化，能忘记与黄帝同时代的蚩尤吗？

不阴不阳的出处。不阴不阳的发源地在何处？

在春分秋分！

为什么用春分秋分解释不阴不阳？

因为苗族太阳历用冬至夏至解释了一阴一阳，《苗族古历》以冬至论阳旦，以夏至论阴旦；竿下日影界定出冬至夏至，实际上出于日影长短两极；竿下日影长短两极之间还有两个中间点，就是春分秋分。

日影最长点界定出的冬至为阴极，阴极生阳；日影最短点界定出的夏至为阳极，阳极生阴。阴极与阳极有一个十分明显、人人都会判断的标志，就是阴极冬至这一天的昼夜偏颇——白天最短，夜间最长，而阳极夏至这一天同样是昼夜偏颇，但白天最长，夜间最短。

日影长短两极一来一往有两个中间点，这两个中间点界定出的节令就是春分秋分。春分秋分，阴阳两分。阴阳两分，有一个十分明显、人人都会判断的标志，就是春分秋分这两天昼夜平均，即白天与夜间的时间长度相等。一个太阳回归年，只有春分秋分这两天的昼夜平均。昼为阳，夜为阴；昼夜平均，即阴阳平均。阴阳平均即不阴不阳，亦或亦阴亦阳。

阴阳三分论证的四大问题。

第一个问题："三三见九，九九八十一"乘法口诀的理论依据。

一阴一阳，一奇一偶，由此演化出了"一二得二，二二得四"的乘法口诀。一阴一阳加不阴不阳，由此演化出了"三三见九，九九八十一"的乘法口诀。

敬请记住，一阴一阳加不阴不阳这里是三进制。三进制为泱泱中华所独有。

第二个问题：粤语的九声六调的理论依据。普通话四声的理论基础在阴阳，四声之四是二的倍数，二的倍数无法解释粤语九声六调。为什么？九声六调中的九和六是三的倍数，九无法被二整除，所以用阴阳无法解释粤语的九声六调。一阴一阳加不阴不阳，可以合理解释粤语的九声六调，因为一阴一阳加不阴不阳的基数是三，二三得六，三三见九，九声六调可以在这里得到完美合理的解释。

第三个问题：《黄帝内经》中三分阴阳的理论依据。太阴、少阴之间出现了厥阴，太阳、少阳之间出现了阳明，是《素问·阴阳离合论》出现的"三阴三阳"。二三得六，六加六一十二，"三阴三阳"冠名十二经络，于是有了手三阴手三阳、足三阴足三阳十二经络。

"三阴三阳"还可以论太阳回归形成的六种气候——六气。六气问题，马上在下面详细讨论，此不赘述。

第四个问题：升降出入的四大精确点。一阴一阳加不阴不阳，涉及四大节令——冬至夏至，春分秋分。四大节令，决定着阴阳二气的四种循环变化：冬至阳气升，夏至阴气降；春分阳气露出地面，秋分阳气沉入地下。阴阳二气的四种循环变化，决定着万物生长收藏的四种循环变化。

冬至论阳旦，夏至论阴旦；春分秋分论不阴不阳，苗族文化以太阳回归的四个节令论出阴阳三分。阴阳三分，没有传入中原华夏。阴阳三分，被众多研究者忽略了！

阴阳三分永恒与稳定。前面已经谈到，阴阳的第一发源地在"两至"。"两至"区分于竿下日影的长短两极：日影最长点，冬至；日影最短点，夏至。只要天上的太阳还在，只要地球还在，日影的长短两极就会继续存在。体现的是阴阳两分的永恒与稳定。

阴阳两分的永恒与稳定，还体现在两条天文线上。两条天文线即南回归线与北回归线。"两至"的区分，与两条回归线相关。太阳直射于南回归线，冬至；太阳直射于北回归线，夏至。只要南北回归线没有消失，太阳与之对应的关系就会继续存在。体现的仍然是阴阳两分的永恒与稳定。

不阴不阳（亦阴亦阳）的唯一发源地在"两分"——春分与秋分。"两分"区分于竿下日影长短两极的中间点：上半年，竿下日影 0.755 丈，春分；下半年，竿下日影 0.755 丈，秋分。为什么两个节令，同一个日影长度？答案：太阳回归的一来一往，日影长短两极的一盈一缩。只要天上的太阳还在，只要地球还在，日影长短两极的中间点就会继续存在。体现的是不阴不阳（亦阴亦阳）的永恒与稳定。

阴阳三分的永恒与稳定，还体现在另一条天文线上。这条天文线即赤道线。用今天的眼光来看，"两分"的区分，与赤道相关。上半年，太阳直射于赤道线，春分；下半年，太阳直射于赤道线，秋分。只要赤道线没有消失，太阳与之对应的关系就会继续存在。体现的仍然是阴阳三分的永恒与稳定。

（3）一分为四的卐字符：太阳回归年一分为四，分为春夏秋冬四时。四时之四，是太阳回归年的四个时间段。

四个时间段，决定着万物生长收藏的四种状态。

四个时间段，决定着气候风雨霜雪的四种气候。

1）四时的确定：四时确定在三种天文之中，一是太阳回归，二是斗柄循环，三是二十八星宿的标志星。

竿下日影论四时。《周髀算经·天体测量》以竿下日影的长度分辨出了春夏秋冬四时：

立春，日影丈五寸二分，小分三（1.0523 丈）。

立冬，日影丈五寸二分，小分三（1.0523 丈）。

立夏，日影四尺五寸七分，小分三（0.4573 丈）。

立秋，日影四尺五寸七分，小分三（0.4573 丈）。

竿下日影是一条直线！这条直线，直角三角形底边也。立竿测影之竿，直角三角形 a 边也。竿下日影直角三角形 b 边也。

稍微留心一下就会看出，立春立夏立秋立冬四个节令，是由两个相同的日影长度决定的。

立春与立冬，是由同一日影长度决定的！

立夏与立秋，是由同一日影长度决定的！

两个日影长度，为什么会区分出四个节令？

奥秘在日影的盈缩！

竿下日影由长变短有立春立夏，竿下日影由短变长，有立秋立冬。竿下日影的盈缩，现象上是太阳回归，实质上是地球公转。日影盈缩，盈缩在一条直线上。所以有数据的两两重合。明白了这一点，才能真正认识为什么一个数据会区分出两个节令，两个数据会区分出4个节令。

北斗星斗柄指向论四时。北斗星斗柄一直在做圆周循环运动。斗柄圆周循环中会有一个指向问题，即"指向何方"。《鹖冠子·环流》："斗柄东指，天下皆春；斗柄南指，天下皆夏；斗柄西指，天下皆秋；斗柄北指，天下皆冬。"

《鹖冠子》告诉后人，北斗星斗柄指向东方，有四时之春；北斗星斗柄指向南方，有四时之夏；北斗星斗柄指向西方，有四时之秋；北斗星斗柄指向北方，有四时之冬；春夏秋冬四时确定于斗柄的四个指向之中。

二十八星宿的标志星论四时。

《礼记·月令》出现了以二十八星宿为依据确定四时的方法。请看原文与译文：

孟春之月，日在营室，昏参中，旦尾中。

译文：孟春正月，太阳对应于营室；黄昏时，参星出现在南中天（正南方）；拂晓时，尾星出现在南中天。

何谓孟春？《逸周书·周月解》："凡四时成岁，有春夏秋冬，各有孟仲季以名，十有二月。"

孟春，三春第一春也，春季第一月也。
仲春，三春第二春也，春季第二月也。
季春，三春第三春也，春季第三月也。
孟夏、孟秋、孟冬，以此类推。

孟夏之月，日在毕，昏翼中，旦婺女中。

译文：孟夏四月，太阳对应毕宿；黄昏时，翼宿出现在南中天；拂晓时，婺女星出现在南中天。

孟秋之月，日在翼，昏建星中，旦毕中。

译文：孟秋七月，太阳对应翼星；黄昏时，建星出现在南中天；拂晓时，毕星出现在南中天。

孟冬之月，日在尾，昏危中，旦七星中。

译文：孟冬十月，太阳对应尾宿；黄昏时，危星出现在南中天；拂晓时，七星出现在南中天。

《吕氏春秋·十二纪》同样出现了以二十八星宿论春夏秋冬四时的论断，其文字内容与《礼记·月令》几乎完全相同。

四仲星定四仲。这一方法是在《尚书·尧典》中出现的。《尚书·尧典》："星鸟，以殷仲春。星火，以正仲夏。星虚，以殷仲秋。星昴，以正仲冬。"仲春，春分也；仲夏，夏至也；仲秋，秋分也；仲冬，冬至也。《尧典》中的春夏秋冬，不是立春立夏立秋立冬，而是"两分两至"。

确定仲春的鸟星，是南方朱雀七宿的简称。

确定仲夏的火星，是东方苍龙七宿之一。

确定仲秋的虚星，是北方玄武七宿之一。

确定仲冬的昴星，是西方白虎七宿之一。

二十八星宿中的四仲星，可以确定"两分两至"。

有四时，文字才能记载四时；有"分至"，文字才能记载"分至"；实际上，四时的认识与确定，"分至"的认识与确定，应该在文字之前。

2）乐字符的创造：文字之前的春夏秋冬四时，是用符号表达的；这个符号就是乐字符。

相当多的研究者认为，乐字符的形成与斗柄循环有关。笔者也认同这种观点。

斗柄循环与乐字符的形成有什么关系？有研究者画出了斗柄循环与乐字符形成的示意图。示意图如下：

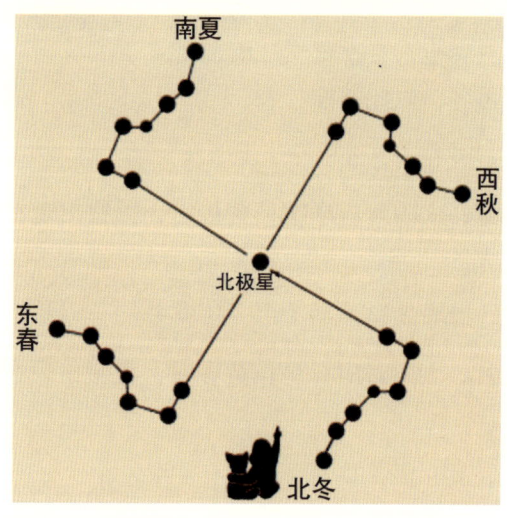

斗柄循环与乐字符形成的示意图

解释斗柄循环的重要性，《史记·历书》有一个论断："斗为帝车，运于中央，临制四乡。分阴阳，建四时，均五行，移节度，定诸纪，皆系于斗。"

这个论断绝对化了！

因为太阳历同样可以"建四时，均五行，移节度，定诸纪"。

一个符号，两种形式：一种顺时针式——卐，一种逆时针式——卍。

为什么一个符号有两种形式，《淮南子》有一个解释可以参考。《淮南子·天文训》："北斗之神有雌雄，雄左行，雌右行。"同一个"北斗之神"，为什么有雌雄之分，根本区别在旋转风向的不同：雄斗顺时针左行，雌斗逆时针右行，不同旋转方向，形成了一个符号的两种形式：卍、卐。

3）卐字符的分布：在中华大地上，卐字符的分布极为广泛，东西南北四方都有：西藏、内蒙古岩画上有，浙江河姆渡陶器上有，四川三星堆玉器、金器上有，湖北屈家岭陶器上有，山东大汶口陶器上有，安徽凌家滩玉器上有，最多集中在甘肃马家窑的陶罐上。

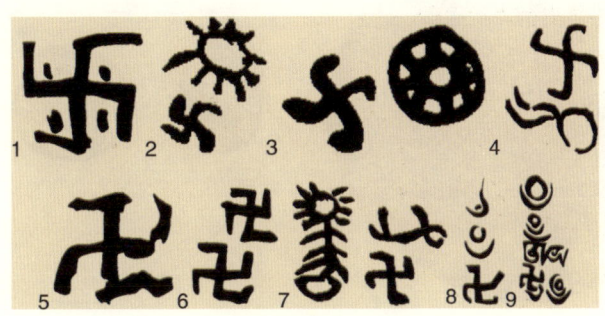

西藏岩画上的卐字符

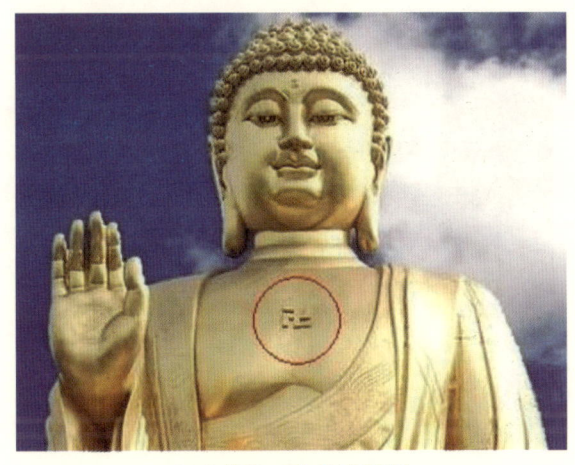

如来佛胸口上的卐字符

在全球范围内，亚洲有，欧洲有，美洲有，印度《五十奥义书》中有。《五十奥义书·商枳略奥义书》出现了三个逆时针旋转的卐字符号。

卐字符，藏语称作"雍仲"。雍仲，为太阳及永恒的太阳之意。在西藏岩画中，雍仲画表示的是太阳及其光芒。最初画一个圆圈，边上画几道光。以后逐步简化，便演化为与"万字符"一样的符号，其含义也逐渐演变引伸为坚固、永恒不变、避邪以及吉祥如意的象征。是吉祥的标志。中国唐代武则天定音为"万"。义为"吉祥万德之所集"。佛经中也有逆时针旋转的卍字符。

4）以四时论之的论证方式：春夏秋冬四时，在中华文化、中医文化中地位如何？回答是：春夏秋冬四时，奠定了中华文化、中医文化的基础。春夏秋冬四时，是《易经》《黄帝内经》论证一切问题的依据。

以四时之序论万物之序。《逸周书·周月解》"万物春生夏长，秋收冬藏。天地之正，四时之极，不易之道。"

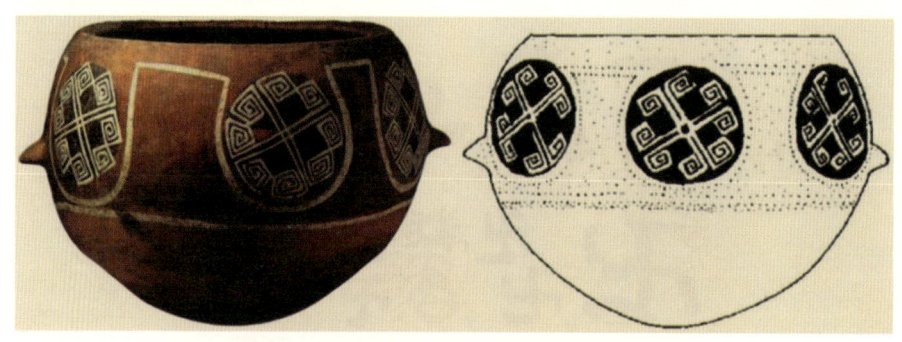

山东大汶口卐字符组合

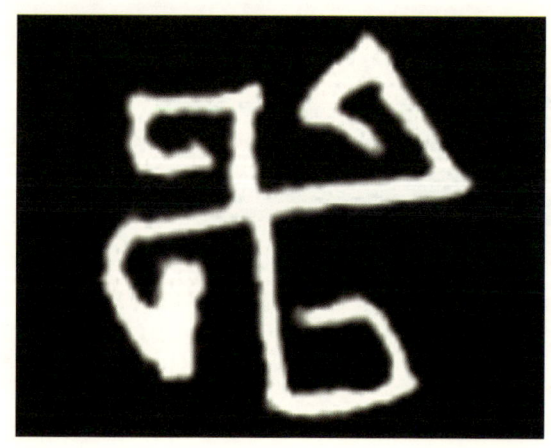

甲骨文中的卐字符

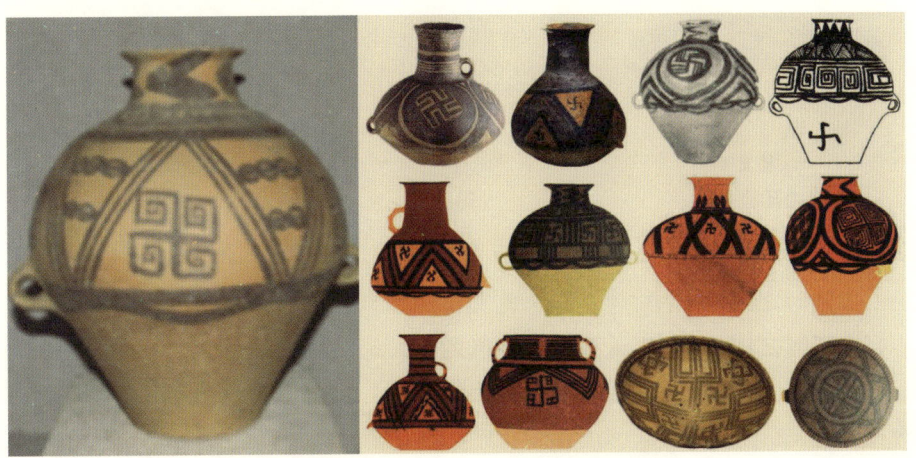

甘肃马家窑文化集卐字符之大成

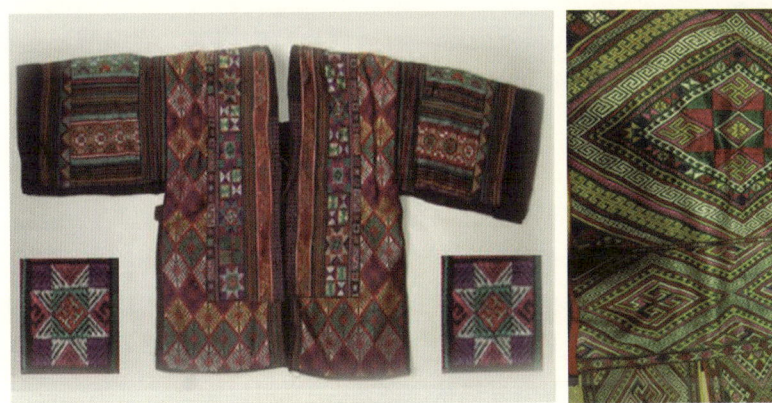

苗族女同胞服饰中的八角形与卐字符

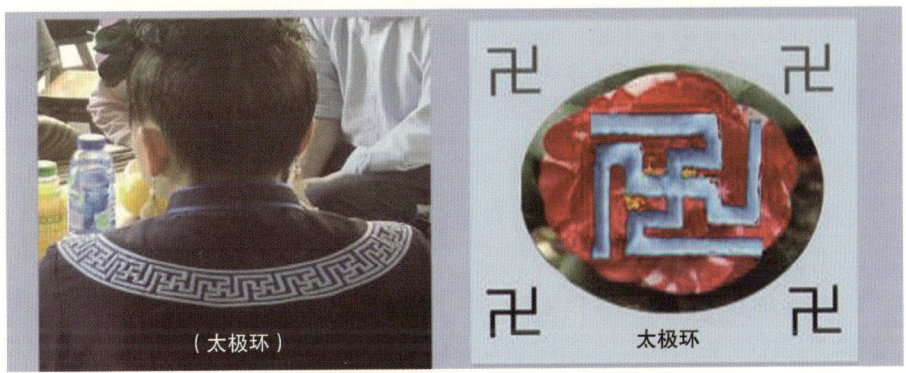

苗族女同胞服饰中的由卐组成的太极环

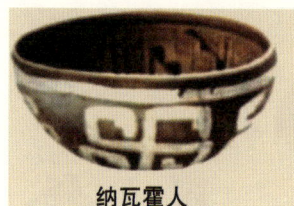
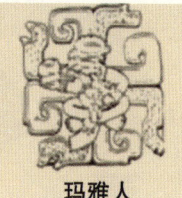
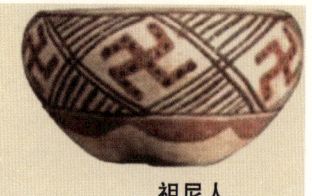

纳瓦霍人　　　　　　　玛雅人　　　　　　　祖尼人

美洲卐字符

以四时之序论人序。《易经·乾文言》："与四时合其序。"

以四时之序论养生。《素问·四气调神大论》："春夏养阳，秋冬养阴。"

以四时之序论针刺。《素问·诊要经终论》："春夏秋冬，各有所刺，法其所在。"

以四时之序论脉象。《素问·阴阳别论》："春脉弦，夏脉洪，秋脉浮，冬脉沉。"

以四时之序论饮食调味。《黄帝内经》与《周礼》中均有"春多酸，夏多苦，秋多辛，冬多咸，调以滑甘"之论。

以四时之序论时间病。《周礼·天官》："四时皆有疠疾：春时有痟首疾，夏时有痒疥疾，秋时有疟寒疾，冬时有嗽上气疾。"

以四时之序设置官员。《周礼》有六种官员，天官、地官、春官、夏官、秋官、冬官。

以四时之序论四种气候，春风夏雨秋霜冬雪。《礼记·孔子闲居》："天有四时，春秋冬夏，风雨霜露，无非教也。"

以四时之序论四种温度，春温夏热秋凉冬寒。"春温以生之，夏热以长之，秋凉以收之，冬寒以藏之。若气反于时，则为疾病，此天之常道也。"按四时之序养生，宋朝《养老奉亲书》中出现了如此至理名言。

以四时之序论圣人作则。《礼记·礼运》："故圣人作则，必以为本，以阴阳为端，以四时为柄，以日星为纪，月以为量。"

以四时之序论国之基础。《管子·四时》："唯圣人知四时。不知四时，乃失国之基。"

以四时之公论人之无私。《吕氏春秋·去私》："天无私覆也，地无私载也，日月无私照也，四时无私行也。"

热爱中华文化的朋友，稍微留心一下，就会发现部部经典论四时。

热爱中医文化的朋友，稍微留心一下，就会发现四时在《黄帝内经》中的基础性地位。

5）简论四时的永恒性与常青性：春夏秋冬，一有"两至两分"——冬至夏至，春分秋分；二有"四立"——立春立夏立秋立冬。

"两至两分"，界定于四个地方：一界定于竿下日影，二界定于日出方位，三界定于斗柄指向；四界定于二十八星宿的标志星。所有这些前面已有讨论，此处不赘述。

此处仅重温竿下日影与"两分两至"的关系，希望热爱中医文化的读者，一定要记住这里就是《黄帝内经》强调的"天地之正纪"。

中午的竿下日影，变化在长短两极。日影长极，冬至；日影短极，夏至。日影长短两极的中间点，春分秋分。一个太阳回归年，毫无疑问，肯定会有一个日影最长点，肯定会有一个日影最短点，肯定会有两个日影盈缩的中间点。从地球形成的第一年起，就有这四个点，发现有之，未发现亦有之。地球约46亿年的年龄，揭示的是"两至两分"的永恒性。年年有冬至夏至，年年有春分秋分，揭示的是"两至两分"的常青性。

《鹖冠子·王斧》："日诚出诚入，南北有极。"日出东方，是习惯上的说法。实际上，一个太阳回归年，只有春分秋分这两天是日出东方。日出东南方，是一个极限；日出东北方，这又是一个极限；日出东南方，冬至；日出东北方，夏至；一个太阳回归年，日出方位就变化在这两个极限之中。日出方位，就变化在如此南北两极之间。"日诚出诚入"之中的两个"诚"，揭示的是"本来如此，从来如此，永远如此"的永恒性。

汉代扬雄《太玄·玄图》："日一南而万物死，日一北而万物生。"日出方位由北而南，即从夏至到冬至；从夏至到冬至，决定着万物枯荣之枯；日出方位由南而北，即从冬至到夏至；从冬至到夏至，决定着万物枯荣之荣。枯荣即生死。日出方位的南北两极之变，即太阳回归。太阳回归决定着万物的生死。小花小草的"一岁一枯荣"，既能揭示"两分两至"的永恒性，又能揭示"两分两至"的常青性。

"四立"——立春立夏立秋立冬，界定于立竿测影。前面已经谈过，四个节令，界定于两个日影长度。两个日影长度为什么会界定出四个节令？奥秘在于日影的盈缩。日影盈缩，既能揭示"四立"的永恒性，又能揭示"四立"的常青性。

太阳回归年一分为四，可以界定出春夏秋冬。界定出春夏秋冬四时，是源头中华先贤的一项伟大贡献。

（4）一分为五的圆：太阳回归年去尾数一分为五，分为木火土金水五行。为表达无限循环的五行，中华先贤创造出了过目不忘的五环轮。五行的详细讨论，会在"十月太阳历与五行"一节讨论，此处只展示表达五行的五环轮。

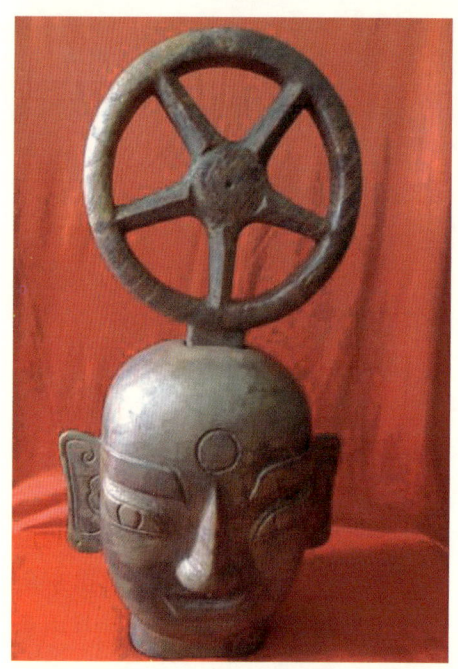

三星堆遗址中金属人头顶上的五环轮
（贾银忠教授供稿）

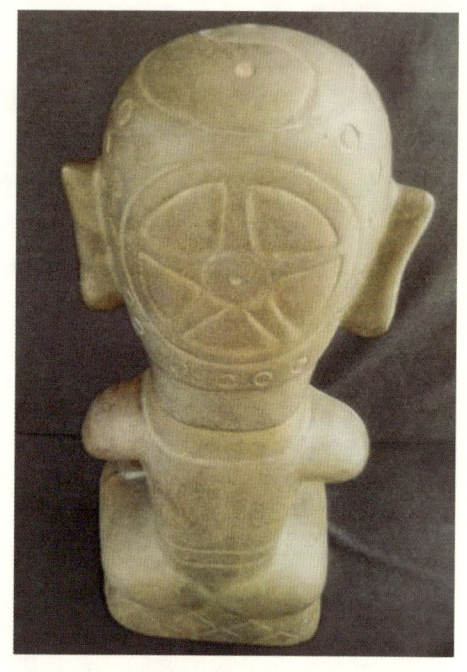

古蜀国玉人头上的太极图与五环轮
（贾银忠教授供稿）

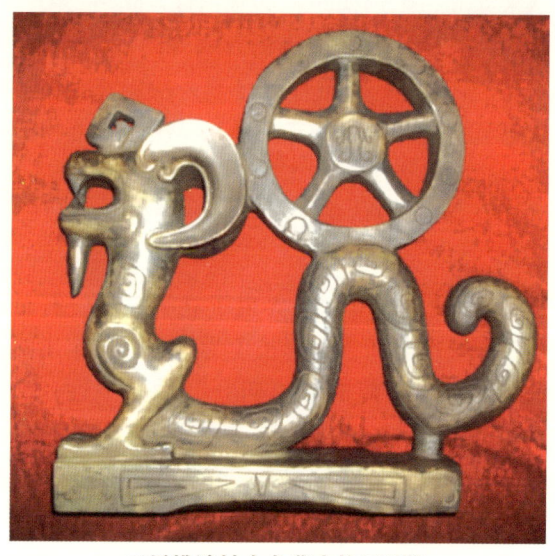

三星堆遗址中龙背上的五环轮
（贾银忠教授供稿）

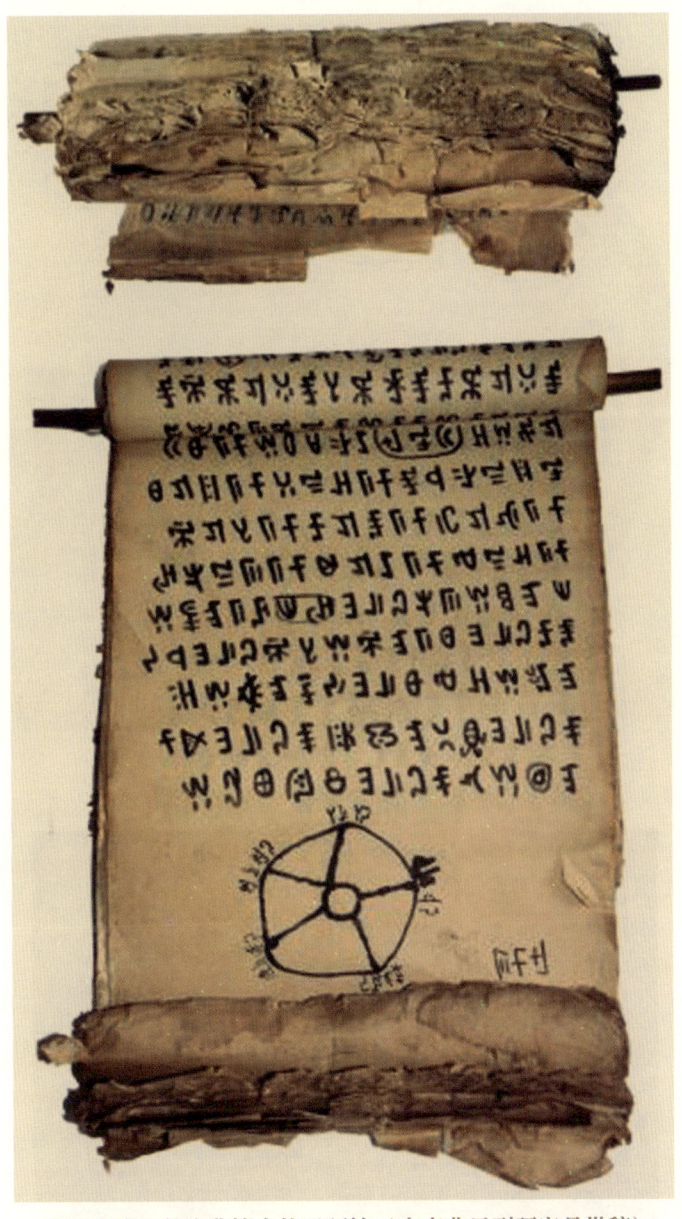

四川大凉山彝族典籍中的五环轮（吉克曲日副研究员供稿）

（5）一分为六的六角形与一分为六的圆：太阳回归年一分为六，分为六气。为表达无限循环的六气，中华先贤创造出了过目不忘的六角形与一分为六的圆。六气的详细讨论，会在"十二月太阳历与六气"一节讨论，此处只展示表达六气的六角形与一分为六的圆。

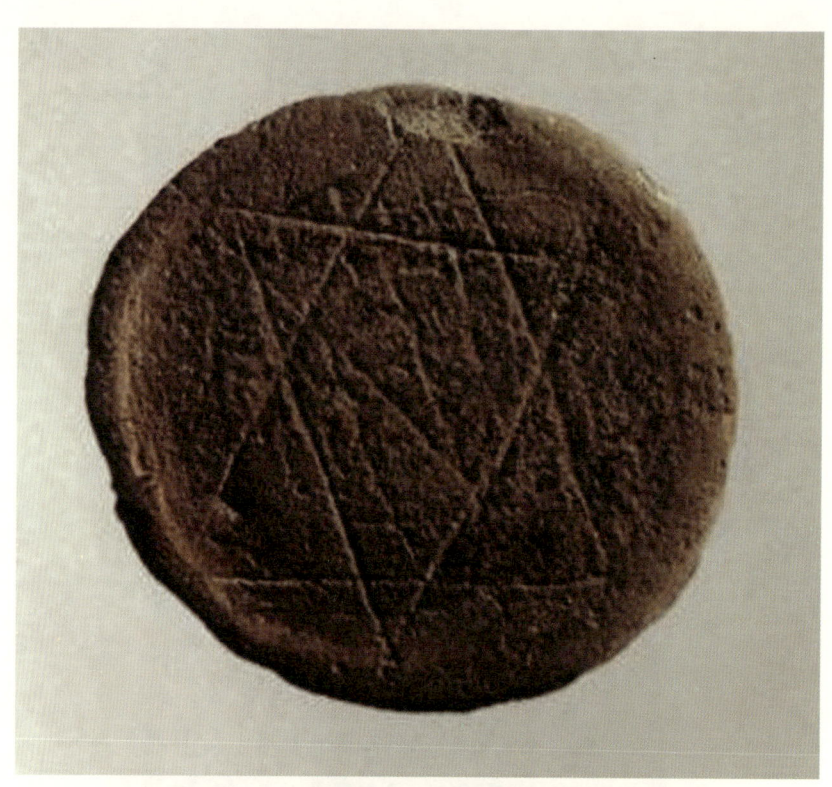

安徽双墩出土的六角形

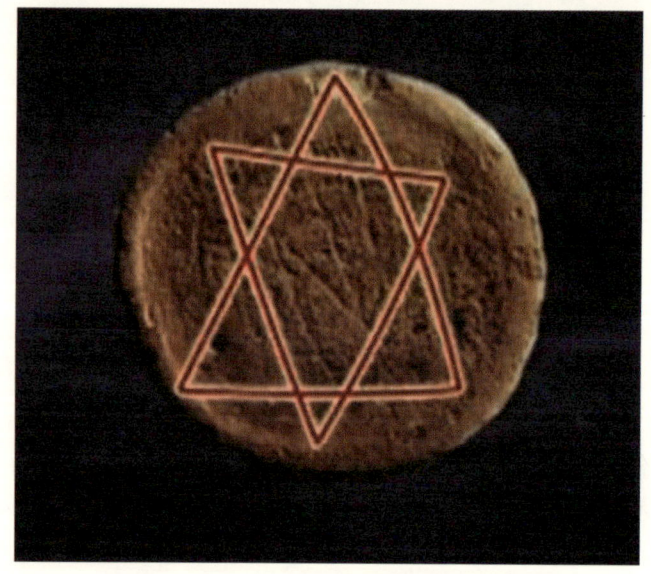

中央电视台公布的安徽双墩出土的六角形

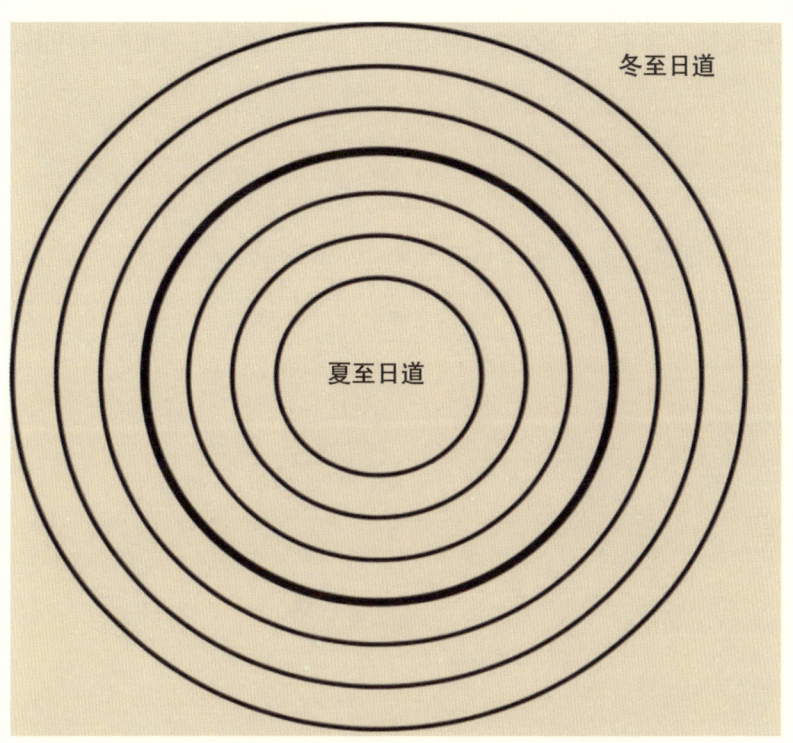

《周髀算经·七衡六间》的七衡六间图

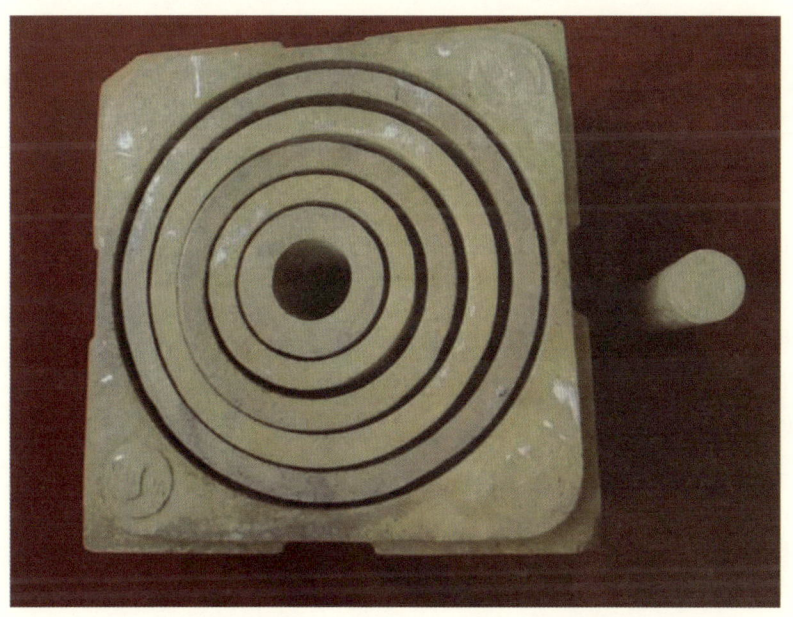

古蜀国玉器中的七衡六间图（贾银忠教授供稿）

彝族典籍《宇宙人文论》，其中出现了如下一幅六气的无限循环图：

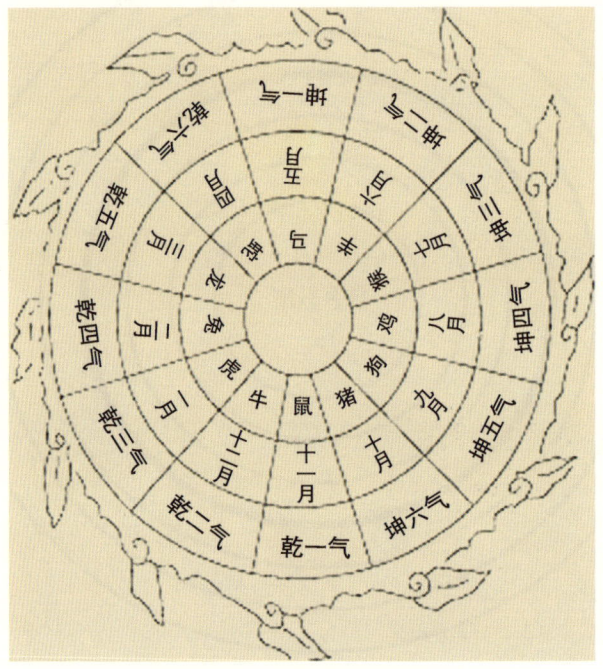

彝族文化中的六气循环图

太阳回归分出十二个月，十二个月分前后两截，前一截六个月，后一截六个月；前一截的六个月为天六气，又称阳六气，后一截六个月为地六气，又称阴六气。冬至，为天一气的起点；夏至，为地一气的起点；冬至在太阳历的十一月，夏至在太阳历的五月；具体以十一月、五月为两大标志分出了天六气地六气；十一月统帅着天六气，五月统帅着地六气。详细介绍如下：

子　十一月为天一气，

丑　十二月为天二气，

寅　正月为天三气，

卯　二月为天四气，

辰　三月为天五气，

巳　四月为天六气，

午　五月为地一气，

未　六月为地二气，

申　七月为地三气，

酉　八月为地四气，

戌　九月为地五气，

亥　十月为地六气。

（6）一分为八的方圆图：太阳回归年一分为八，分为太阳历八节。

八卦，就是表达太阳历八节的。《尸子》告诉后人，化天下的人文就是伏羲氏画出的八卦。

"八卦"，最早是在《易经·系辞上》出现的："是故刚柔相摩，八卦相荡，鼓之以雷霆，润之以风雨，日月运行，一寒一暑。"

这一论断中，首先出现的是"刚柔"，紧接着出现的是"八卦"，然后依次出现的是"雷霆""风雨""日月""寒暑"。"刚柔"为何？昼夜！《易经·系辞上》："刚柔者，昼夜之象也。"昼夜可以论阴阳。《周髀算经·日月历法》："阴阳之修，昼夜之象。昼者阳，夜者阴。"阴阳之后是八卦，八卦之后是"雷霆""风雨""日月""寒暑"；这里出现的全部是自然现象。

是谁作的八卦？《易经·系辞下》："古者包羲氏之王天下也，仰则观象于天，俯则观法于地，观鸟兽之文与地之宜，近取诸身，远取诸物，于是始作八卦，以通神明之德，以类万物之情。"

第一是观天文，第二是观地理，第三是观鸟兽之文，如此"三观"是创作八卦的第一步。"近取诸身，远取诸物"，如此"两取"是创作八卦的第二步。"三观两取"的全部活动，都是人的活动。包牺氏所观察到的全部是自然现象，伏羲氏眼里没有出现神秘——万能之神，没有出现玄虚——鬼鬼怪怪。

创作八卦的目的有二：一是"以通神明之德"，二是"以类万物之情"。

何谓神明？弄懂了"神明"一词，就明白了伏羲氏作八卦的目的。

《黄帝四经·经法·名理》："道者，神明之原也。"《黄帝四经》在道与神明之间给出了一个等量代换的解释。

《素问·八正神明论》："凡刺之法，必候日月星辰，四时八正之气，气定乃刺之。"题目是"八正神明论"，具体落脚于"四时八正之气"。"四时八正"者，四时八节也。"八正神明论"，论的就是四时八节。针刺之法，原则上法天则地，具体上以四时八节为依据。神明，就是太阳历的四时八节。太阳历的四时八节，就可以代表天地之道，就可以代表神明。

知道了这些，是不是就知道了作八卦的目的?!《尸子》对八卦的评论没有错，八卦就是表达四时八节的。

八卦为什么可以"以类万物之情"？因为四时决定着万物的生长收藏，所以八卦完全可以比类万物。

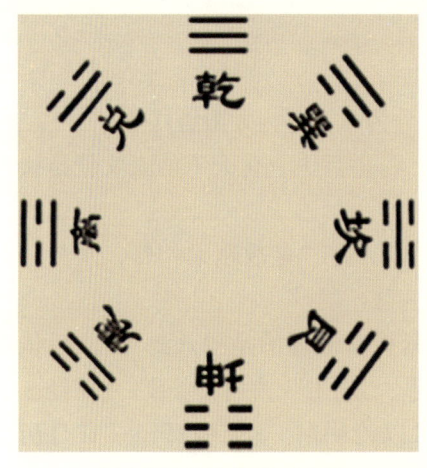

中原华夏流传的先天八卦

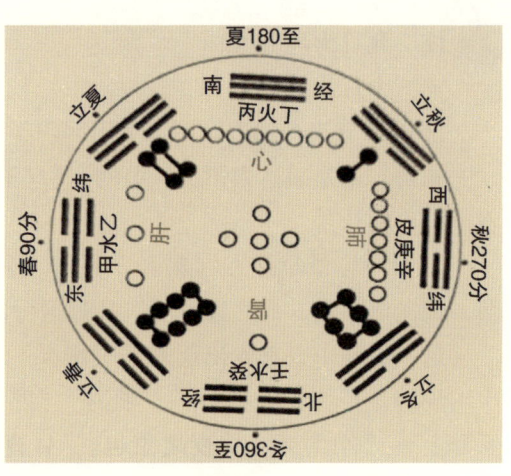

《彝族通史》中的八卦

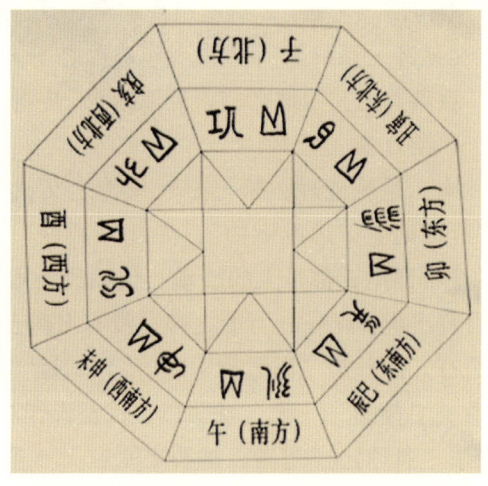

水族连山易八卦图

《易经·贲·彖传》："观乎天文，以察时变；观乎人文，以化成天下。"观测天文的落脚点落在哪里？这一论断告诉后人，观测天文的落脚点落在"以察时变"四个字上。"以察时变"有何重大意义？重大意义在于，化天下的人文是从"以察时变"开始的。《尸子》告诉后人，化天下的人文是从八卦开始的。察，明察秋毫之察，分辨分别之察。"时变"者，时间的变化，变化的时间。中华大地上的人文是从精确的时间开始的。

1）八节八方图的创造：太阳历八节在中华大地上的出现，是一件特别重大的大事。为表达完整的太阳历八节，八卦之外，中华先贤还创造出了各式各样的八分方圆图。

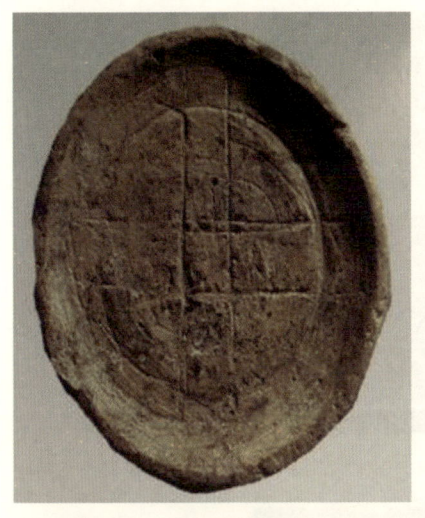

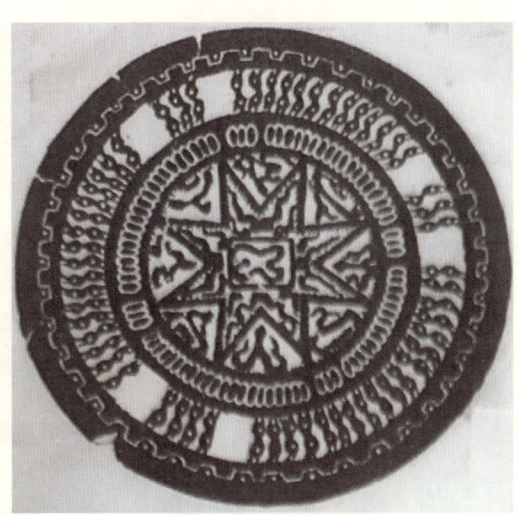

安徽双墩陶片上两组平行线界定出的八方图　　　　湖南汤家岗八分方圆图

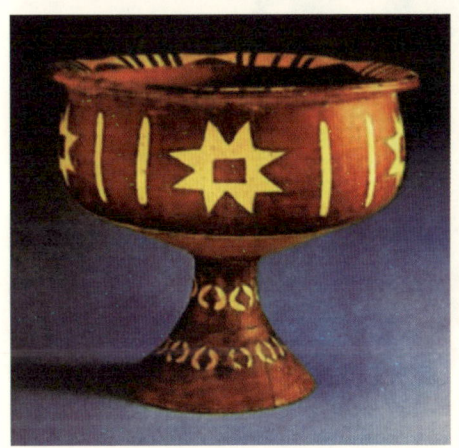

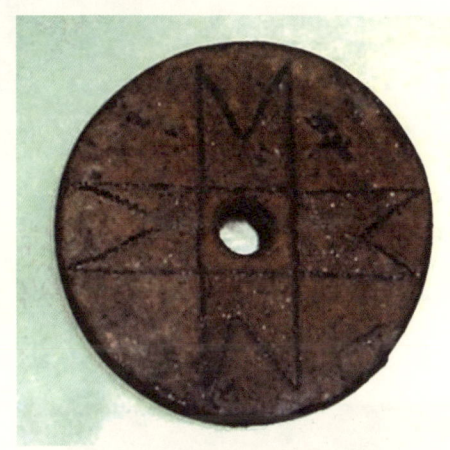

山东泰安大汶口陶器上的八角形　　　　江苏小徐庄新石器时代八分方圆图

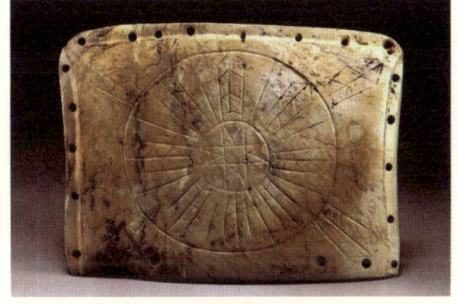

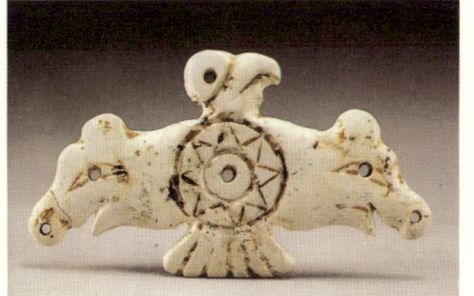

安徽凌家滩双重圆中的八分方圆图　　　　安徽凌家滩玉鹰胸部的八分方圆图

第三章
太阳历的演化与分步表达

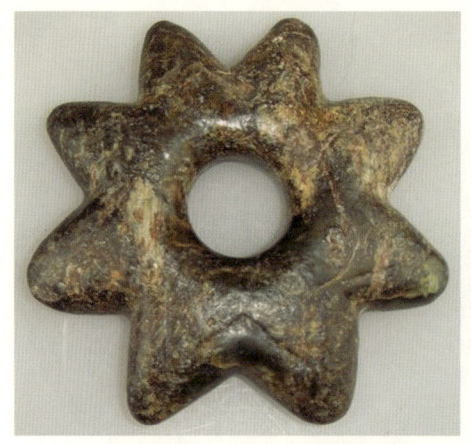

内蒙古红山文化遗址中的八角星

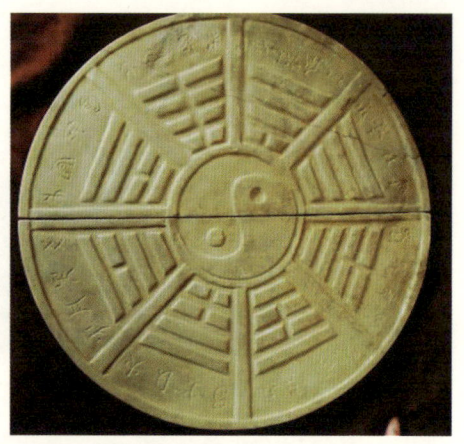

古蜀国玉器上的太极八卦图贾银忠教授供稿

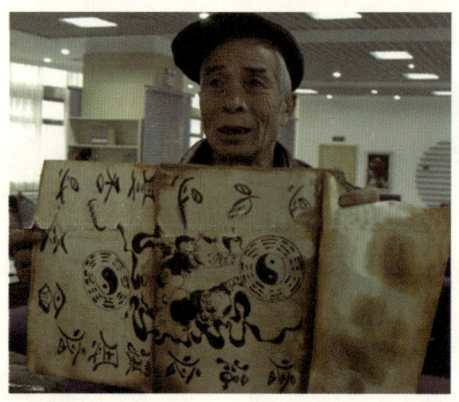

水族文化中的表达寒暑八节的太极八卦图

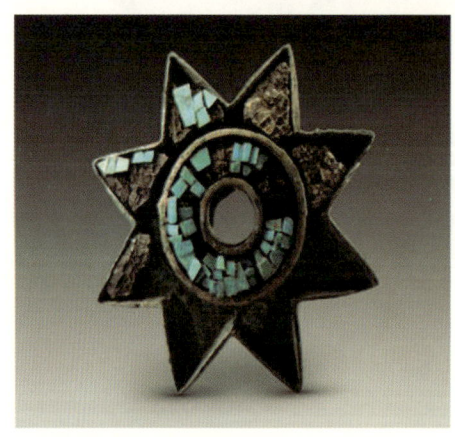

陕西清涧寨沟遗址出土的铜质八角星

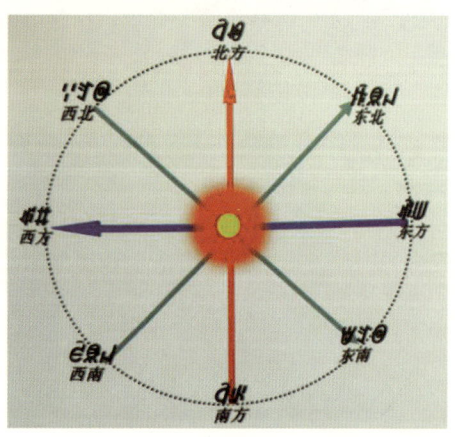

彝族文化中的宇宙八角图

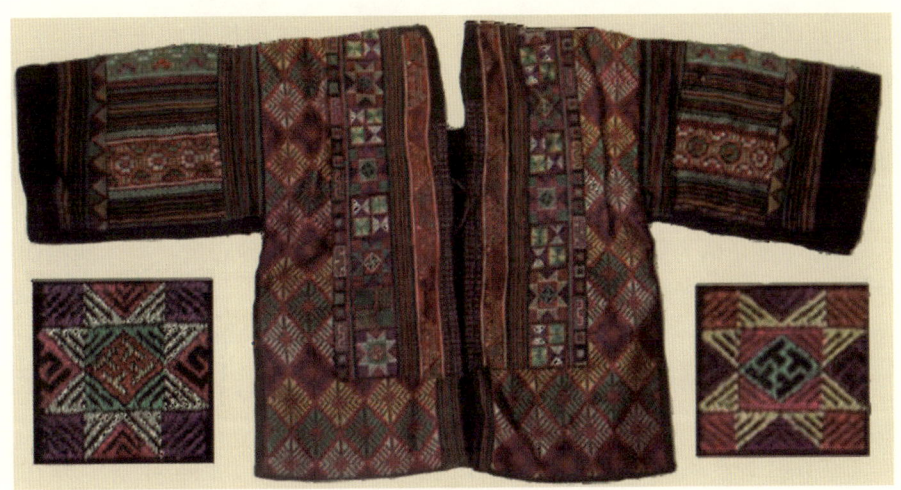

苗族女同胞服饰中的八角形

2）八分方圆图的分布：在中华大地上，八分方圆图分布极为广泛，黄河流域有，长江流域有，洞庭湖流域有……

从材质上看，陶器上有，玉器上有，铜器上有……

从空间族群上看，彝族服饰中有，苗族服饰中有，彝族、水族书中同样有。

试想一下，如果没有普遍意义，八分方圆图会有如此广泛的分布吗？

一定要牢记的是，为表达太阳历八节，中华先贤创造出了具有普遍意义的八角形。

3）"以八论之"的论证方式：以八分方圆图，开创了一种论证问题的方式，这种方式就是"以八论之"。请看以下实例：

"以八论之"，首先论的是时间。八卦论太阳历八节。八节者，冬至夏至，春分秋分，立春立夏立秋立冬是也。

"以八论之"，紧接着论的是空间。彝族八卦的别名为"宇宙八角"。八角者，空间八方也，东西南北、东北东南西南西北也。

"以八论之"，再次论的是八风。以空间八方论八风，《吕氏春秋·有始览·有始》有如是之论："何谓八风？东北曰炎风，东方曰滔风，东南曰熏风，南方曰巨风，西南曰凄风，西方曰飂风，西北曰厉风，北方曰寒风。"

以时令八节论八风，《淮南子·天文训》有如是之论："何谓八风？距日冬至四十五日，条风至；条风至四十五日，明庶风至；明庶风至四十五日，清明风至；清明风至四十五日，景风至；景风至四十五日，凉风至；凉风至四十五日，阊阖风至；阊阖风至四十五日，不周风至；不周风至四十五日，广莫风至。"

东汉许慎《说文解字》释"风"："风，八风也。东方曰明庶风，东南曰清明风，南方曰景风，西南曰凉风，西方曰阊阖风，西北曰不周风，北方曰广莫风，东北曰融风。"

以北斗星斗柄为依据，中华先贤分出八种正风，八种邪风：逆斗柄指向而来的风为正风，顺斗柄指向而来的风为邪风。八种邪风，《灵枢·九宫八风》有如是之论：

（冬至时节）风从南方来，名曰大弱风。其伤人也，内舍于心，外在于脉，其气主热。

（立春时节）风从西南方来，名曰谋风。其伤人也，内舍于脾，外在于肌，其气主为弱。

（春分时节）风从西方来，名曰刚风。其伤人也，内舍于肺。外在于皮肤，其气主为燥。

（立夏时节）风从西北方来，名曰折风。其伤人也，内舍于小肠，外在于手太阳脉，脉绝则溢，脉闭则结不通，善暴死。

（夏至时节）风从北方来，名曰大刚风。其伤人也，内舍于肾，外在于骨与肩背之膂筋，其气主为寒也。

（立秋时节）风从东北方来，名曰凶风。其伤人也，内舍于大肠，外在于两胁腋骨下及肢节。

（秋分时节）风从东方来，名曰婴儿风。其伤人也，内舍于肝，外在于筋纽，其气主为身湿。

（立冬时节）风从东南方来，名曰弱风。其伤人也，内舍于胃，外在于肌肉，其气主体重。

"以八论之"，再次论的是八音。《吕氏春秋·仲夏季·古乐》："帝颛顼好其音，乃令飞龙作，效八风之音，命之曰承云，以祭上帝。"《淮南子·原道训》："师旷之聪，合八风之调……"

4）简论八节的永恒性与常青性：通过三个地方可以解释八节的永恒性与常青性。

其一，竿下日影。《周髀算经·天体测量》告诉后人，太阳历八节界定于立竿测影。前面已经谈过，立竿测影测的是中午的日影。中午的日影，其基本规律是：长极而短，短极而长。日影长短两极的两个极点就是太阳历八节中的冬至夏至。竿下日影长短两极的盈缩，一来一往有两个中间点，两个日影盈缩的中间点就是太阳历八节中的春分秋分。竿下日影的永恒性与常青性可以解释八节的永恒性与常青性。

冬至与春分之间的节令是立春，春分与夏至之间的节令是立夏，夏至与秋分之间的节令是立秋，秋分与冬至之间的节令是立冬。竿下日影的永恒性与常青性可以解释"四立"的永恒性与常青性。

其二，日出方位。日出东南方，冬至；日出东北方，夏至。这两个日出方位的转换，千古不易，万古不易。

日出方位由南而北，有一天日出正东方；这一天是春分。日出方位由北而南，有一天日出正东方；这一天是秋分。日出方位由南而北，即冬至与春分之间的日出方位是立春；春分与夏至之间的日出方位是立夏；日出方位由北而南，即夏至与秋分之间的日出方位是立秋；秋分与冬至之间的日出方位是立冬。

日出方位的永恒性与常青性可以解释八节的永恒性与常青性。

其三，太阳与三条线的对应关系。太阳在天上，三条线南北回归线与赤道线在地上，太阳与三条线的对应，形成了太阳历八节。太阳直射于南回归线，冬至；太阳直射于北回归线，夏至；太阳两次直射于赤道，春分秋分。立春立夏立秋立冬，就在这"两分两至"之间。太阳与南北回归线、赤道线对应关系的永恒性与常青性，可以解释八节的永恒性与常青性。

5）简论规矩与方圆："规之内曰圆，矩之内曰方"是《黄帝四经·经法·四度》的一个论断。《黄帝四经》出土于长沙马王堆。《黄帝四经》中的这一论断证明，中华先贤已经认识到方圆与规矩之间的母源关系。

《周礼·冬官考工记》："圆者中规，方者中矩。"

《吕氏春秋·自知》："欲知方圆，则必规矩。"

《吕氏春秋·分职》："为圆必以规，为方必以矩。"

规，圆规也。矩，角尺也，三角尺也。

圆规画出的是几何学中的圆，角尺画出的是几何学的方。画方，无论是正方形还是长方形，首先要画出两组平行线。

中华大地上各式各样的八分方圆图告诉后人，此时此地的中华先贤已经掌握了规和矩，而且已经能够灵活地使用规和矩。

中华大地上各式各样的八分方圆图告诉后人，此时此地的中华先贤实际上已经开创了几何学。

中华大地上的规矩究竟形成于何时？汉代学者将规与矩的出现归功在伏羲女娲名下。汉墓中出土的伏羲女娲一人拿规，一人拿矩。

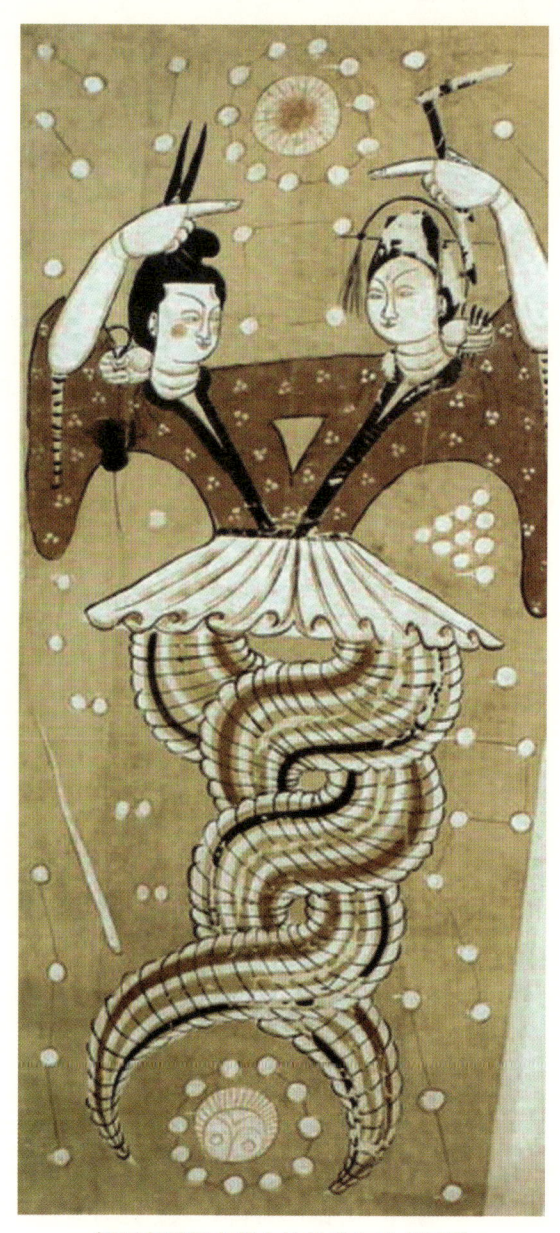

新疆高昌国古墓中的伏羲女娲交尾图

伏羲女娲两人一人拿规一人拿矩

　　在笔者看来，规与矩的形成，应该归功于立竿测影的天文观测者。

　　立竿测影，竿下日影与测影之竿之间形成的直角是矩（角尺），竿上日影与测影之竿之间形成的锐角是规。

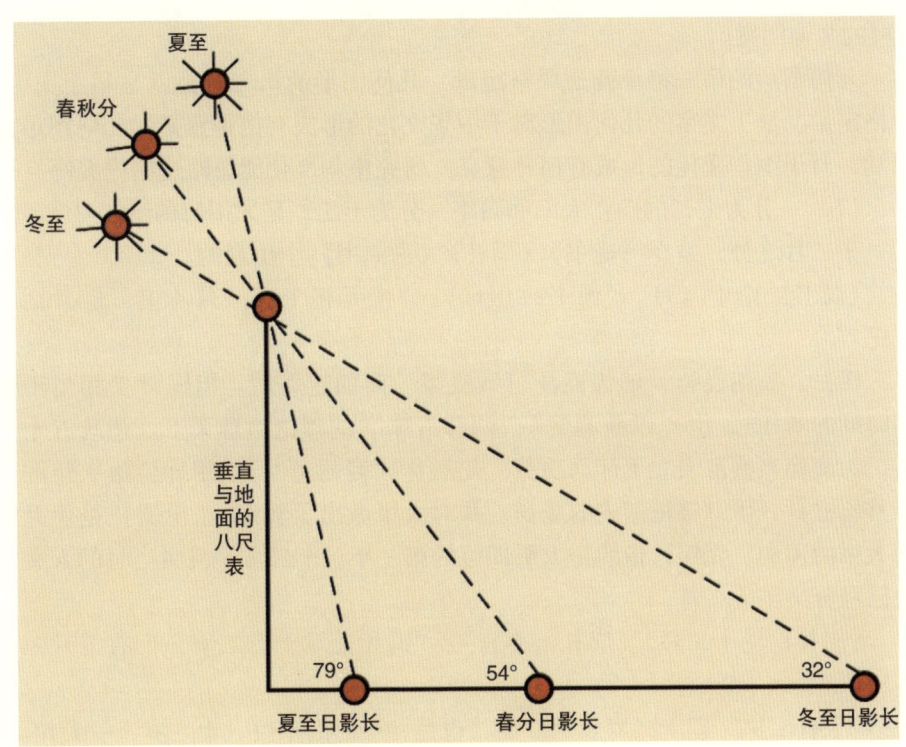

立竿测影形成的直角三角形

直角三角形中有 90 度的直角，有小于 90 度的锐角，90 度的直角是矩，小于 90 度的锐角是规。

太极图形成之时，此时此地的中华先贤已经掌握了规。此说的依据何在？依据是太极图本身就是几何学中的圆。太极图的圆内还有一分为二或一分为三的 S 形曲线，如此优美的曲线是不是可以证明中华先贤创造几何学的水平？！

卐字符形成之时，此时此地中华先贤已经掌握了矩。此说的依据何在？依据是画组成卐的直线需要的是矩。

类似于以色列大卫王星的六角形，同样可以证明，此时此地中华先贤已经掌握了矩。为什么？因为没有矩是画不出直线的，是画不出等腰三角形的。

八分方圆图，最标准、最完美的出土于洞庭湖流域的汤家岗。从外至内，标标准准的三重圆。位于中心的圆，圆内出现两组标准的平行线；平行线相交，交出圆心位置上的正方形，完美的方圆在此成立。两组平行线与圆相交之后又折回，如此折出八个直角三角形。与圆相交的八个角，把一个圆平分成八份，八分方圆图在此成立。八分方圆图的最外层圆与第二重圆之间，有类似于

S形的装饰图案。

几何图形的第一特征就是严格定量，几何图形的第二特征就是早于文字；严格定量、早于文字的几何图形对于中华文化的形成有何种意义？几何图形的内涵，对于中华文化的形成有何种意义？研究中华文化能忽略这些内容吗？

（7）一分为十二的圆：太阳回归年一分为十二，是太阳历的十二月。

十二月之分，是在《尚书》《周礼》《逸周书》中出现的。

《尚书》论十二月。《尚书·伊训》："惟元祀十有二月乙丑，伊尹祠于先王。"

伊尹，商朝贤哲，辅佐商汤打败夏桀。商朝建立后。担任尹（相当于秦朝时期的丞相），用"以鼎调羹""调和五味"的理论治理天下。辅政五十余年，为商朝兴盛富强立下汗马功劳，死后称"商元圣"。太甲即位第一年的十二月乙丑日，伊尹祭祀逝去的成汤，并对太甲做出了教诲。《伊训》是伊尹教诲太甲的训词。元年，指的是太甲即位的第一年。十二月，说明当时的天文历法已经分出了十二月。

《周礼》论十二月。《周礼·春官》："冯相氏掌十有二岁，十有二月，十有二辰。"

"十有二岁"即十二岁。十二岁，也是一个时间单位。十二岁，一大旬。

"十有二月"即十二月。春三月夏三月秋三月冬三月，共十二月。一岁，12个月。

"十有二辰"即十二辰。昼六辰夜六辰，昼夜共十二辰。

十二岁、十二月、十二辰；岁、月、辰，是三个时间单位；十二，是大大小小的、无限循环的十二个时间系统。没有精确的时间单位，无法治理天下。没有大大小小的、无限循环的时间系统，无法长期有序地安排生产与生活。《周礼》记载的时间单位，其认识、其区分、其确定远远早于《周礼》。

《逸周书》论十二月。《逸周书·周月解》："凡四时成岁，有春夏秋冬，各有孟仲季以名，十有二月。"

《礼记》与《吕氏春秋》均有孟仲季"三春"——孟春仲春季春；孟仲季"三夏"——孟夏仲夏季夏；孟仲季"三秋"——孟秋仲秋季秋；孟仲季"三冬"——孟冬仲冬季冬。

《文子》论十二月。《文子·自然》："十二月运行，周而复始。"

太阳历论春夏秋冬为四时，北斗历同样论春夏秋冬为四时，日常生活中运用的是太阳历。

屈原论十二月。屈原作《天问》，其中一问为："天何所沓？十二焉分？"——天地在哪里交会？十二月如何区分？

1）十二月循环圆图的创造：为表达十二月，为表达十二月的无限循环，中华先贤创造出了各式各样的、材质不同的圆图。

圆，是基本框架。圆内空间，一分为十二。一个优美的几何图形，出现在了不同的材质之上，出现在了不同空间之中。

2）十二月循环圆图的空间分布：讲十二月循环圆图，首先介绍的是金质太阳鸟。金质太阳鸟，是在四川成都金沙遗址出土的。金箔制成的圆，完美的360度大圆。圆内有四只类似于凤凰的鸟，圆环状分布在金箔圆外侧，金箔圆内侧有十二支翅膀状的分支。

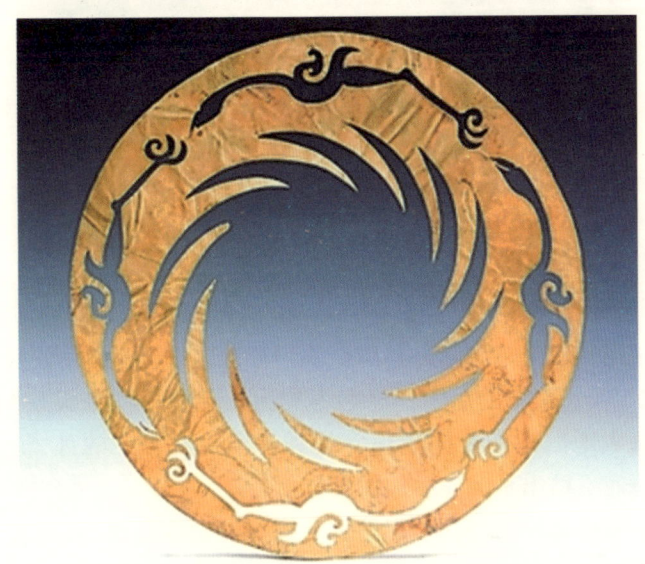

成都金沙遗址出土的金质太阳鸟

四只凤凰鸟是不是隐喻春夏秋冬四时？

十二支翅膀是不是隐喻太阳历的十二个月？

圆，属于几何学；四只凤凰鸟与环状分布的十二支鸟翼，属于艺术；金质太阳鸟是几何学与美学的完美结合。

讲十二月循环圆图，此处介绍的是苗族铜鼓。

贵州苗族学者李国章介绍，铜鼓中心的太阳与十二条阳光射线，表达的是共工时代的十二月太阳历。这一说法，可以在《春秋左传》中找到佐证。《春秋左传·昭公十七年》记载了共工时代的"分至启闭"八节。是共工在正史中第一次出现。

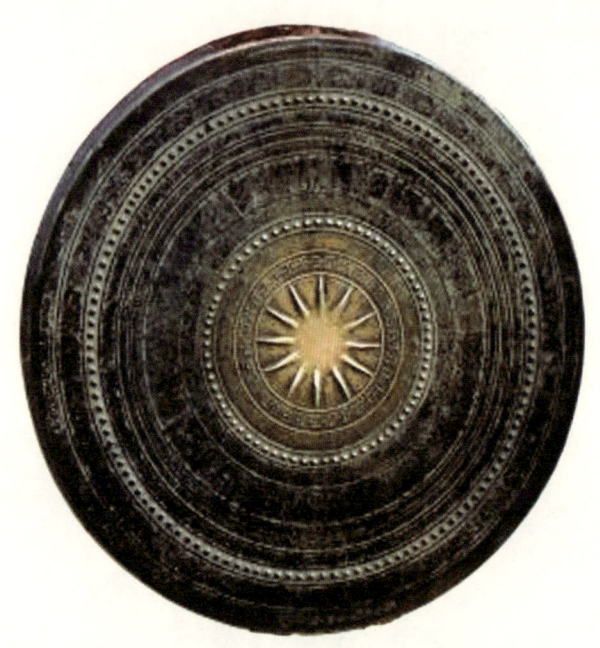

苗族共工氏铜鼓（苗族学者李国章供稿）

《淮南子》中的共工，已经是神话人物。《淮南子·原道训》："昔共工之力，触不周之山，使地东南倾。与高辛争为帝，遂潜于渊，宗族残灭，继嗣绝祀。"——共工氏，炎帝的后裔，怒触不周山（传说中的擎天柱），将不周山撞断，结果使大地向东南方向倾斜．他和高辛氏（黄帝的孙子）争夺帝位，失败后藏在海底不敢出来，连后代都没有。

无论是正史还是神话，共工都是一个绕不过去的人物。《春秋左传》将共工与黄帝、太昊、少昊并列，使后世知道共工的确是一个历史人物。《春秋左传》记载共工时代就有太阳历八节的"分至启闭"，实在是一大贡献。

云南出土文物中同样有铜鼓，铜鼓外形为圆。大圆之内又有多重圆，圆心出现的太阳与阳光射线。阳光射线恰好十二条。

布衣族，是分布在云贵川三地的兄弟民族。就是这个很少人知道的民族，同样有十二地支时空图。

讲十二月循环圆图，此处介绍的是《云南少数民族天文历法研究》封底图。

这个图案以太阳为中心，太阳发射出十二条射线，十二条射线可以用十二地支子丑寅卯辰巳午未申酉戌亥来表达。敬请记住，十二地支的基础意义表达的是时间、表达的是空间。

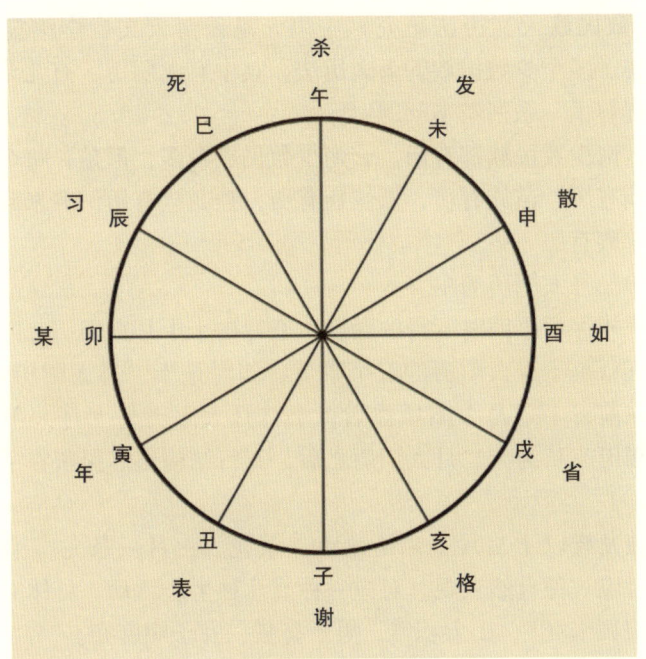

布衣族十二地支时空图

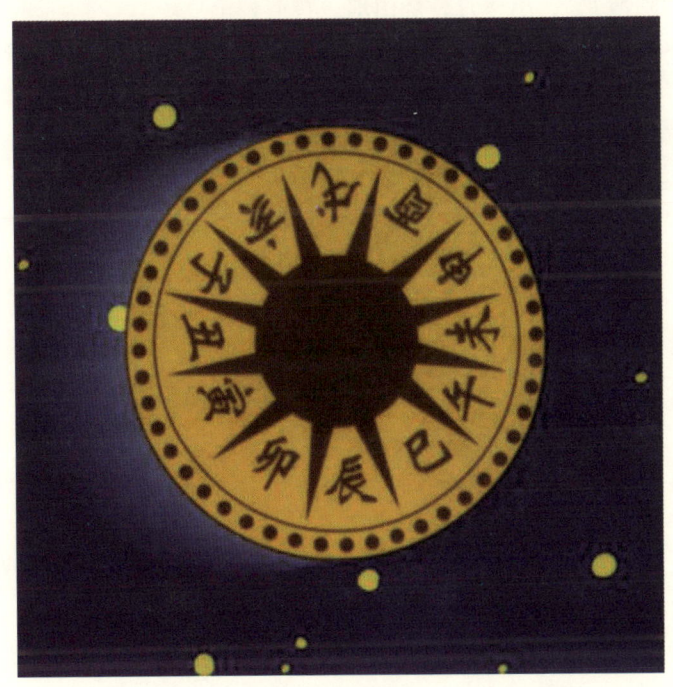

《云南少数民族天文历法研究》 封底图案

《云南少数民族天文历法研究》一书，是云南天文台李维宝研究员的大作，书中收集了多个少数民族的天文历法，其中有太阳历，有北斗历，有太阴历。这部书解释了一系列基本问题：

第一，云南少数民族都有历。云南少数民族众多，但是，每个民族都有自己的历。彝族有历，苗族有历，傈僳族有历，独龙族有历，普米族有历，纳西族有历，古羌族有历……

历，以十二月太阳历为主。

第二，彝族保留了四时五行的融合。五行出于十月太阳历，四时出于十二月太阳历；五行是十月太阳历的五个季节，四时是十二月太阳历的四个季节；十月太阳历在前，十二月太阳历在后；十二月太阳历是十月太阳历改革的产物。十月太阳历改革为十二月太阳历之后，五行结构仍然保留在了十二月太阳历之中。

第三，独龙族以十二月太阳历论十二条龙。一月一条龙，十二月十二条龙。一条龙对应一种自然景观，对应一种或几种生产活动。具体对应如下：

一月"得则卡龙"，山上积雪，男子狩猎，女子织麻布。

二月"阿蒙龙"，山顶有雪，在江边可种土豆、青稞等。

三月"阿薄龙"，出草月，烧山地，普遍种土豆。

四月"奢久龙"，播种月，继续烧山地，种小麦、南瓜、芋头等。

五月"昌木蒋龙"，花开月，种包谷、稗子等。

六月"阿石龙"，停止播种，薅草、捕鱼、挖贝母。

七月"布安龙"，饥饿无粮食。

八月"阿茸龙"，小麦熟，种苦荞。

九月"阿长木龙"，收包谷，瓜类。

十月"早洛龙"，全面收获粮食。

十一月"总木甲龙"，降雪月，砍柴，收荞子。

十二月"勒更龙"，大雪封山，男子狩猎、捕鱼，妇女织麻布，做过新年准备。

十二月十二条龙，龙是时间龙。十二条龙前面的定语，应该是独龙族十二生肖的音译。

为什么敢于下这个结论？因为同一空间、同一区域云南省内的彝族，同样是以十二月论十二条龙的。彝族每年过一次祭龙节，祭龙节要唱"祭龙歌"。祭龙歌要歌颂十二条龙，十二条龙对应十二个月，歌颂十二条龙从正月开始，十二条龙前面的定语都是十二生肖：

正月是寅虎龙，二月是卯兔龙，三月是真龙，四月是小龙，五月午马龙，六月未羊龙，七月申猴龙，八月酉鸡龙，九月戌狗龙，十月亥猪龙，十一月子鼠龙，十二月丑牛龙。

以时间论龙，准确地说，是以太阳论龙，这就和中原华夏论到了一起。中原华夏根本经典是《易经》，《易经》开篇第一卦是乾卦，中华大地上的"龙"，是在乾卦中出现的。

爻辞诠释爻，都诠释出了龙。从"潜龙勿用"开始，到"群龙无首"结束，龙是动态的龙。

《彖传》诠释卦象。诠释出龙是太阳龙，龙是时间龙："大明终始，六位时成，时乘六龙以御天。"大明即太阳，太阳即大明。《礼记·礼器》："大明生于东，月生于西。"这一论断揭示了太阳与大明之间的恒等关系。"大明终始"，指的是太阳回归。"六位时成"，指的是太阳回归年的前六个月。"时乘六龙以御天"，指的是时间乘龙而变化。

总之，乾卦讲的是太阳回归，讲的是时间变化。太阳与龙联系在了一起，时间与龙联系在了一起，龙是太阳历，龙是时间龙。

第四，云南少数民族都保留有六十甲子纪年法。十天干与十二地支的最小公倍数是六十。干支纪年法，中原华夏有，彝族、苗族同样有，傈僳族也有。中原华夏的干支纪年，已经进入文字。傈僳族的干支纪年，没有进入文字，却保留在形象的物候中：傈僳族以梅花纪年，梅花开一次为一年；以竹子纪甲子，竹子花开一次为一甲子。

第五，太极图。云南少数民族都保留有太极图。

第六，《云南少数民族天文历法研究》一书，揭示了"一个节日为什么有两个名字"的秘密。端午、端阳，一个节日为什么有两个名字？端午节，界定于北斗历；端阳节，界定于太阳历。

北斗历与端午节的所以然。端午之午，指的是子午线的午位。斗柄循环，指向了子午线的午位，即正南方，这就是二十四节气中的夏至。夏至之后，斗柄开始向下偏移。北斗历界定夏至节，即端午节。为什么？因为北斗星斗柄指向了子午线的午位。

太阳历与端阳节的所以然。太阳回归，回归在南北两条回归线之间。回归的起始点，在南回归线。回归的转折点，在北回归线。太阳在南回归线，即立竿测影的最长点，太阳向北回归，日影开始从最长点缩短，北半球的天气一天天开始变暖，这里是"冬至一阳升"的所以然。从南回归线到北回归线，即从冬至到夏至，需要六个太阳月。一月一阳，六月六阳。一阳在冬至，六阳在夏至。夏至点是阳气之端，阴阳二气的转换从夏至开始。夏至的第二天，竿下日影开始一天天变长，北半球的天气一天天变凉变寒。这里是"夏至一阴降"的所以然。夏至，阳气之端点。太阳历界定夏至节，即端阳节。从夏至第二天开始，阴气开始从天而降。端午节，斗柄指向了午位；端阳节，阳气到达了阳气之端。没有《云南少数民族天文历法研究》一书，端午、端阳就失去了天文意义。

如果以太阳历为主线，进而言之，如果以太阳历、太阴历、北斗历三历为主线，可以把云南多个少数民族的文化穿成一条项链，即天文历法为基点可以找出多个少数民族文化在根基上的同根同源，可以找出少数民族与中原华夏在文化上的同根同源。

讲十二月循环圆图，此处介绍的是彝族十二生肖循环图。

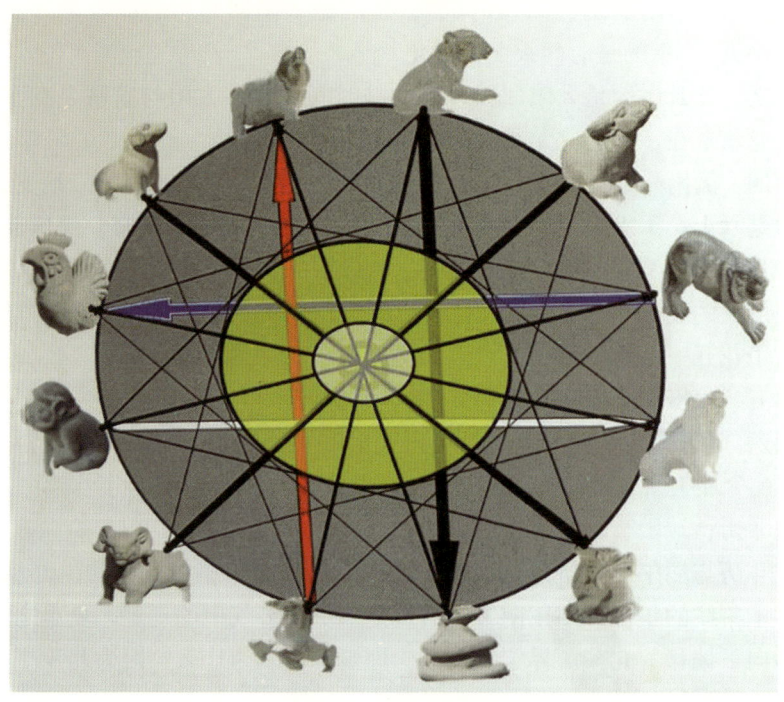

彝族十二生肖循环图

一个大圆，平均分为十二等分；十二生肖子鼠丑牛、寅虎卯兔、辰龙巳蛇、午马未羊、申猴酉鸡、戌狗亥猪分布在圆周十二等分的位置上。十二生肖一半为家养，一半为野生。家养者，马羊鸡狗猪牛是也。野生者，虎兔龙蛇猴鼠是也。

十二生肖即十二辰。

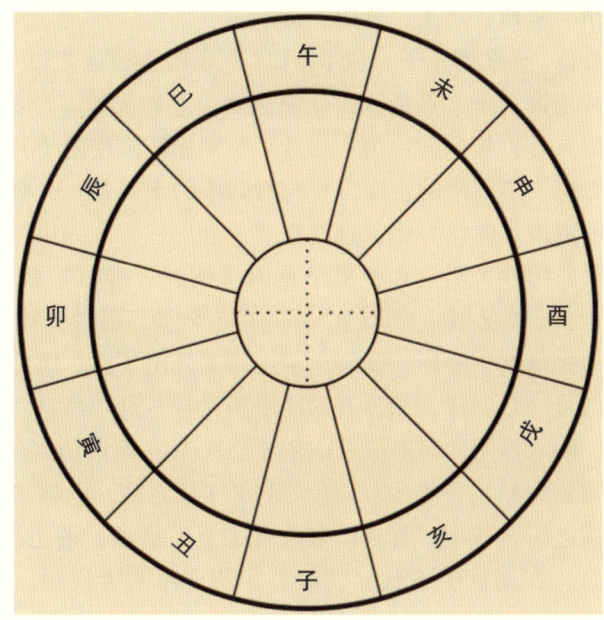

以子时开端的十二辰

十二生肖、十二辰，可以论一昼夜的十二个时间段。夜半为子，日中为午。从子到午有六个时间段：子时丑时寅时卯时辰时巳时；从午到子有六个时间段：午时未时申时酉时戌时亥时。

十二生肖、十二辰，可以依次论十二个太阳回归年。

3）以十二论一切的论证方式：十二，开创了一种论证问题的论证方式。

十二论时间。刚才已经谈过，十二可以论一昼夜的十二个时间段。

可以论一旬的十二日。十月太阳历每月 36 日。36 日分三旬，每旬 12 日，用十二支子丑寅卯辰巳午未申酉戌亥来表述。12 日依次可以记为子日、丑日、寅日、卯日、辰日、巳日、午日、未日、申日、酉日、戌日、亥日。

可以论一岁的十二个时间段，《灵枢·邪客》："岁有十二月。"

可以论一个太阳回归周期——十二个太阳回归年。

十二论空间。如此之论，体现在两个地方：一是天下十二州，二是十二方位。

先谈天下十二州。大禹讲九州，大舜讲十二州。《尚书·禹贡》记载的九州分别是：徐州、冀州、兖州、青州、扬州、荆州、梁州、雍州和豫州。

《尚书·舜典》："肇十有二州。"从冀州内分出幽、并、营三州，再加上原来的九个州，共组成十二州，分别为冀州、兖州、青州、徐州、扬州、荆州、豫州、梁州、雍州、幽州、并州、营州。

再谈十二方位。《淮南子·天文训》："帝张四维，运之以斗，月徙一辰，复反其所。正月指寅，十二月指丑，一岁而匝，终而复始。"北斗星斗柄指向十二辰的寅位为一月，指向丑位为十二月。斗柄循环，指向子丑寅卯辰巳午未申酉戌亥十二方位，空间中的十二方位与时间中的十二月一一对应，时间中的寅月，空间中的寅位；时空一体，这就是"斗建"。

十二论音律。阳六声阴六声，最早是由《周礼·春官》记载的。《汉书》分出了六律与六吕。《汉书·律历上》："律有十二，阳六为律，阴六为吕。"历律同源，中华先贤立竿测影，既制出了历，又分出了律。历分十二月，六月阴六月阳。阳六月一月一律，六月有六律。阴六月一月一吕，六月有六吕。阳论律，阴论吕，阳六律阴六吕对应着阴阳十二个月。何谓历？何谓律？《大戴礼记·曾子天圆》中给出了答案："圣人谨守日月之数，以察星辰之行，以序四时之顺逆，谓之历。截十二管，以宗八音之上下清浊，谓之律也。"孔夫子之前的中华先贤，在遥远的古代，就解答了历、律两大问题，而且是同时解答的。

十二论经络。人体有十二经络，十二经络是依照十二月论出了的。《素问·阴阳别论》："十二月应十二脉。"《灵枢·经别》："六律建阴阳诸经而合之十二月、十二辰、十二节、十二经水、十二时、十二经脉者。"《灵枢·五乱》："经脉十二者，以应十二月。"《灵枢·邪客》："人有十二经脉。"

十二论人体。《灵枢·邪客》："辰有十二，人有足十指、茎、垂以应之；女子不足二节，以抱人形。"时间分十二辰，人与十二辰的对应是：十指加上阴茎与睾丸。女子没有后者，但是能够怀孕。

十二论江河。《灵枢·邪客》："地有十二经水。"

十二论集市。中原与北方的集市，贵州称场（街），云南称街。云贵高原上的彝族同胞，以十二生肖建立并命名集市，分别是：鼠场（街），牛场（街），虎场（街），兔场（街），龙场（街），蛇场（街），马场（街），羊场（街），猴场（街），鸡场（街），狗场（街），猪场（街）。

4）简论十二月的永恒性与常青性：太阳回归即地球公转均有永恒性，太阳回归年具有永恒性，十二月出于太阳回归年，十二月的永恒性体现在这里。

太阳回归即地球公转均有常青性，十二月出于太阳回归年，十二月的常青性体现在这里。

（8）一分为二十四的圆："过了芒种，种了白种。""过了立秋，种也没收。""非天时，虽十尧不能冬生一穗。"

重温这三句当今民谣与古代种植格言，是想说明一个问题：二十四节气是农耕文明的宪法；没有二十四节气，根本不可能产生农耕文明。

二十四节气，记载于两部经典，一是《周髀算经》，二是《逸周书》，两部经典的记载稍有差别，今天沿用的二十四节气出于《周髀算经·天体测量》。

二十四节气，实际上是太阳回归年一分为二十四的二十四个时间段；一个时间段有一种天气，二十四个时间段有二十四种天气。二十四节气的两大基本点，一是讲时间变化，二是讲天气变化。二十四节气，是农耕文明的大根大本，这一点是众所周知的。

众所不知的是，二十四节气也是中华文化、中医文化的大根大本。请看以下论据：

——天道出于二十四节气；

——阴阳出于二十四节气的冬至夏至；

——不阴不阳（亦阴亦阳）出于二十四节气的春分秋分；

——春夏秋冬四时出于二十四节气；

——六气出于二十四节气；

——八节、八风、八音、八卦出于二十四节气；

——十二月出于二十四节气。

为什么天道出于二十四节气？答：天道出于立竿测影的竿下日影，二十四节气同样出于立竿测影的竿下日影，两者同根同源是等量代换关系，所以说天道出于二十四节气。

为什么阴阳出于二十四节气？答：阴阳的第一发源地在冬至夏至，冬至夏至出于竿下日影的长短两极，所以说阴阳出于二十四节气。

为什么不阴不阳即亦阴亦阳出于二十四节气？一阴一阳出于冬至夏至，不阴不阳（亦阴亦阳）出于春分秋分，春分秋分出于日影长短两极的中间点，所以说不阴不阳（亦阴亦阳）出于二十四节气。

剩余的问题，如四时、六气、八节（八风）以此类推！

二十四节气，彝族文化保留一个无限循环的大圆。这个大圆，把复杂的问题简单化了。这个大圆，融寒暑（阴阳）、四时、五行、二十四节气为一体，图形如下：

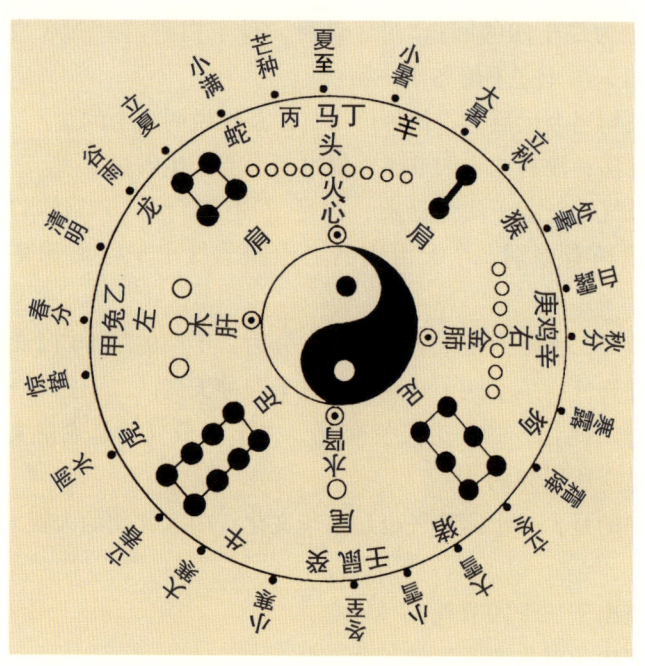

《彝族通史》的二十四节气圆图

二十四节气，从古用到今，一用几千年，体现的是不是永恒？

二十四节气，今天还在用；长城内外，大江南北，处处都在用，体现的是不是常青？

应该牢记的是，二十四节气是出于立竿测影。立竿测影，当时是测量，当下是实证，所以这里的一切都没有丝毫的玄虚，包括天道阴阳。

（9）一分为七十二的圆：太阳回归年去尾数，一分为七十二即七十二候。

候的定性与定量，是在《黄帝内经》出现的。《素问·六节脏象论》："五日谓之候，三候谓之气，六气谓之时，四时谓之岁。"

七十二候，是由《逸周书》记载的，具体是由《逸周书·时训》记载的。

七十二候有两种算法，其运算过程如下：

$$(365-5)\div 5 = 72（候）$$

$$(366-6)\div 5 = 72（候）$$

时令变化以五日为一个基本单位，万物变化同样以五日为一个基本单位，72 候的候字有双重意义，一是指气候之候，二是指物候之候。《逸周书·时训》清晰地告诉后人，某候燕子来，某候杏花开，某候桃花开，某候龙虎开始交配，某候开始响雷，某候雷声消失，某候开始结冰，某候冰开始融化。结冰与冰融化、响雷与不响雷，属于气候变化；杏花开、桃花开、燕子来、老虎交配，属于物候变化。——时令与气候，属于中华文化、中医文化的看家本领。

中原华夏，在宋徽宗主编的《圣济总录》开篇之处，连续出现了60张即一个甲子的"七十二候图"，说明一直到宋代的中医界，还信守着"失时反候，百病不治"的原则。60张"七十二候图"，内容庞大，本文不再引用。

本文引用的是彝族文化保留的"七十二候图"。"七十二候图"是彝族先贤创造出的一种让人一目了然的大圆。

彝族典籍《宇宙人文论》有72候大圆图，《彝族通史》中有72候大圆图，彝族学者龙正清先生的大作《彝族先天易学》中同样有72候大圆图，由此可见，彝族文化对七十二候的高度重视。72候大圆图，其图形如下：

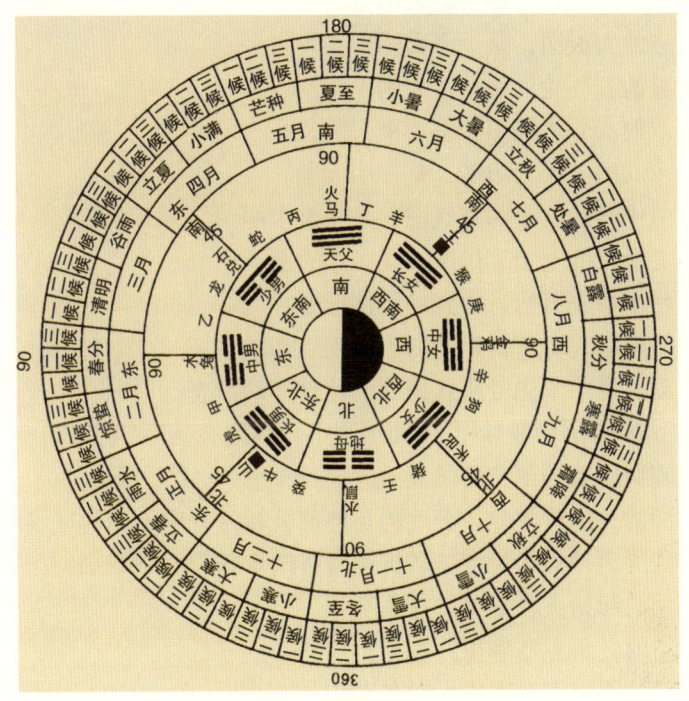

《彝族通史》中的七十二候圆图

时间之时、时令之时与气候之候，是中医文化的根本；所以才有了《黄帝内经》中两个斩钉截铁的论断。

第一个斩钉截铁的论断：《素问·六节脏象论》："不知年之所加，气之盛衰，虚实之所起，不可以为工矣。"年，是太阳回归年。"三不知"不可以为工，第一个强调的是为工者要知道太阳回归年。望闻问切是术，太阳回归年是道。为工者，第一门槛就是要"知年之所加"。"不知年之所加"，跨越不了第一道门槛是不能为工的。年在何处？年在太阳回归中，年在寒暑二气的变化里，年在四时之气的变化里，年在八节八风的变化里。

第二个斩钉截铁的论断：《灵枢·卫气行》："失时反候者，百病不治。"医治百病的先决条件，是"因时之序"，是"因天之序"。为工者第一要务就是要知道时间之时、时令之时，为工者第一要务就是要知道气候之候与物候之候。以时为本，以气候物候为本，是医治百病的第一道门槛。

七十二候，是在二十四节气基础上的进一步细分。

5. 大圆两点简评

第一，天体形态与天体运动轨迹。

一分为二的太极图，是一个大圆。

一分为三的太极图，是一个大圆。

一分为五的五环轮，是一个大圆。

一分为八的八分方圆图，是一个大圆。

一分为十二的金质太阳鸟，是一个大圆。

一分为二十四的二十四节气图，是一个大圆。

一分为七十二的七十二候图，是一个大圆。

大圆，是中华先贤所认识到的天体形态！

大圆，是中华先贤所认识到的太阳视运动轨迹。

圆周运动，是中华先贤所认识到的地球运动形态。

"如环无端""周而复始""原始反终""终则有始""物极则反"，是中华先贤为描述圆周运动所创造出的成语。

大圆内部的一步步细分，表达的是地球公转过程中不同的气候变化。

第二，圆周运动的起始点、转折点与终结点。

圆周运动的起始点在哪里？在冬至！

圆周运动的转折点在哪里？在夏至！

圆周运动的终结点在哪里？在冬至！

圆周运动新的起始点在哪里？在冬至！

终点之处又是一个新的起始点。

起始点—转折点—终结点，新起点—转折点—终结点，圆周运动如此无限循环。

圆周运动的起始点，是阳气上升的起始点！

圆周运动的转折点，是阴气下降的起始点！

各式各样的圆，表达的基本内容有三：时间变化（时令变化）、气候变化与物候变化。简而言之，大圆表达的是圆周时空。

（三）直线时空与圆周时空

直线时空，确立于立竿测影。

圆周时空，确立于地球公转。

1. 直线时空

竿下日影，是一条标准的空间直线。这条空间直线，同时还是一条时间线。为什么？因为这条直线上蕴含有太阳回归年，蕴含有寒暑，蕴含有春夏秋冬四时，蕴含有"分至启闭"太阳历八节，蕴含有二十四节气。

竿下日影，直接显示的是空间意义，间接显示的是时间意义。直线时空，揭示在竿下日影这条直线上。

直线时空，记载于《周髀算经·天体测量》。

直线时空的理论总结，是在《后汉书》中出现的。《后汉书·律历下·历法》："历数之生也，乃立仪表，以校日影。影长则日远，天度之端也。日发其端，周而成岁；然其影不复，四周千四百六十一日，而影复初，是则日行之终也。以周数除日，得三百六十五四分度之一，为岁之日数。"

这一论断，首先解释了"历"之来源，历源于立竿测影；其次解释了岁之数的所以然。岁之数源于竿下日影的"复初"——从出发点重新回到出发点。竿下日影，有长短之分，日影最长点被视为"天度之端"。"天度之端"即天度之开端点。日影从天度之端开始循环，由长变短，再由短变长，如此循环一周，即一岁。此处，立竿测影者发现了一个问题，这个问题是：日影循环一周，但日影并没有回到原点之处。日影长短两极循环四次，历经 1461 日，日影才回到了原点。用四周之四，除以 1461 日，得出 365.25 日，这就是一岁之平均数。日影循环一周，属于小周期；日月循环四周，属于大周期。一岁之数，系大周期四个太阳回归年的平均数。立竿测影者，通过竿下日影这条直线的四次盈缩，确定了一岁的时间长度。竿下日影，是一条标准的空间线；岁，是标准的时间概念。既有空间意义，又有时间意义，直线时空成立于竿下日影。苗族文化称冬至夏至为"天度两端"。"天度两端"可以定量在三个地方：一是中午影的长短两极，二是冬至夏至日出日落的两个方位，三是太阳与南北两条回归线的对应。

关于太阳回归小周期与大周期的记载，并不是起于《后汉书》，而是起于《周髀算经》。前面多次引用过的《周髀算经·日月历法》，其中的"三百六十五日者三，三百六十六日者一"，实际上蕴含的是太阳回归的大小周期。

岁以及岁之数，均界定于竿下日影这条直线。这里出现的仍然是直线时空。

2. 圆周时空

直线时空的背后是圆周时空！

换句话说，直线时空是可以用眼睛观察的现象，而圆周时空则是实际存在的本质。

圆周时空，确立于地球公转。

地球公转，首先是在《考星耀》中出现的。《考星耀》对地球公转有如下描述："地有四游，冬至地行上北而西三万里，夏至地行下南而东三万里，春秋二分其中矣。'地恒动而人不知，譬如人在大舟中闭牖而坐，舟行而人不知也。"

《考星耀》一文，属于《尚书》时代的文章，已经失传，上述文字是在晋代《博物志》一书中出现的。

到了唐朝，印度裔天文学家瞿昙悉达，将中原华夏古今天文成果集于《开元占经》一书。《开元占经》同样有《考星耀》"地有四游"之说。

地动太阳不动！《考星耀》告诉后人，大地是恒动的！地恒动，指的是地球公转。

天文观测的中华先贤，已经认识到地球一直处于圆周运动状态之中。地球运动东西南北有四个极限点：这就是冬至夏至，春分秋分。冬至夏至这两个极限，画出了两条回归线——冬至，太阳在南回归线；夏至，太阳在北回归线。春分秋分这两个极限，画出了一条天文线——春分，太阳南来相交于赤道；秋分，太阳北往相交于赤道。三线四点，构筑起了中华文化、中医文化的稳定结构。

人在地球上，为什么没有感觉到地球之动？这里打了一个如此贴切的比喻：人坐舟中。人坐在船上，看到的是青山在动，而忘记了是船在动。

"地有四游"之论与中医文化有关系吗？

有！

"地有四游"出现了四个节令——冬至夏至，春分秋分。冬至夏至，春分秋分，简称气之"分至"。分至，被《黄帝内经》推崇为"天地之正纪。"《素问·至真要大论》："气至之谓至，气分之谓分，至则气同，分则气异，所谓天地之正纪也。"正纪者，正道也。正道，就正在阴阳二气的升降出入四种状态上。阴阳二气的升降出入，决定着春夏秋冬四时的气候变化，决定着万物生长收藏的无限循环。

地球公转一周，是空间大圆。四个时令，是时间大圆。——圆周时空，确立于"地有四游"。

圆周时空的理论总结，形成于《后汉书》。《后汉书·律历下·历法》："在天成度，在历成日。"一句话，八个字，建立起的是圆周时空。

度，指的是太阳在黄道上运行的距离，一度、两度、三度、四度、五度……至于三百六十五度、三百六十六度。

日，指的是历法中的天数，一日、二日、三日、四日、五日……至于三百六十五日、三百六十六日。

度，属于空间；日，属于时间。这一论断的高明之处有二：一是清晰地解释了何谓空间，何谓时间；二是合理地解释了空间与时间的关系，时空两者之间的关系犹如一个硬币的一体两面密不可分。

圆周时空，确立于"在天成度，在历成日"的理论总结。

圆周时空有何意义？

史蒂芬·霍金在《果壳中的宇宙》一书中留下的一个结论："弯曲时空的新理论称为广义相对论。"爱因斯坦的广义相对论，其理论基础在弯曲时空。何谓弯曲时空，《果壳中的宇宙》一书给出了一个模型，这个模型犹如花瓶的瓶颈。如此瓶颈时空，存在于假设，并不存在于实际之中。而"在天成度，在历成日"所建立起的是圆周时空，的的确确存在于现实生活之中。

中华大地上有完美的圆周时空，中华大地上有爱因斯坦那样的物理学家吗？

3. 圆与直线的关系

圆的基础在直线，直线在直角三角形底边。

《周髀算经·陈子模型》："周髀长八尺，夏至之日晷一尺六寸。髀者，股也；正晷者，勾也。"《周髀算经》告诉后人，竿下日影即勾股弦之勾；测影之竿，即勾股弦之股；测影之竿与竿下日影顶端相连，即勾股弦之弦。直角三角形，确立于立竿测影。

这里关注的是，竿下日影这条直线。

这条直线有一个永恒不变的规律，那就是：长极而短，短极而长。长短两极变化的原因何在？在地球公转过程中南北两个半球与太阳的对应关系。从冬至到夏至，北半球一步步靠近太阳，此时的竿下日影，一天天在缩短；从夏至到冬至，南半球一步步靠近太阳，此时的竿下日影，一天天在变长。两个半球，与太阳的动态的对应关系，形成了竿下日影的长极而短，短极而长。——

圆周运动变成了直线运动。

4.“数典忘祖”与“忘祖又不数典”

“数典忘祖”这一成语，出于《春秋左传·昭公十五年》。这一成语的意思是：看着祖先创造的经典，却忘记了创造经典的祖先。

百年来否定中华文化的学者，他们不是“数典忘祖”，而是“忘祖又不数典”。

以上谈的是圆，圆是单体圆。无论圆内怎样一步步细分，其外形始终是一个单体圆。从太极图到七十二候图都是单体圆。

四、抽象符号阶段（双圆阶段）

到了洛书、河图，中华大地上出现了双圆并列阶段。双圆阶段，是中华文化的成熟阶段，是中华文化的精美阶段。所谓成熟，就是这里建立的时空观永远不可改变。所谓精美，就是这里建立的基本数据只能微调，小数点之前整数不可改变，也无法改变。

双圆，指的是空心圆○与实心圆●。

（一）双圆的保存

空心圆○与实心圆●，在中华大地上，一是保留于中原华夏，二是保留于西南彝族。

（二）双圆即宇宙

中原华夏保留的双圆，只有其形而无音无义，而彝族文化保留的双圆则形音义俱全；空心圆○发音为“土”，汉语意思为“宇”；实心圆●发音为“鲁”，汉语意思为“宙”。先秦尸子留下了《尸子》一书。《尸子》一书中有“宇”与“宙”的解释：“四方上下为宇，往古来今为宙。”四方，东西一维，南北一维，这里出现的是两维空间。上下一维，加上原有的两维，这里出现的是三维空间。往古来今，一维时间也。三维空间加一维时间，四维时空在此成立。双圆建立了时空一体的宇宙观。

（三）疑问与解释

行文至此，难免会有人产生疑问：双圆阶段的中华先贤真的会有如此伟大吗？

实际上，凡是优秀的文化，都要在源头处解释时间与空间，洛书如此，佛经亦如此。时间与空间，《楞严经》有如下解释：“世为流迁，界为方位。汝今当知：东西南北、东南西南、东北西北为界。过去、未来、现在为世。”世表时间，界表空间。四面八方为界，历史、现实、未来为世。佛教中的世界，相似相同于中华文化中的宇宙。

三维空间为宇，一维时间为宙。在笔者看来，自从测影之竿竖立起的那一日，实际上已经界定出了宇与宙。历史上有"一画开天地"之说，是一个令人过目不忘的豪言壮语；但是此说只有震耳欲聋的结论，没有细致的春风化雨的解释。

观测太阳的中华先贤，在竖立起测影之竿的那一刻起，已经连通天和地。测影之竿，可视为上下一画，"一画定上下"在此成立，"一画定上下"也可以视为"一画连通天地"。

太阳升起，竿下马上出现日影。早晨的竿下日影，连通的是东西；这可以视为"一画定东西"。太阳到南中天，竿下日影连通的是南北；这里可以视为"一画定南北"。

测影之竿，一画定上下。

早晨日影，一画定东西。

中午日影，一画定南北。

四方上下三维空间，成立于测影之竿。换言之，宇宙之宇，成立于测影之竿。竿下日影的变化，揭示的是流动的时间，一维时间在此成立。综合在一起，四维时空成立于立竿测影，具体成立于测影之竿。

时空即宇宙，宇宙即时空。中华先贤用双圆（○●）创建了时空一体的宇宙观，《尸子》则是用文字解释了时空一体的宇宙观。

紧紧抓住时间、空间这两个一分为二又合二为一的基本要素，来认识源头文化（中华元文化），就会真正领会到中华元文化的伟大。

（四）双圆组成的洛书

双圆——空心圆○与实心圆●的巧妙组合，形成了中华大地上的第一部书——洛书。

彝族有一部典籍，名曰《土鲁窦吉》，汉语意思是"宇宙生化"。这部书由彝族学者王子国先生所保存，由贵州省人大副主任禄文斌（彝族）作序，由贵州民族出版社出版。

禄文斌先生在序言中介绍，十月太阳历一年分十个月，一年360日，一月36日，昼夜十二时，一旬十二日，三旬36日为一月。两个月为一季，一年有五季，18日一个节气，一年20个节气，一个月含两个节气。一年的尾数5～6日不入月数，用于过年节。

1. 洛书之名

鲁素，是彝族文化中的洛书之名的发音。鲁素，音近洛书，汉语意思为龙书。龙书之龙，相似相通于《易经·乾·象传》的"时乘六龙以御天"中的龙。

2. 洛书之形

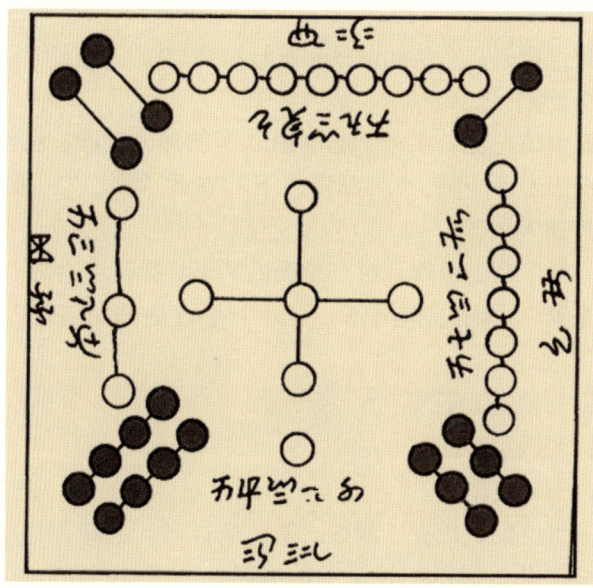

彝族文化所保存的鲁素（龙书），其形式与中原华夏所保存的洛书一模一样，没有任何差别。

3. 洛书中的阴阳奇偶

双圆即奇偶，奇偶即双圆。空心圆○为奇，实心圆●为偶。

双圆即阴阳，阴阳即双圆。实心圆●为阴，空心圆○为阳。

双圆即寒暑，寒暑即双圆。实心圆●为寒，空心圆○为暑。寒暑转换一次，即一个太阳回归年，二进制诞生于此。

4. 双圆（奇偶）的空间布局

上九下一，左三右七，四二为肩，八六为足，五居中央。

子午分南北，南北分上下——上南下北；九个空心圆居于上居于南，一个空心圆居于下居于北。三个空心圆居于东，七个空心圆居于西。空心圆分居四方。

二个实心圆与四个实心圆分居左右双肩，八个实心圆与六个实心圆分居左右双足。

这就是双圆组成的第一部书。

这就是双圆在第一部书的空间布局。

5. 奇偶之数的空间性

奇偶之数有空间性，《土鲁窦吉·论十二支》对此有如下描述：

天一与天九，合二生成十，居南方北方。
天三与天七，合二生成十，居东方西方。
地二与地八，合二生成十，居东北西南。
地四与地六，合二生成十，居西北东南。

天一与天九，天三与天七，地二与地八，地四与地六，天数论阳，地数论阴，四组天地之数的和均等于十。

洛书之数可以论空间，论空间中的四面八方——东、西、南、北与东南、西北、东北、西南。

《汉书·五行志》有五行与五方的对应，具体对应关系是：木，东方；火，南方，土，中央；金，西方；水，北方。

无论是中原华夏，还是边陲四夷，对时空一体这一基础问题的认识，完全是一致的。

6. 洛书中的三阶幻方

三阶幻方是最基础的幻方！

一二三四五六七八九，九个数字排成纵横三行三列的矩阵。横竖之和、交叉之和皆为15。

上下相加：9+5+1＝15

左右相加：3+5+7＝15

交叉相加：2+5+8＝15

4+5+6＝15

如果去掉中间五这个奇数，上下、左右、交叉之和全部为十。合十，是三阶幻方最基础的数理特征。敬请读者谨记，九宫格是人类历史中最早的三阶幻方。换言之，三阶幻方是现代多阶幻方的鼻祖。

4	9	2
3	5	7
8	1	6

洛书中的三阶幻方

为寻找外星人，美国发射了太空探测器。太空探测器上，刻有代表地球人智慧的几个标志，其中之一是四阶幻方图。

四阶幻方图

四阶幻方上下、左右、交叉相加，其和皆为34，

数学，简洁为上。显然，三阶幻方简洁于四阶幻方。

中华大地上有四阶幻方吗？

有！

苗族文化保留了多阶幻方，其中包括四阶幻方。

纵横四行成四阶，纵横之和为34，各数总和为136。

1	15	14	4
12	6	7	9
8	10	11	5
13	3	2	16

云南文山苗族同胞保留的四阶幻方

7. 奇偶之数与五行的关系

奇偶之数有空间性，《土鲁窦吉·论十二支》对此有如下描述：

> 天一与天九，合二生成十，居南方北方。
> 天三与天七，合二生成十，居东方西方。
> 地二与地八，合二生成十，居东北西南。
> 地四与地六，合二生成十，居西北东南。

天一与天九，天三与天七，地二与地八，地四与地六，天数论阳，地数论阴，四组天地之数的和均等于十。

洛书之数可以论空间，论空间中的四面八方——东、西、南、北与东南、西北、东北、西南。

洛书之数首先表达的是时间，是十月太阳历的五季，一定时间对应一定的空间，时空关系犹如硬币的正反两面，是两面一体关系。中华先贤的时空观，真的超越了时空，整个世界至今没有对这一时空观提出挑战。

《汉书·五行志》有五行与五方的对应，具体对应关系是：木，东方；火，南方，土，中央；金，西方；水，北方。

无论是中原华夏，还是边陲四夷，对时空一体这一基础问题的认识，完全是一致的。

8. 洛书中的天干地支

天干地支，在人类文化宝库中，为泱泱中华所独有。天干地支，首先是一个完美而精确的计时系统，其次是一个完美而精确的空间坐标。

完美而精确的计时系统在何处？请看每一部《辞海》后面的"干支纪年表"。

完美而精确的空间坐标在何处？请看每一张地图上的子午线。

天干地支，起源于十月太阳历。

十月太阳历分十个月，月序可以用一二三四五六七八九十这十个数来表达，也可以用甲乙丙丁戊己庚辛壬癸十天干来表达。在十月太阳历中，十天干是用于纪月序的。十天干，实际上是黄道大圆的十等分。表达时间中的月序，是十天干的第一功能。

十月太阳历每月 36 日。36 日分上中下三旬，每旬 12 日，日序一可以用一二三四五六七八九十十一十二这 12 个数来表达，二可以用子丑寅卯辰巳午未申酉戌亥十二地支来表达。在十月太阳历中，十二地支是用于纪日序的。纪日序，是十二地支的第一功能。

关于天干地支，《土鲁窦吉》中有两篇专题文章，一篇名为《论甲干的产生》，另一篇名为《论十二地支》，这两篇文章把阴阳五行、天地四方、人体宇宙、奇偶之数联系到了一起，形成了完美的自然组合，摘录如下，供读者鉴赏：

论甲干的产生

远古的时候，
还不止这些，
甲乙与丙丁，
戊己与庚辛，
壬癸十甲干，
怎样产生的，
何处出现的，
要请问摩首①。
甲与乙，
丙与丁，
戊与己，
庚与辛，
壬与癸十干，
生成五行底，
又生出甲干，
它自生形成，
确实是这样。

还不止这些，
甲与乙，
丙与丁，
戊与己，
庚与辛，
壬与癸，

---

① 摩首，指某一方面有较深造诣的人。

各主管何方，
能否讲得清，
要请问摩首。

六庚六甲是，
管宇宙四方。
宇宙的东方，
六甲六乙管；
宇宙的西方，
六庚六辛管；
宇宙的北方，
六壬六癸管；
宇宙的南方，
六丙六丁管；
宇宙的中央，
六戊六己管。
相生相连的，
确实是这样，
是这样的嘛。

文中介绍，十天干是随五行诞生的。十是五的倍数。五行有五，十天干有十，一行配两干。五行第一重含义表达的是时间，具体表达的是太阳回归年的五个时间段；五行第二重含义表达的是空间东西南北中五方。十天干与五行相配，五行的时空属性，自然而然地延续到了十天干之中。以十天干的时空属性为基础，才能轻松理解《黄帝内经》中的东方春配甲乙木，南方夏配丙丁火，西方秋配庚辛金，北方冬配壬癸水，中央配戊己土。五行中有时空一体的时空观，十天干中同样有时空一体的时空观。

十天干，十进制的源头。十进制，诞生于十天干。

论十二地支

苍天十二重，
清浊二气盈，
元气虚空空。

后来又变化，
子丑寅卯，
辰巳午未，
申酉戌亥，
成十二地支，
主天十二角，
管天地间事。
生育有命的，
从古直到今，
一人一宇宙，
一姓一根源，
确实是这样。
世间要作事，
由子午卯酉，
管宇宙四方；
由丑未辰戌，
管乾坤四隅；
其中五行主。
寅申与巳亥，
天地富贵根，
其上生五行。

这些不别说，
这十二属相，
产生出之后，
子变生了水，
丑变生了土，
寅变生了木，
卯变生了木，
辰变生了土，
巳变生了火，
午变生了火，
未变生了土，

申变生了金，
酉变生了金，
戌变生了土，
亥变生了水，
五行的根源，
五行自己变，
就是这样的。
还不止这些，
人们这样说：
天一而地二，
天三而地四，
天五而地六，
天七而地八，
天九而地十，
生了天地根。
天空结云彩，
像太阳光辉，
不停地运行。
远古的时候，
上升的清气，
下降的浊气，
出现天地间，
不断地翻腾。
天地的根源，
由五生成十，
由十生成五，
根源无穷大。
高青天之上，
有云星日月，
低赤地之上，
各种有命物，
海里有蟠龙，
林中有猛兽，

四方都有人，
所有的万物，
喜欢有礼仪，
真是无穷尽。
这五生十成，
天与地之间，
清浊二元气，
结合起来后，
十生就五成，
管天地首尾。
五则由地生，
十也是地育，
它两者之间，
天气与地气，
五行不停运，
左右面相变，
有富贵荣华，
就是这样的。
五生十成后，
定天地影形。
向左面一照，
就定地的形，
返右面一照，
天地影形定，
四方又辨别。
天与地之间，
清浊二元气，
影与形两面，
由五行定干。
从此以后，
天生清浊气，
富贵产生了。
地生清浊气，

大地生万物。
气候不断变，
就是这样的。
五生十成数，
一三五七九，
地支轮直天，
清气产生了。
十生五成数，
二四六八十，
地支轮直地，
浊气产生了。
大地的兴起，
就是这样的。

还不止这些，
十生五成是，
天一和天九，
合二生成十，
居南方北方。
天三和天七，
合二生成十，
居东方西方。
地二和地八，
居东北西南。
地四和地六，
居东南西北。
各和为十数，
各主管一方。
所讲宇宙源，
就是这样的。

远古的时候，
元气就是根，

哎哺明朗朗，
出现了采舍，
产生了知识。
知识产生后，
乃五生十成，
论它有根源。
二元气相交，
地气嗡嗡叫。
当初那时候，
知识发展了，
金木水火土，
主青赤黑白，
一属生一相，
各有其本源。
天一生了水，
水漫溢四方，
地六也生水，
所有江河满。
地二生了火，
火光亮煌煌，
天七也生火，
火花似星光。
天三生了木，
森林成一片，
地八也生木，
枝杆长茂盛。
地四生了金，
土里有金银，
天九也生金，
金银满地生。
天五生了土，
地蒂向上长，
地十也生土，

九重叠山生。

五生十成后，

五行亮晶晶，

出现了生命，

人有了根本，

述到此为止。

还不止这些，

天一地六水，

地二天七火，

天三地八木，

地四天九金，

天五地十土，

立天地根本。

五十五数中，

天有二十五，

用来象征天；

地数有三十，

用来象征地。

天地产生时，

气不息运行，

就变成影形。

永不停地流，

归江湖大海。

这五生十成，

论定了天地，

成人的本源，

确实是这样。

　　文中的清浊就是阴阳。宇宙演化是从清浊二气即阴阳二气开始的。阴阳演化出十二支，十二支在此首先表达的是十二角，十二角属于空间。十二角，相当于中原华夏的十二方。彝族文化以角论方位之方，彝族文化里的八卦，名为"宇宙八角"。宇宙八角，即宇宙八方。在十月太阳历中，子丑寅卯辰巳午未申酉戌亥十二支首先表达的是一旬 12 日的日序。一月 36 日，一月分三旬，一旬 12 日。12 日首先用奇偶之数来表达，其次用十二地支来表达。旬属于时间，12 日属于时间。干支的时空属性，揭示于此。

文中出现了"宇宙"一词，而且还出现了人与宇宙相等同的警句——"一人一宇宙"。

十二地支，是十二进制的源头。

十天干与十二地支相配合，形成六十甲子纪年法。六十甲子，是六十进制的源头。

9. 洛书中的十月太阳历

十月太阳历分五季十个月。

五季称五行：五行即五季，五季即五行。五行分别命名为木火土金水。

洛书是如何表达五行十月太阳历的？

洛书中分布四方的四个奇数一、三、九、七，分别表达水、木、火、金四行。一，表达水一行；九，表达火一行；三，表达木一行；七，表达金一行。

一行的时间长度为 72 日。一行含两个月，每月的时间长度为 36 日。

位于中央的奇数五，统领着四隅四个偶数二、四、六、八，代表土一行。四个偶数，每个偶数分别代表 18 日，$18×4＝72$（日）。以阴数八论水、木两行之间的 18 日；以阴数四论木、火两行之间的 18 日；以阴数二论火、金两行之间的 18 日；以阴数六论金、水两行之间的 18 日；四隅四个 18 日。阳数五，统领四隅，运枢四方。

五行以木行为首，以水行告终。依次顺序为：木、火、土、金、水。终点之处，恰恰又是一个新的起点。

四个奇数代表的时间长度是：$72×4＝288$（日）。

四个偶数代表的时间长度是：72（日）。

五行总的时间长度是：$72×4+18×4＝360$（日）

十个月总的时间长度是：$36×10＝360$（日）

360 日之后的尾数 5～6 日，既不计入月，也不计入行。用于安排大小两个年节。平年大年安排 3 日过年，小年安排 2 日过年；闰年大小两个年节均安排 3 日过年。四年一闰，太阳回归年的时间长度平均为 365.25 日。

洛书中的阴阳在哪里？在两个地方：

一是在洛书的成分之中。两个圆〇 ● 是洛书的全部成分。两个圆分阴分阳，实心圆 ● 为阴，空心圆 〇 为阳。"一年分两截，两截分阴阳。"是十月太阳历对阴阳的整体把握。两截之分，分的是太阳回归：太阳回归的前一截为阳，后一截为阴。两截之分，可以清晰地界定于中午日影的长短两极之下。日中立竿测影，日影有一个最长点，有一个最短点；长极而短，短极而长；如此循环，揭示出了一寒一暑，一寒一暑即一阴一阳。二是阴阳在奇偶之数中：奇数月为阳，偶数月为阴。十个月一三五七九五个月为阳，二四六八十五个月为阴。

洛书中的五行在何处？在五个季节之中。十月太阳历分五季，五季即五行。十个月每两个月为一行，十个月一共五行。五行循环一次，一个新的太阳回归年，五进制诞生于此。

10. 洛书的基础性贡献

洛书，作为中华大地上的第一部书，对中华文化的基础性贡献是多方面的，择其要者介绍如下：

（1）方圆是洛书的第一大贡献。

洛书内含圆而外有方。圆出于规，方出于矩。内圆外方的洛书，说明此时此地的中华先贤已经可以灵活地使用规和矩。

在中华大地上，方与圆不但有几何意义，而且有极其重要的文化意义与哲学意义。无规矩不成方圆，这句话具有普遍意义，适用于各个领域，各个层次。

方与圆，最初的创造者为谁？

历史上的传说，方与圆起始于伏羲女娲。多地的汉墓中出土有伏羲女娲交尾图，伏羲与女娲两个人，一人手中拿规，一人手中拿矩。

从直观上看，中华大地上的方圆起始于洛书；从根源上看，中华大地上的方圆起始于直角三角形；而直角三角形起始于观测太阳的立竿测影。

笔者根据《庄子》与《史记》中的两个论断，得出一个结论：河图洛书的作者，可能早于伏羲氏。

《庄子·大宗师》记载的第一位得道者是狶韦氏，狶韦氏之后的得道者才是伏羲氏，黄帝在一系列得道者中排第六位。得道者得的什么道？换言之，什么是道？

"日中立竿测影，此一者，天道之数。"《周髀算经·陈子模型》指出，中午的日影就是天道，立竿测影的日影之数就是天道之数。

"万物春生、夏长、秋收、冬藏。天地之正，四时之极，不易之道。"《逸周书·周月》指出，春夏秋冬四时就是天道。四时是如何界定的？答案在《周髀算经·天体测量》中。《周髀算经·天体测量》告诉世人，立春立夏立秋立冬界定于立竿测影。

"昼动而夜静，天之道也。"《尸子》告诉后人，昼夜就是天道。

"道之在天者，日也。"《管子·枢言》告诉世人，太阳就可以代表天道。

由此论之，得道者就是太阳观测者，就是太阳回归的研究者。

《史记·天官书》："自初生民以来，世主曷尝不历日月星辰？"自初即最初，生民即人民，世主即君主；历日月星辰者，天文观测也；按照司马迁的说法，最初的君王无不是日月星辰的观测者。

谁是最初的世主？《庄子·大宗师》记载的是狶韦氏，今天的水族认狶韦氏为祖先。水族保留的是《连山易》。《连山易》同样以八卦为基础，水族八卦表达的是太阳历八节。

谁是最初的世主？《韩非子·五蠹》记载的是有巢氏、燧人氏。今天的羌族认燧人氏为祖先，笔者在成都与羌族同胞对话，羌族同胞说是燧人氏在昆仑山上立竿测影制定了太阳历。

继续追问的是，天道与方圆规矩有关系吗？

答：有直接关系！方圆规矩就出于天道，就出于立竿测影的太阳观测。

竿下日影，是一条直线；测影之竿与竿下日影的夹角，是一个标准的直角。直角是不是规矩之矩？！

测影之竿，直角三角形 a 边也；竿下日影，直角三角形 b 边也；测影之竿与竿下日影顶端相连，直角三角形 c 边也。角 c，锐角也。锐角是不是规矩之规？！

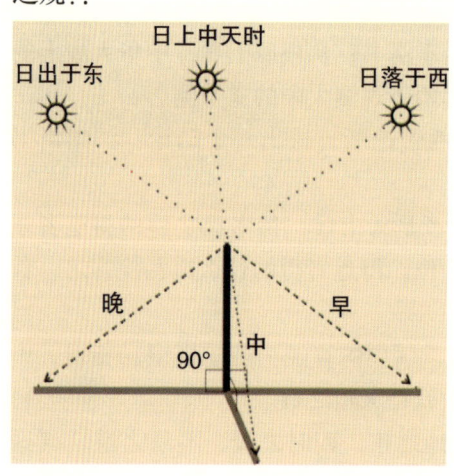

立竿测影一日之内可形成无数个直角三角形

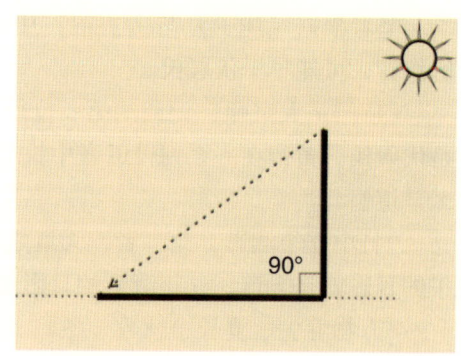

立竿测影太阳一出直线、直角、直角三角形即刻成立

方与圆从何而来?《周髀算经》依据"从天文到人文"的原则作出了理论解答。

《周髀算经·商高定理》记载了周公与商高的两大段对话,对话从包牺即伏羲氏观天文制定历法开始,引出了数、方与圆、直角三角形勾股定理,以及直角三角形勾股定理的证明。先请看第一段对话的详细内容:

> 昔者周公问于商高曰:"窃闻乎大夫善数也,请问古者包牺立周天历度。夫天不可阶而升,地不可得尺寸而度,请问数安从出?"
>
> 商高曰:"数之法,出于圆方。圆出于方,方出于矩,矩出于九九八十一。故折矩,以为勾广三,股修四,径隅五。既方之,外半其一矩,环而共盘。得成三四五,两矩共长二十有五,是谓积矩。故禹之所以治天下者,此数之所生也。"

译文如下。

从前周公问商高:"我听说你善于数,请问远古时期的包牺(伏羲氏)对天文是如何度量的?天不可由台阶而上,地不可用尺寸而量,相关数据是如何产生的?"

商高回答说:"数的演算之法出于圆方,圆出于方,方出于矩(长方形),矩形面积的计算出于九九八十一的自乘法。所以,矩形即长方形的对折,会产生短边(勾)长为3,长边(股)长为4,斜边长为5,直角三角形勾股定理在此成立。长方形对折形成两个直角三角形,两个长方形对折形成四个直角三角形,四个直角三角形按斜边在外的准则在平面上摆放,可形成两个正方形,由此可以证明勾股定理,$3^2+4^2=5^2$,这就叫'积矩'。如此数之演算,大禹治水时就已经得到运用。"

这段对话含有极其丰富的内容,本文不能展开详细讨论,只能陈述这样一些事实:

其一,观测天文是从伏羲氏开始的。

其二,中华大地上的数,起始于天文。

其三,中华大地上的方与圆起始于天文。

其四,中华大地上的直角三角形起始于天文。

其五,中华大地上的长方形、正方形起始于天文。

其六,中华大地上的勾股定理起始于天文。

其七,中华大地上的勾股定理证明始于天文。

其八,九九八十一的乘法口诀起始于天文。

其九，立竿测影首先形成的是直角三角形，一日之内的日影移动，即直角三角形移动的轨迹是圆。方圆变化的根源就在此处。化方为圆的道理就在此处。

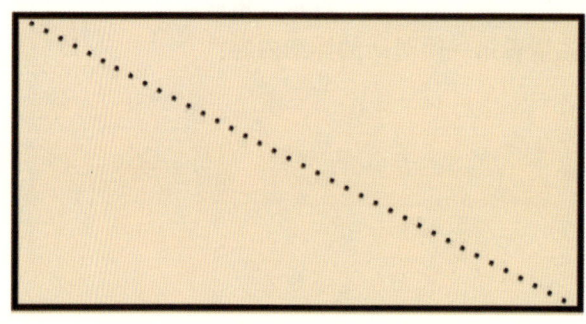
两个直角三角形组成一个长方形是折矩

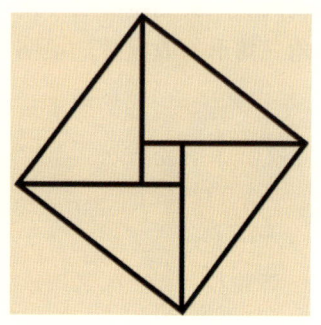
四个直角三角形组成两个正方形是积矩

再请看第二段对话：

周公曰：大哉言数。请问用矩之道？

商高曰：平矩以正绳，偃矩以望高，覆矩以测深，卧矩以知远，环矩以为圆，合矩以为方。

方属地，圆属天，天圆地方。方数为典，以方出圆。

译文如下。

周公说："数的意义十分重大，请问用矩之法？"

商高回答："将矩放平，可以确定垂直和水平两个方向，将矩仰放可以测量高度，将矩卧放可以测远，将矩旋转可以画圆，将矩合在一起可以形成正方形。"

这段对话告诉后人，矩形即直角有极其丰富的用处：

其一，矩形可以确定垂直与水平两个方向。

其二，矩形可以测量高度。

其三，矩形可以测远。

其四，矩形可以画圆，可以以多种形式画圆。

其五，矩形合作可以变成正方形。

在积矩这里，有必要做一下中西比较。先有勾股定理，后有勾股定理证明。关于这一点，中西方完全一致。问题是，古希腊《几何原本》的勾股定理证明，需要直角三角形三条边为边长做出三个正方形，然后再经过十多步的运算，才能得出结果：$a^2+b^2=c^2$。

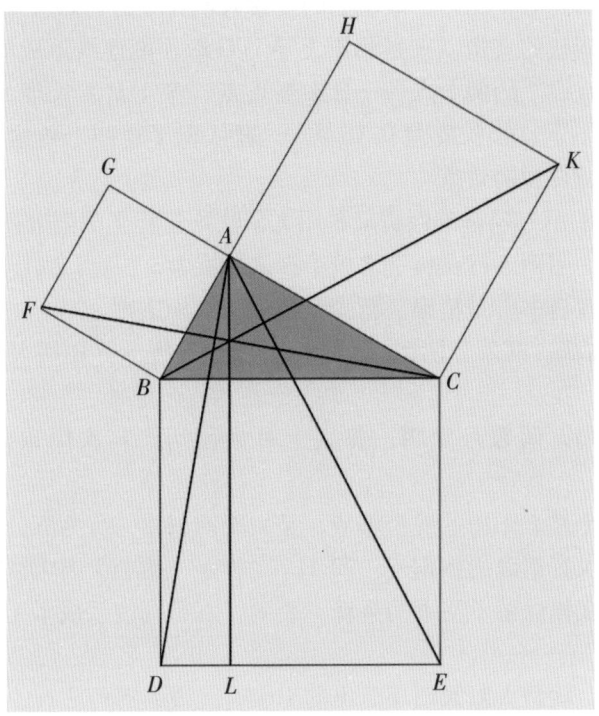

《几何原本》 为证明勾股定理画出的图形

据说，西方有370多种勾股定理证明方法，《几何原本》介绍的这种方法为最简洁、最优美。

同样的勾股定理证明，在《周髀算经》积矩这里需要几步运算呢？答：只需三步运算，即可得出 $c^2=a^2+b^2$。

四个直角三角形结合，组成了两个正方形。外大内小。求大正方形的面积，需要减去内部小正方形的面积，计算公式如下：

$$c^2=4\times\left(\frac{ab}{2}\right)+(b-a)^2=2ab+(b^2-2ab+a^2)=a^2+b^2$$

从直观上看，中华大地上的方圆起始于洛书；从根源上看，中华大地上的圆起始于直角三角形；而直角三角形起始于观测太阳的立竿测影。

中华文化绝对不是起始于文字，文字之前有抽象符号（太极八卦，河图洛书），抽象符号之前有以直线、直角、直角三角形为基础的几何图形。仅仅以书论书，以字论字，以经解经，根本无法打开中华文化的大门，同样的道理，也无法理解诸子百家的形成。

中华文化形成的根本，在于从天文到人文；而从天文到人文，最精美的起始点在立竿测影。立竿测影，最基础的要素有四：一是日影这条直线，二是测影之竿与日影构成的直角，三是测影之竿与日影顶端连线形成的直角三角形，四是日影这条直线上的两个点——日影最长点（竿下日影长度为 1.35 丈）与日影最短点（竿下日影长度为 0.16 丈）。真认识了这四个要素，研究中华文化就会取得一通百通的效果。

（2）洛书的第二项基础性贡献是用太阳法则解释了阴阳五行。

众所周知，阴阳五行在科玄之争中斥之为玄学。

阴阳五行在洛书中是精确、精美、精致的太阳法则。

"一年分两截，两截分阴阳。"彝族十月太阳历，首先用太阳回归解释了一阴一阳。

奇数月为阳，偶数月为阴。彝族十月太阳历，其次用奇偶解释了一阴一阳。

五行，是十月太阳历的五个季节，是太阳回归年一分为五分出的五个时间段。五个时间段有精确的数据——72 日。《管子·五行》中同样有 72 这一数据。幸亏彝族文化保留了洛书的解释，否则，五行真的就成了无源之水、无本之木。

五行之五，就是太阳回归年分出的五个时间段，五行之行，就是五个时间段内运行的五种气候。

（3）洛书的第三个基础性贡献是用太阳法则解释了一组具有普遍意义的数字。

72 与 36 这两个数据文学名著中有之，道教名胜中有之，军事著作中有之，民间有之……

《西游记》中有 72 与 36 这一组数据：孙悟空会 72 变，猪八戒会 36 变。

《水浒传》中有 72 与 36 这一组数据：梁山泊好汉 108 将，分 72 地煞，36 天罡。

道教名胜中有 72 与 36 这一组数据：36 福地，72 洞天。

书中有 36 计，民间有 72 行——行行出状元的 72 行。《史记·本纪》中的刘邦，"左股有 72 黑子"。

72 与 36，这两个数据为什么出现在各个领域？其根源在何处？有！为什么有？西南联大时，闻一多教授等三名学者追溯 72 的出处，冯友兰先生建议，不能单追 72，应该和 36 放在一起追溯。——是一个内行的建议。闻先生们追溯的结果是：72 出于五行观念，是 365 日的五等分。365 日五等分的商，不是

72 而是 73。请看如下计算：

$$365 \div 5 = 73$$

所以，闻一多教授的追溯并没有得出正确的答案。此时，冯友兰先生又有评论，他说是 72 与 36 是汉代人的牵强附会，与五行观念无关。冯先生著文《论'七十二'》，专门评论此事。追溯者接近了本源，但未及本源，评论者却远离了本源。闻一多先生是一流的诗人，冯友兰先生是一流的哲学家；他们共同关注 72 与 36 这两个数据足以证明这一组数据的基础性与重要性。

失去了十月太阳历，这一组数据就成了千古之谜。找到了十月太阳历，这一组数据的奥秘瞬间就大白于天下——72 是十月太阳历的一季的时间长度，36 是一月的时间长度。十月太阳历分五行（季），一行 72 日；十月太阳历分十个月，每月 36 日。

十月太阳历还贡献了另外一个广泛运用的数字——18。

女大十八变，谈女子变化出现了 18 这一数据。

十八般武艺，谈武功武艺出现了 18 这一数据。

十八般兵器，谈兵器出现了 18 这一数据。

十八这一数据，出于十月太阳历的节令。十月太阳历每个月 36 日，每月含两个节令，一个节令 18 日。出于十月太阳历节令的 18，延伸到了多个领域。

（4）洛书的第四个基础性贡献是用太阳法则解释了一与九。

环顾整个世界，唯我中华先贤创造出了一部针经——《灵枢》。针经之纲纪在何处？在一与九。

针经之纲纪一与九，是在针经第一篇第一段中出现的。针经《灵枢》的第一篇为《九针十二原》，第一篇第一段记载的是黄帝与岐伯的一问一答。黄帝请教岐伯：针经的纲纪在何处？岐伯回答在一与九。请看原文与述评：

> 黄帝问于岐伯曰：余子万民，养百姓，而收其租税。余哀其不给，而属有疾病。余欲勿使被毒药，无用砭石，欲以微针通其经脉，调其血气，营其逆顺出入之会。令可传于后世，必明为之法，令终而不灭，久而不绝，易用难忘，为之经纪。异其章，别其表里，为之终始，令各有形，先立针经，愿闻其情。
>
> 岐伯答曰：臣请推而次之，令有纲纪，始于一，终于九焉。

述评：这段对话有两重意思：一是为什么会创造这部针经，二是针经的纲纪即理论基础在哪里。

讲经络，讲穴位，讲针刺的针经《灵枢》，起源于黄帝的爱民之心。

"收万民的税，如何报答万民"是黄帝所思虑的问题。忧民爱民报答民，是《灵枢》开篇处黄帝的初衷。黄帝报答万民，有三个愿望：一是在药物和砭石之外，找出另外一种治病的方法。这种方法就是针刺。针刺的目的有三：疏通经脉；调理气血；调整经脉气血的逆顺出入。二是针刺的方法不但易记易用，而且能够万古流传。黄帝的原话是："终而不灭，易用难忘。"三是形成一部《针经》。《针经》要条理清晰，分出章节，区别表里，明确认识气血在人身终而复始的循行规律，讲清各种针具的形态和用途。黄帝的原话为："异其章，别其表里，为之终始，令各有形，先立针经。"

针经必须有纲有纪。纲纪者，法则也，准则也，法纪也。易记易用的纲纪根源何在？岐伯给出的答案是："始于一，终于九焉。"

"始于一，终于九"，这就是针经之纲纪。

弄不懂"一"与"九"这两个奇数的来源，就无法打开针经的大门。

弄不懂"一"与"九"这两个奇数的含义为何，就弄不懂针经之理论基础。

"一"与"九"，属于洛书之数。一二三四五六七八九，是洛书之数。上九下一，是洛书开篇的布局。

"始于一，终于九"中的一与九，实际上是十月太阳历的代名词，针经以太阳历为纲纪。

一与九，一表达冬至，九表达夏至，冬至夏至在中医文化中解答了一系列基础性问题：

首先是一阴一阳，冬至论阳，夏至论阴。阴阳是中医文化的第一大奠基石。学习《黄帝内经》，第一是"知道"，第二是"法阴阳"。太阳回归的完整过程就是无限循环的天道，太阳回归年两个点（日影最长点与日影最短点），就是一阴一阳。日影最长点，实际上是太阳回归年的起始点；日影最短点，实际上是太阳回归年的转折点。——太阳回归，是中医文化的发源地。

看不见的一阴一阳，看得见的一寒一暑。《灵枢·刺节真邪》："阴阳者，寒暑也。"这一论断在阴阳与寒暑之间画出了恒等号——阴阳即寒暑，寒暑即阴阳。《素问·气交变大论》："阴阳之往复，寒暑彰其兆。"阴阳循环在哪里？这一论断告诉后人，阴阳循环在寒暑循环之中。冬至论寒，夏至论暑。寒暑循环，决定着万物的生死，决定着小花小草的枯荣。寒暑失序，是百病产生的前提。《素问·阴阳应象大论》："寒暑过度，生乃不固。""过度"者，过于寒，过于热也。"生乃不固"者，生命不固也。一旦气候过于寒、过于热，就可以做出流行性疫病的预报。寒暑的运动状态是无限循环，无限循环揭示的是太阳回归，实质上揭示的是地球公转。

在一与九（冬至夏至）这里，中华先贤实际上已经发现了永恒而常青的"两点两线"。两点，冬至点与夏至点；两线，南北回归线。冬至与夏至两点的无限循环，循环在南北回归线两线之间。而一与九正是"两点两线"的归纳。站在今天的立场上去看，冬至夏至有两种解释：

其一，冬至是北半球的远日点，夏至是北半球的近日点；

其二，地球运动有三种形式：公转，自转，地球地轴的上下偏移；两条回归线实际上就是偏移的极限。

地球公转一周，一个太阳回归年；地球自转一周，一个昼夜；中华先贤在此处发现的是规律、永恒与常青。

如何认识疾病？如何医治疾病？如何针刺？《黄帝内经》的根本原则在两个字之中：一是时，二是候；时乃时令之时，候乃气候之候。《灵枢·卫气行》："失时反候者，百病不治。"《灵枢·口问》："夫百病之始生也，皆生于风雨寒暑，阴阳喜怒，饮食居处，大惊卒恐。"百病之因，有两大前提：一是气候，二是人的饮食与情绪。

时间单位的确定，始于洛书。洛书时代，中华先贤认识了太阳回归年的时间长度，又在太阳回归年的基础上确定了五行（季）每一行的时间长度，确定了每个月的时间长度，以及每个节令的时间长度。

时间与气候对应的研究，始于洛书。五行之五，是太阳回归年一分为五的五个时间段；五行之行，五个时间段内运行的五种气候。

时间与气候的对应性研究，奠定了农耕文明的基础，同时，也奠定了中华文化与中医文化的基础。

强调时间顺序，《黄帝内经·素问》中反复出现一个成语——"因天之序"；所谓"因天之序"，因的是太阳回归之序，因的是月亮圆缺之序。因，按照也，遵循也。养生因太阳回归之序，《素问·四气调神大论》留下了"春夏养阳，秋冬养阴"的至理名言。针刺因太阳回归之序，《素问·八正神明论》留下了"天寒无刺，天温无疑"的至理名言。至理名言告诉后人，天寒地冻时不要针刺，天温天热时针刺不要迟疑。

（5）洛书的第五个基础性贡献是用太阳法则解释了九宫。

九宫，出于洛书。小学生描红的九宫格，春秋时期的井田制，以及四合院模型，均出于洛书。此处关注的重点是针经《灵枢》中的《九宫八风》。

《九宫八风》记载了一套判断正风邪风的标准。风分正邪，在人类文化宝库中，只有我中华先贤创造了判断标准。

九宫八风图

九宫格与八节结合，区分出了八种正风与八种邪风。

八种正风的判断标准如下：

立春，斗柄指向东北，东北风为正。

立夏，斗柄指向东南，东南风为正。

立秋，斗柄指向西南，西南风为正。

立冬，斗柄指向西北，西北风为正。

春分，斗柄指向东方，东风为正。

秋分，斗柄指向西方，西风为正。

夏至，斗柄指向南方，南风为正。

冬至，斗柄指向北方，北风为正。

正风，亦称善风、实风。正风、善风、实风，是养人养万物的风。

风分正邪！八种邪风的判断标准如下：

立春，斗柄指向东北，西南风为邪。

立夏，斗柄指向东南，西北风为邪。

立秋，斗柄指向西南，东北风为邪。

立冬，斗柄指向西北，东南风为邪。

春分，斗柄指向东方，西风为邪。

秋分，斗柄指向西方，东风为邪。

夏至，斗柄指向南方，北风为邪。

冬至，斗柄指向北方，南风为邪。

邪风，亦称虚风、恶风、贼风。邪风、恶风、虚风、贼风是伤人伤万物的风。

与正风风向相差 180 度的风，是标准的大邪风。

与正风风向相差 90 度的风，属于严重的邪风。

与正风风向相差 45 度的风，属小邪风。

邪风是疾病与疫病的根源：一种邪风一种病，八种邪风八种病。

邪风，是引起百病的根源。请看以下论断。

其一，《素问·生气通天论》："故风者，百病之始也。"风，邪风也。邪风会引起寒热，邪风会引起疼痛，会引起麻木不仁。邪风为百病之起始点。

其二，《素问·玉机真藏论》："是故风者，百病之长也。"邪风，外伤皮肤，内伤五脏。所以，邪风被《黄帝内经》定为"百病之长"。

这里需要解释一个问题：立竿测影可以区分八节，即太阳历可以区分八节，北斗历同样可以区分八节。北斗历如何区分八节？答案是以斗柄指向来区分八节。《鹖冠子·环流》："斗柄东指，天下皆春；斗柄南指，天下皆夏；斗柄西指，天下皆秋；斗柄北指，天下皆冬。"同样的八节，中华先贤有多种解答方法。

风向的正邪，直接影响人体健康。《素问·生气通天论》："苍天之气，清净则志意治。顺之则阳气固，虽有贼邪，弗能害也，此因时之序。"天文因时而变，风向因时而变，气候因时而变，物候因时而变，疾病因时而变，所以，《内经》强调"因时之序"。

（6）洛书的最重要基础性贡献是用太阳法则解释了时空物的一体时空观。

时间与空间，是人文的基础，是自然百科的基础。

时间与空间是什么关系？时间、空间与万物是什么关系？洛书中的时空物三者是一体关系。时空一体，是洛书的基本特征。五行对应万物生长的五种状态，《素问·天元纪大论》有如是之论："寒暑燥湿风火，天之阴阳也，三阴三阳上奉之。木火土金水，地之阴阳也，生长化收藏下应之。"时空物三位一体的时空观，一具有永恒性，二具有常青性。

牛顿在《自然哲学之数学原理·定义》中谈时间与空间，牛顿所谈的时间是"绝对时间"，牛顿所谈的空间是"绝对空间"，绝对的时间与空间与外物无关。而中华文化里的时间与空间恰恰关乎万物，万物生长在时间与空间中。牛顿力学之后出现的是爱因斯坦的相对论，相对论是牛顿力学的修正；相对论之后出现的是玻尔的量子力学，量子力学是相对论的修正。物理学的发现，为什么没有永恒性？因为没有找到一个具有永恒性与常青性并存的稳固基础。这就是惠勒教授指出"物理学的基础结构注定要坍塌"的根本原因。时空物三位一体的时空观的现实意义是否就在这里？！时空物三位一体的时空观的永恒意义是否就在这里？！

（五）双圆组成的河图

双圆，首先组成的是洛书，其次组成的是河图。

1. 河图之名

付托，是彝语的河图的发音。付托，音近河图，汉语意思为联姻。谁与谁联姻？答：一阴一阳、一奇一偶的联姻。

2. 河图之形

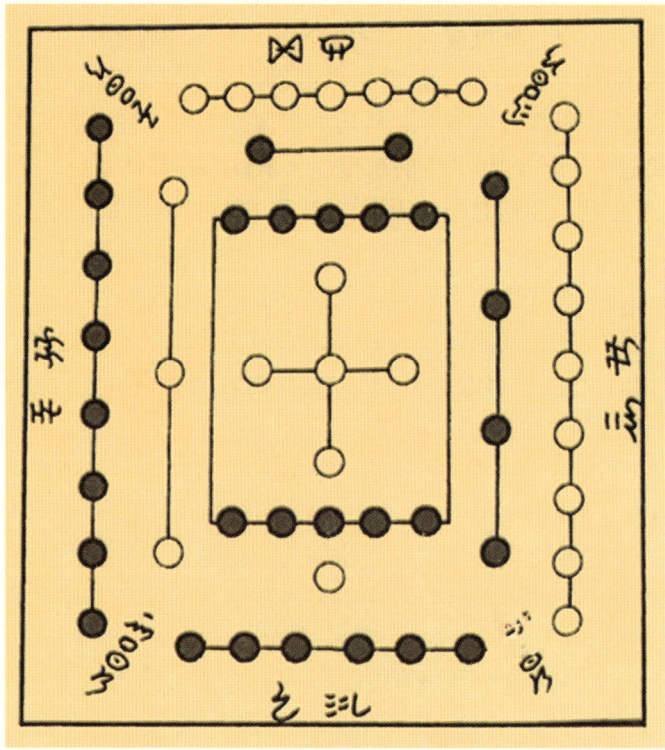

彝族文化保存的"付托"

彝语"付托",表达的是太阳历、太阴历、北斗历三历合一的十二月阴阳合历。阴阳合历中的三历各负其责：太阴历定朔望，北斗历定寒暑，太阳历定春夏秋冬四时，四时对应四方。河图以奇偶之数构筑起了一个时空物一体、无限循环的时空模型。

3. 河图之成分

与洛书一样，河图的全部成分由两个圆所组成，两个圆即一个空心圆〇和一个实心圆●。

两个圆分阴分阳，实心圆●为阴，空心圆〇为阳。

两个圆分奇分偶，空心圆〇为奇，实心圆●为偶。

4. 河图之空间布局

一阴一阳，各居各位；阳居四方与中央，阴居四隅，是洛书的空间布局。

与洛书不同，河图的空间布局是阴阳联合出现，而且与五行联系到了一起。解读河图的空间布局，中原华夏与彝族文化都出现了歌谣。

解读河图图形与空间布局，彝族典籍《土鲁窦吉》中的歌词为：

天一地六水，地二天七火，

天三地八木，地四天九金，

天五地十土，立天地根本。

天数二十五，地数有三十，

五十五数中，象征天和地。

十个奇偶分天数地数，一三五七九 5 个奇数为天数，天数即阳数；二四六八十 5 个偶数为地数，地数即阴数。天数地数相互搭配，也是一奇一偶相互搭配，形成五组：一与六为一组，二与七为一组，三与八为一组，四与九为一组，五与十为一组。五组奇偶之数分布于四方与中央，构成了中华大地上的第一张图。

$$6-1=5$$
$$7-2=5$$
$$8-3=5$$
$$9-4=5$$
$$10-5=5$$

差五，是河图的数量特征。

5. 五行的空间性与数理性

五行有空间性！

《土鲁窦吉·五行富贵根》对五行的空间性诠释如下：

五行生的木，

东方它来主，

东方由它管；

五行生的金，

西方它来主，

西方由它管；

五行生的火，

南方它来主，

南方由它管；

五行生的水，

北方它来主，

北方由它管；

五行生的土，

中央它来主，

地界由它定。

五行有空间性，彝族典籍《宇宙人文论》中有相同的论述：

（五行）各主一方：

五行中的木，主管东方，是东方的司令；

五行中的金，主管西方，是西方的司令；

五行中的火，主管南方，是南方的司令；

五行中的水，主管北方，是北方的司令；

五行中的土，产生了宇宙，主管中央，是中央的司令。从此以后，五行主管的东西南北中不停地运转，亿万种会动的生命不断出现，逐渐繁衍，像春夏天的花朵，琳琅满目，这些就是"五行"运转的结果啊！

五行有数理性。中原华夏把奇偶之数与五行相联系，把奇偶之数与空间相联系形成了流传于历史的歌谣：

一六北方水，二七南方火；

三八东方木，四九西方金；

五十中央土。

五行的时空性，五行的数字化，存在于中原华夏的经典与先秦诸子以及汉代文献之中。下面会有详细的讨论，这里仅简要介绍《黄帝内经》中的时空数字化。

《黄帝内经》中的时空数字化，记载在《素问·金匮真言论》之中：

> 东方对应四时之春，其数八；
>
> 南方对应四时之夏，其数七；
>
> 西方对应四时之秋，其数九；
>
> 北方对应四时之冬，其数六；
>
> 中央对应四时之末，其数五。
>
> 其数八，源于河图中的三八；
>
> 其数七，源于河图中的二七；
>
> 其数九，源于河图中的四九；
>
> 其数六，源于河图中的一六；
>
> 其数五，源于河图中的五十。

扬雄作《太玄》。《太玄·玄数》有河图之数与五方五行对应，具体对应关系是：

> 三八为木，为春，日甲乙；
>
> 四九为金，为秋，日庚辛；
>
> 二七为火，为夏，日丙丁；
>
> 一六为水，为冬，日壬癸；
>
> 五十为土，为中央，为四维，日戊己。

《太玄·玄图》中还有一首河图之数的歌谣，歌词如下：

> 一与六共宗，
>
> 二与七共朋，
>
> 三与八成友，
>
> 四与九同道，
>
> 五与十相守。

十个奇偶之数，两两结合，分布于四方四隅与中央，这就是中华大地上第一张图的空间布局。

如此布局与中原华夏的河图一模一样。

6. 河图中的月数

洛书表达十月太阳历分十个月，河图表达的是阴阳合历，阴阳合历分十二个月。——月数增加了两个月。

7. 河图中的季节数

洛书表达十月太阳历分五季，五季木火土金水；河图表达的阴阳合历分四季，四季春夏秋冬。——季节数减少了一季：五季变成了四季。

8. 河图中的旬数

十月太阳历中，一旬12日，一月36日分三旬。十个月含30旬。

十二月阴阳合历中，一旬10日，三旬一月，一月30日，一年36旬。

9. 河图中的干支

河图中的干支功能的变化。在洛书中，十天干用以纪月。十二地支用以纪日；在十二月太阳历中，干支功能的互换：十天干由纪月改为纪日，十二地支由纪日改为纪月。

10. 节气数的增加

十月太阳历分20个节气，18日一个节气。十二月太阳历分24个节气，15日一个节气。24节气至今还在沿用。

11. 时空对应的变化

时空对应的变化。十月太阳历分五行十个月，五行对应五方，十个月对应十方；十二月太阳历分四时十二个月，四时对应四方，十二个月对应十二方。

五行十月太阳历界定出的中央，仍然延续到了四时十二月太阳历之中。换言之，洛书界定出的中央，延续到了河图之中。

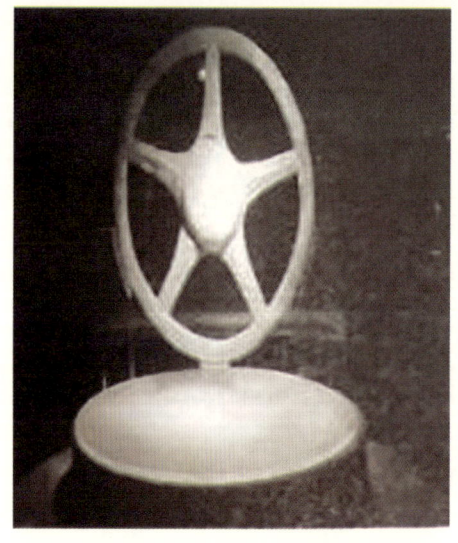

三星堆出土的五行对应五方的五环轮

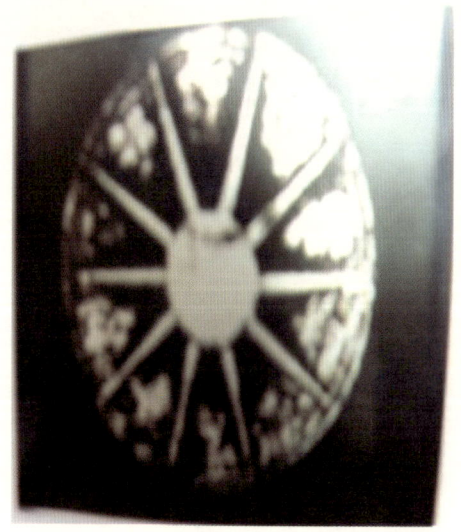

十个月对应十方轮

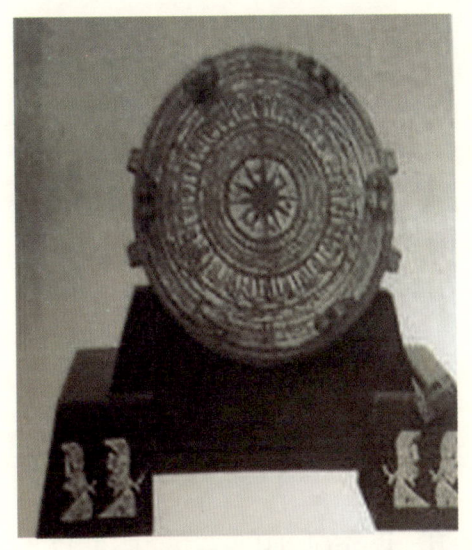
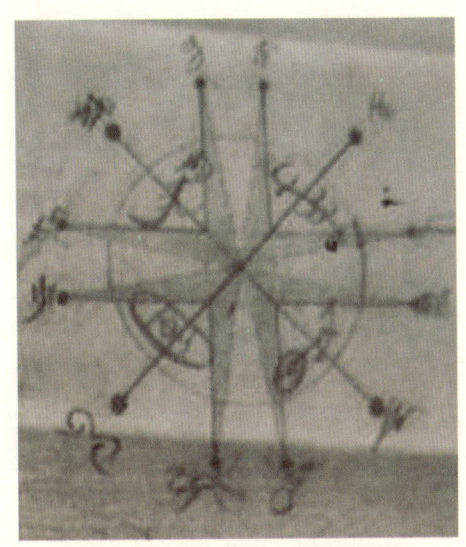

苗族十二方铜鼓　　　　　　　　　彝族十二月十二方对应图

12. 河图中的阴阳合历

河图中，阴阳合历由三种历所组成，这三种历分别是十二月太阳历、十二月太阴（月亮）历与十二月北斗历。

太阳历定四时，太阴历定朔望，北斗历定寒暑，是三种历的三种基本功能。那么，三种历的详细功能是什么呢？

在阴阳合历中，太阳历为第一基石。

一二三四五六七八九十，河图中的十个奇偶之数分五组，其中四组分别表示春夏秋冬四时与空间四方：

三八，表达四时之春；

二七，表达四时之夏；

四九，表达四时之秋；

一六，表达四时之冬；

五十，位于中央，统帅四方，表达四时之末的最后 18 日。

《素问·金匮真言论》出现了五个对应时空的奇偶之数——八七五九六，八对应四时之春，对应四方之东；七对应四时之夏，对应四方之南；九对应四时之秋，对应四方之西，六对应四时之冬，对应四方之北；五对应中央，对应四时之末。——这五个奇偶之数就出于河图。用阴阳奇偶表达时空，这一方法始于洛书，延续于河图，延续于《黄帝内经》，延续于《礼记·月令》，延续于《管子·幼宫》，延续于《吕氏春秋·十二纪》，延续于《淮南子·时则训》。

在阴阳合历中，太阴历为第二基石。月亮历即太阴历。太阴历的基本功能是定朔望。月亮会圆会缺，月缺为朔，月圆为望。

《后汉书·律历下》："日月相推，日舒月速，当其同所，谓之合朔。"日月都是动态的。日月之动，日行慢而月行速。当日月处于同一经线上，就是合朔。换言之，当日月地三点一线时，即为合朔。朔，朔望月的起始点初一。

《后汉书·律历下》："（日月）相与为衡，分天之中，谓之望。"日月处于同一经线上，分布于地球两侧，如此三点一线时，即为望。望，朔望月的中间点十五。

月死而复生谓之朔，月满谓之望。《释名·释天》："朔，月初之名也，朔，苏也，月死复苏生也。望，月满之名也，月大十六日，小十五日，日在东，月在西，遥相望也。"

由朔到望，再由望到朔，即一个朔望月。12 个朔望月为一年。一年 12 个月，六大六小，大月 30 天，小月 29 天，一年 354 天。太阴历，是以月亮圆缺为依据制定出来的。

月亮的圆缺，奥秘在三点一线的几何学。月亮—地球—太阳，如此三点一线时，月圆。地球—月亮—太阳，如此三点一线时，月缺。日月同经同纬，发生月食日食。日食在初一，月食在十五。

朔望月的区分，有什么实际作用呢？

作用一：论证天文大潮的依据。天有朔望，潮有起落。江河在地球上，但是江河大潮起落的根源在月亮，具体在月亮的圆缺。

作用二：论证补泻的依据。病有虚实，虚者补之，实者泻之，是《黄帝内经》医病的两大原则。补有时，泻有时；月圆不补，月缺不泻；是根据朔望建立起的用针用药两大原则。

作用三：论证月信的依据。女子月信与月亮运行有因果关系。女子月经，古有月信之称。李时珍《本草纲目·人部·妇人月水》："月有盈亏，潮有朝夕，月事一月一行，与之相符，故谓之月水、月信、月经。"月亮在天上，女子在地上，但是两种之间有因果性的对应关系。天上月圆一次，地球上女子月信一次，多一次是错，少一次也是错。

作用四：在日常生活中，月圆月缺最主要的作用，是老百姓眼中的挂历。月缺，初一；月圆，十五。是恒久不变的原则。今天的挂历，挂在墙上；古时的挂历，挂在天上。

太阴历的朔望月，有大小之分。大月 30 日，小月 29 日。30 与 29 这两个数据，彝族有，苗族也有。

在阴阳合历中，北斗历为第三基石。北斗历有四项作用，分述如下：

第一是定正月。正月建寅，北斗星斗柄指向了寅位，夏历将这一月定为正月。定正月是北斗历的贡献。正月初一是春节，定初一是太阴历的贡献。春节在立春附近，定立春是太阳历的贡献。过节知天文，过节知时节，是中华先贤创建节日的本意；非常遗憾，后世子孙过节过的是热闹，过的是美食。

第二是定寒暑。斗柄指南，暑；斗柄指北，寒。

第三是定端午。斗柄指南，即指向了子午线的午位，如此指向定出了一个节日——端午节。过节知天文，过节知时节，是中华先贤创建端午端阳的本意，是让子孙明白太阳回归已经到达了北回归线，是让子孙明白北斗星斗柄指向了子午线的午位；非常遗憾，后世子孙端午端阳节，记住的是赛龙舟，记住的是粽子。

第四是区分出了正风与邪风。逆斗柄而来的风为正风，顺斗柄而来的风为邪风。"风为百病之始。""风为百病之长。"引起百病的风，实际上指的是邪风。一部《黄帝内经》，反复强调邪风是百病之因，尤其是《灵枢·九宫八风》之专论，其基础就是北斗历。

13. 不变的原则

有变就有不变！

与十月太阳历相较，十二月太阳历有四处不变的地方：

第一，太阳回归年的时间长度不变。

第二，一寒一暑的界定不变。

第三，宇宙模型（四维时空）不变，表达河图仍然是两个圆——空心圆○与实心圆●。

第四，周而复始、圆周循环原则不变。

14. 河图的基础性贡献

河图的基础性贡献，体现在以下几个方面：

其一，建立了"以四时论之"的论证方式。河图"以四时论之"的论证方式还对后世多种文献产生了巨大的影响。多部经典都可以见到"以四时论之"的论证方式：

以四时之序论人序，《易经·乾文言》出现了"与四时合其序"的至理名言。

以四时之顺动论圣人之顺动，《易经·豫·象传》出现了"天地以顺动，故日月不过，而四时不忒；圣人以顺动，则刑罚清而民服"的至理名言。

以四时之道论教化之道，《易经·观·象传》出现了"观天之神道，而四时不忒，圣人以神道设教，而天下服矣"的至理名言。

以四时之德论人德，《吕氏春秋·去私》出现了"天无私覆也，地无私载也，日月无私烛也，四时无私行也。"

以四时之序论万物生长之序，《逸周书·周月解》论出了"春生夏长秋收冬藏"。

以四时之序论人体之病，《黄帝内经》《周礼》共同出现了春夏秋冬四时，春有春之病，夏有夏之病，秋有秋之病，冬有冬之病。——疾病应时。

以四时之序论人体脉象，《素问·阴阳别论》论出了："春脉弦，夏脉洪，秋脉浮，冬脉沉。"——脉象应时。

以四时之序论针刺原则，《素问·阴阳别论》有"春夏秋冬，各有所刺，法其所在"的原则之论，《灵枢·顺气一日分为四时》有"冬刺井；春刺荥；夏刺输；秋刺合"的具体之论。

其二，建立了"以十二论之"的论证方式。

以十二论经络，人体有十二经络。

以十二论音律，音律有阴六吕阳六律。

以十二论空间，空间分十二方，天下有十二州。

以十二论时间，日有十二时辰，岁有十二月。

以十二论"斗建"，北斗星斗柄指向有十二建。——建子，建丑，建寅，建卯，建辰，建巳，建午，建未，建申，建酉，建戌，建亥。前面多次讲过，以斗柄指向寅位定正月，这就是正月建寅。

十二是六的倍数，六气之六就出于十二。

（六）双圆简评

河出图，洛出书，圣人则之。

这是出于《易经·系辞上》的一个论断。则，有效法、以此为准之义。这一论断告诉后人，河图洛书是圣人效法的对象，是圣人以此为准的对象。这一论断说明了什么？

起码说明了以下几个问题：

第一，在中华大地上"书"这个单音词始于双圆，是双圆组成了洛书。

在中华大地上，"图"这个单音词始于双圆，是双圆组成了河图。在中华大地上，"图书"这个双音词始于双圆，是双圆组成了河图洛书。《汉书·五行志》："河洛出图书。"中华大地上从此有了"图书"这个双音词。天下读书人千千万万，但是，有几人知道"书"这个单音词始于太阳；天下识图人千千万万，但是，有几人知道"图"这个单音词始于日月星?! 进过图书馆的莘莘学子千千万万，但是，有几人知道"图书"这个双音词，始于日月星?!

第二，中华大地上的奇偶之数始于双圆——阳奇阴偶。洛书中的上九下一，构成了针经《灵枢》之纲纪，河图的八七五九六，构成了《素问》之基础。

第三，中华大地上的宇宙观始于双圆。前面已经谈过，在彝族文化中，双圆（○●）一有其形，二有其音，三有其义。○发音为土，汉语意思为宇；●发音为鲁，汉语意思为宙。双圆即宇宙，宇宙即双圆。先秦诸子中的尸子，将宇宙解释为四维时空。时空即宇宙，宇宙即时空。四维时空在当代有何意义？狭义相对论的理论基础在四维时空。

第四，双圆的形成，说明了一个根本问题：此时此地的中华先贤已经发明了圆规，而且已经能够灵活地使用圆规。双圆外围的正方形，说明了一个根本问题：此时此地的中华先贤已经发明了矩，而且已经能够灵活地使用矩。

第五，双圆特殊意义在何处？在东方时空。此说的依据何在？在《易经·象传》中。《易经·贲·象传》："观乎天文，以察时变；观乎人文，以化成天下。"仰观天文，是人文的起始点；以察时变，是仰观天文的落脚点。从天文到人文，是从人时合于天时开始的；人文化天下，是从立竿测影区分出精确的时间单位、循环的时间系统开始的。精确的时间单位，始于冬至夏至；循环的时间系统，同样始于冬至夏至。冬至夏至的每一至，都是精确的时间单位；冬至夏至的循环，则是循环的时间系统。

立竿测影，中午的日影首先是一条空间线，同时也是一条区分节气的时间线。东方时空，首先始于竿下日影这条直线，同时也始于地球公转与太阳对应关系的大圆。以这些常识为基本点，去理解东方时空就轻松愉快了。时空一体、时空对应的东方时空始于双圆，延续于部部经典，延续于诸子百家，以及汉代文献《史记》《汉书》《淮南子》。

敬请记住，东方时空是从双圆开始的，具体从五行对应五方开始的。

第六，现代物理学始于牛顿力学，牛顿力学的第一定律研究的是物体的静止与匀速直线运动，双圆告诉后人，宇宙间的一切物体的运动都是圆周运动。直线是局部，圆周是整体。京广线上列车的轨迹，局部是直线，整体是曲线；海洋上轮船的轨迹，局部是直线，整体是曲线、是大圆。

五运六气与
天道阴阳

五行（五运），源于十月太阳历，记载于双圆，延续于文字。

一、十月太阳历与五行五运

现在集中精力专题讨论五行五运问题。

"故知其要者，一言而终，不知其要，流散无穷。"《素问·六元正纪大论》第一次出现"知其要者，一言而终"的论断。

何谓"要者"之"要"？太阳回归。

知"要"知在何处？知在太阳回归形成的太阳历。

明白了太阳回归，认识了太阳回归形成的太阳历，五行五运就可以"一言而终"，即：一句话就能说清楚。

（一）五行五运的起源

五行五运之五，就是太阳回归年分出的五个时间段。

五行之行、五运之运，就是五个时间段内运行的五种气候。五行五运之五，讲的是时间段在数学中的规定性。

五行之行、五运之运，讲的则是五个时间段内气候运行的正常与异常。

为表达十月太阳历，中华先贤创造出了洛书。贵州毕节的彝族学者王子国先生家传的彝族典籍《土鲁窦吉》解释洛书，解释出了十月太阳历。

为表达十月太阳历，中华先贤创造出了五环轮。五环轮，三星堆地下有，大凉山彝族典籍中有，彝族典籍以及彝族学者王昌福、吉克曲日，将五环轮解释出了十月太阳历。

中原华夏先秦诸子的典籍里，五行与阴阳与四时总是并列而论的。

《礼记·礼运》："五行，四时，十二月，还相为本也。"——请看，孔子将五行、四时、十二月并列在了一起。

在《管子》中，《四时》之专论排位第四十一，《五行》之专论排位第四十二。——请看，管子将四时、五行并列在了一起。

《文子·道原》："和阴阳，节四时，调五行，润乎草木。"——请看，文子将阴阳、四时、五行并列在了一起。

《鹖冠子·王鈇》："天用四时，地用五行。"——请看，鹖冠子将四时、五行并列在了一起。

西方谚语有云："我不知道你是谁！但是我知道了你和谁坐在一起，我就知道了你是谁。"另一种说法："我不知道你是谁！但是我知道了你的朋友是谁，我就知道了你是谁。"

五行与阴阳、四时相并列，毫无疑问，三者的位置是在一起的。——五行与阴阳与四时坐在了一起。

五行与阴阳、四时多次并列出现，毫无疑问，三者之间是紧密、亲密关系的好朋友。

沿着西方谚语的思路，可以说出这样一个结论："我不认识五行，因为五行与阴阳与四时坐在了一起，只要认识了阴阳四时，就认识了五行。"换一个说法："五行与阴阳与四时是亲密的朋友关系，只要认识了阴阳四时，就认识了五行。"

阴阳的第一发源地在太阳回归，四时的第一发源地同样在太阳回归，五行与阴阳与四时并列，五行的第一发源地是不是也在太阳回归？

是的！

如果说阴阳有多个发源地，那么五行只有一个发源地，这个唯一的发源地就是十月太阳历。

十月太阳历在中原失传了！失传了十月太阳历，五行就成了无法解释的千古之谜。

阅读诸子百家，可以看到这样一个事实：子子论阴阳，家家论五行。阅读诸子百家，可以看到这样一个根本性局限：子子论阴阳，子子都没有介绍阴阳的出处；家家论五行，家家都没有介绍五行的来源。

有！一定有来源之处！

有这个矿，一定有这个矿的成矿之因！

找到了这个矿，正确的研究方法是：一定要找出这个矿的成矿之因。是地质学中的基本思路。

按照地质学中的基本思路，笔者开始了寻找阴阳五行的成因——发源地。

第四章

五运六气与天道阴阳

中原华夏的经典，可以找到阴阳的来源。《周髀算经·天文历法》明确指出，阴阳源于"两至"——冬至夏至。《周髀算经·天体测量》明确指出，冬至夏至源于立竿测影。

但是，查遍中原华夏的所有经典，找不到五行的出处。

在《尚书·夏书·甘誓》中可以看到，因为五行问题引发了一场战争。《甘誓》记载了一场夏启讨伐有虞氏的战争，战争的理由是："有虞氏威侮五行，怠弃三正，天用剿绝其命，今予惟恭行天之罚。"

有虞氏之所以被"剿绝其命"，罪行有两项：一是"威侮五行"；二是"怠弃三正"。

这里华夏经典中第一次出现"五行"。与"五行"一词并列的是"三正"一词。何谓"三正"？这个问题可以找出答案。《史记·历书》："夏正以正月，殷正以十二月，周正以十一月。盖三王之正若循环，穷则反本。"三正者，以子为正，以丑为正，以寅为正也。子、丑、寅三个月，以何月为正月，涉及"改正朔"的王权。王权受到轻视，自然会引发战争。

五行受侮会引发战争，五行是何等的重要！但是何谓"五行"？中原华夏所有经典没有介绍，先秦诸子也没有介绍，归根结底一句话：华夏文化解释不了五行！

自然界没有无源之水，人世间会有无源之人文吗？自然界没有无本之木，人世间会有无本之人文吗？水有源，树有根，同样的道理，人文一定有其源，一定有其根。

问题是，其源其根在哪里呢？

文化研究绕不开阴阳五行，问题是把华夏经典查遍，可以在《周髀算经》中查出阴阳的第一源头在太阳回归，但是，无论如何也查不出五行"从何而来"。

"书中没有的等等地下"，我一直期待着地下书简的出土，但令人惊喜的文物一直没有出现。纳西族保留中原古乐，这件事启示了我：深山里的兄弟民族有没有保留源头的文化呢？

朝中失传的，孔夫子主张"礼失而求诸野"。野，指的是朝野之野。范仲淹的"居庙堂之高"与"处江湖之远"，指的就是朝野。朝野在同一区域、同一族群之内。华夏失传的，孔夫子主张"天子失官，学在四夷"。失官，本意是指失去了设置官员的依据，引申之义为失去了文化。四夷之夷，有中原与边陲之分，有不同族群之分。四夷为何？《礼记·曲礼》有解释：四夷者，东夷、西戎、南蛮、北狄也。现在，东夷没有了，西戎没有了，北狄也没有了。

《史记》中有《西南夷列传》。西南夷，指的是云贵高原的彝族，彝族还在；南蛮。指的是湘西、云贵的苗族，苗族还在。秦始皇焚书，没有焚彝族、苗族的书，所以，这里应该保留有源头的原汁原味的文化。

有纳西族保留中原古乐的启示，有孔夫子"天子失官，学在四夷"的教导，我开始转变思路，把"书中没有的等等地下"修改为"地下没有的到山里看看"。

果然，在山里少数民族那里有了重大发现：

——在云南，找到了彝族文化保留的图书之数；

——在贵州，找到了彝族文化保留的图书之形；

——在湘西，找到了苗族对阴阳的精美解释。

以冬至夏至解释阴阳，是在湘西《苗族古历》中发现的。

以十月太阳历解释洛书，以洛书解释阴阳五行，是在贵州毕节彝族典籍《土鲁窦吉》中发现的。彝族文化是用天文历法解释河图洛书的。

找到了十月太阳历，最大的收益是找到了五行的自然属性。五行属于精确精美的无限循环的太阳法则，与玄学毫无关系。

五行的具体内容是木火土金水。

五行的自然顺序是木行在先，水行在后，中间火土金三行。

先有五行历，后有四时历；五行对应五方的时空观是正确的，所以，五行历改革为四时历之后，四时历中仍然保留了五方结构。这个保留，就是在四时之中分出了四时之末18日（长春、长夏、长秋、长冬），以对应五方结构。

五行一行的时间长度为72日，一行含两个月，每月36日；一月含两个节气，一节一气18日。

五行十月太阳历，留下了72、36、18这三个神秘数据，被文学巨著以及民间各行各业广泛引用。这些前面已有介绍，这里主要介绍五行在中医文化中的伟大贡献。

这些基本常识，前面已有讨论，此处的重复，是与读者一起复习，以便加深记忆。

在一部《黄帝内经》中，五行的地位仅次于阴阳，阴阳在先，五行在后，阴阳与五行总是相随相伴相并列，如果说阴阳是中医文化的第一大基石，那么，五行就是中医文化的第二大基石。

论证问题，"以五行论之"的论证方式，是五行对《黄帝内经》的基础性贡献。

(二) 五行五运在《黄帝内经》中

讨论五行五运在《黄帝内经》中，先从五行五运在《素问》中开始。

1. 五行五运在《素问》中

《素问·金匮真言论》以五行为主线，将时间空间、天文地理、万物与人串成了一条项链。请看《金匮真言论》中的五行之论。

以五行论五星，论出了木火土金水五星。

以五行论空间，论出了东西南北中五方。

以五行论五脏，论出了肝心脾肺肾五脏。

以五行论六窍，论出了目耳口鼻尿道肛门六窍。

以五行论五果，论出了枣李栗杏桃五果。

以五行论粮食，论出了麦黍稷稻谷五谷。

以五行论家畜，论出了牛犬猪羊鸡五畜。

以五行论蔬菜，论出了葵韭藿薤葱五菜。

以五行论颜色，论出了青赤黄白黑五色。

以五行论疫病，论出了木火土金水五疫。

以五行论味道，论出了酸苦甘辛咸五味。

以五行论五音，论出了角徵宫商羽五音。

以五行论气候，论出了风雨燥霜雪五种气候。

以五行论四时，木一行对应春，火一行对应夏，金一行对应秋，水一行对应冬，土一行对应四时之末18日；四时之末最后18日，亦可称为长春、长夏、长秋、长冬。

以上这些问题，大都集中在了《素问·金匮真言论》之中。请看原文：

> 东方青色，入通于肝，开窍于目，藏精于肝，其病发惊骇，其味酸，其类草木，其畜鸡，其谷麦，其应四时，上为岁星，是以春气在头也，其音角，其数八，是以知病之在筋也，其臭臊。
>
> 南方赤色，入通于心，开窍于耳，藏精于心，故病在五藏，其味苦，其类火，其畜羊，其谷黍，其应四时，上为荧惑星，是以知病之在脉也，其音徵，其数七，其臭焦。
>
> 中央黄色，入通于脾，开窍于口，藏精于脾，故病在舌本，其味甘，其类土，其畜牛，其谷稷。其应四时，上为镇星，是以知病之在肉也，其音宫，其数五，其臭香。
>
> 西方白色，入通于肺，开窍于鼻，藏精于肺，故病在背，其味辛，其

类金，其畜马，其谷稻，其应四时，上为太白星，是以知病之在皮毛也，其音商，其数九，其臭腥。

北方黑色，入通于肾，开窍于二阴，藏精于肾，故病在溪，其味咸，其类水，其畜彘。其谷豆，其应四时，上为辰星，是以知病之在骨也，其音羽，其数六，其臭腐。

这一论断以五行为主线，将天地万物乃至整个宇宙连成了一条项链，或者说，这一论断以五行为主线，将天地万物乃至整个宇宙绘制成了一幅相互联系的平面图。这一论断告诉后人，有独立之人，但是独立之人并不能独立存在。这一论断告诉后人，有独立之物，但是独立之物并不能独立存在。同一时空的人与万事万物，是息息相关的。

以五行为主线的自然组合表

五行		木	火	土	金	水
五方		东	南	中	西	北
五时		春	夏	长夏	秋	冬
天干	阳	甲	丙	戊	庚	壬
	阴	乙	丁	己	辛	癸
五脏		肝	心	脾	肺	肾
五腑		胆	小肠	胃	大肠	膀胱
五官		目	舌	口	鼻	耳
五体		筋	脉	肉	皮毛	血骨
五液		泪	汗	涎	涕	唾
五志		怒	喜	思	悲	恐
五声		呼	笑	歌	哭	呻
五音		角	微	宫	商	羽
五神		魂	神	意	魄	志
五味		酸	苦	甘	辛	咸
五气		温	热	湿	燥	寒
五色		青	赤	黄	白	黑

五谷	麦	黍	稷	稻	豆
五果	李	杏	枣	桃	栗
五畜	鸡	羊	牛	马	猪
五菜	韭	薤	葵	葱	藿
五数	三、八	二、七	五、十	四、九	一、六

在这一论断中，首先出现的是空间中的东方，与东方相联系的是五色中的青色，东方之春气通于五脏中的肝脏，六窍中的目，春之精华潜藏于肝，疾病中的惊骇，五味中的酸味，五行中的木，五畜中的鸡，五谷中的麦，四时中的春季，五星中的岁星（木星），春之气在头，春季之音对应五音中的角音，与春季相对应的奇偶之数是五数中的成数八，春季之疾病发病于筋，五气中的臭臊。所有这些，组成了一幅春季时空万物相互联系图。——成数八出于河图。

在这一论断中，第二出现的是空间中的南方，与南方相联系的是五色中的赤色，南方之夏气通于五脏中的心脏，六窍中的耳，夏之精华潜藏于心，疾病发于心脏，五味中的苦味，五行中的火，五畜中的羊，五谷中的黍，四时中的夏季，五星中的荧惑星（火星），夏之疾病发病于脉，夏季之音对应五音中的徵音，与夏季相对应的奇偶之数是五数中的成数七，五气中的臭焦。所有这些，组成了一幅夏季时空万物相互联系图。——成数七出于河图。

在这一论断中，第三出现的是中央，与中央相联系的是五色中的黄色，中央之气通于五脏中的脾脏，六窍中的口，精华潜藏于脾，疾病发在舌，五味中的甘味，五行中的土，五畜中的牛，五谷中的稷，四时之末18日，五星中的镇星（土星），中央之气之病在肉，中央之音对应五音中的宫音，与中央相对应的奇偶之数是五数中的生数五，五气中的臭香。所有这些，组成了一幅四时之末时空万物相互联系图。——生数五出于河图。

在这一论断中，第四出现的是西方，与西方相联系的是五色中的白色，西方秋之气通于五脏中的肺脏，六窍中的鼻，精华潜藏于肺，疾病发在背部，五味中的辛味，五行中的金，五畜中的马，五谷中的稻，四时中的秋季，五星中的太白星（金星），秋之气之病在皮毛，秋之音对应五音中的商音，与秋季相对应的奇偶之数是五数中的生数九，五气中的臭腥。所有这些，组成了一幅秋季时空万物相互联系图。——成数九出于河图。

在这一论断中，第五也是最后出现的是北方，与北方相联系的是五色中的黑色，北方冬之气通于五脏中的肾脏，六窍中的二阴（屎尿出口），精华潜藏于肾，五味中的咸味，五行中的水，五畜中的猪，五谷中的豆，四时中的冬季，五星中的辰星（水星），冬之气发病在四肢，冬之音对应五音中的羽音，与冬季相对应的奇偶之数是五数中的成数六，五气中的臭腐。所有这些，组成了一幅冬季时空万物相互联系图。——成数六出于河图。

这一至关重要的论断，建立起了一个立体的自然组合；这一自然组合将空间中的五方、时间中的四时，天文中的木火土金水五星（又称岁星、荧惑星、镇星、太白星、辰星），自然界的五色五味五谷五畜五音，算术中的五数，以及人体五脏六窍，联系在了一起。

如此联系可以吗？

当然可以！

请看一个古今中西的对比。

1666 年，德国科学家、数学家、哲学家莱布尼茨发表了一篇题为《论组合的艺术》的论文。是一篇关于数理逻辑的文章，其基本思想是想把理论的真理性论证归结于一种计算的结果。其中表述了成为某些现代计算机理论先驱的模型：一切推理，一切发现，不管是否用语言表达，都能归结为诸如数、字、声、色这些元素的有序组合。

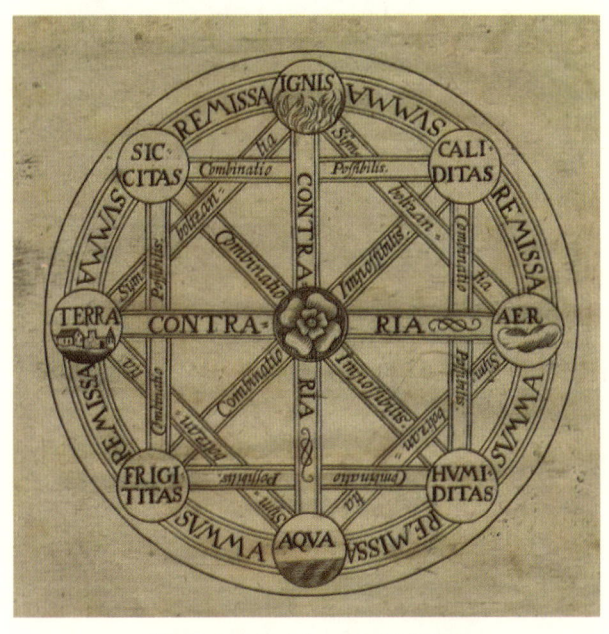

《论组合的艺术》结尾处的附图

《论组合的艺术》中出现了四大要素——数、字、声、色组合，《素问·金匮真言论》出现的是十大要素——空间五方、五数、五音、五色、天文五星、五谷、五味、五畜、五气、五脏、五病、四时——组合，组合实际上已经超过十大要素，为记忆方便记为十大组合，莱布尼茨论组合是现代的组合，《素问·金匮真言论》论组合是古代的组合，如果说，莱布尼茨《论组合的艺术》是一篇超前的科学文章，那么，怎么看待、怎么评价《素问·金匮真言论》呢？如果说，莱布尼茨《论组合的艺术》是现代计算机理论先驱的模型，那么，怎么看待、怎么评价《素问·金匮真言论》这一系列组合呢？

五行生克，是五行理论对中医文化的另一项重大贡献。

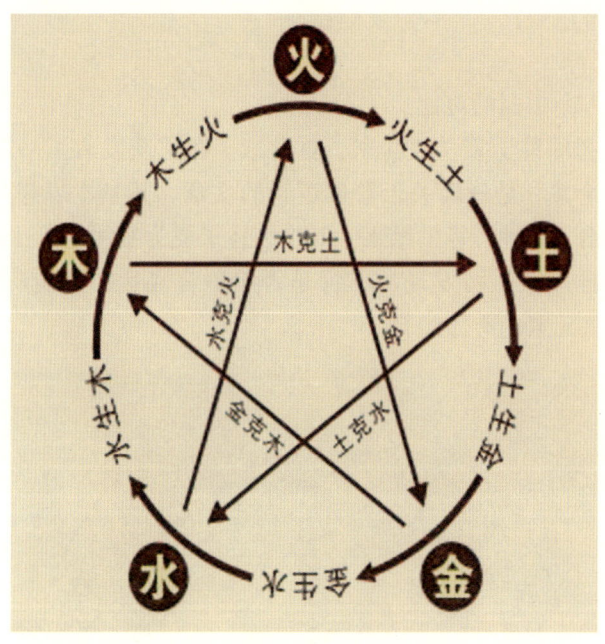

中原华夏五行生克图

五行生克图，用最简洁的几何图形揭示出了宇宙万物之间的相互联系与相互制约。

五行生克图，其组成分两个部分：一是外部之圆，二是内部的五个线段组成的五角星。

外部之圆即外圆由五个曲线线段所组成；一个圆环，五个曲线线段，代表金木水火土五行。五行一行接一行：木生火，火生土，土生金，金生水，水生木。一行生一行，接连不断，循环不休，如环无端；五行相生，顺时针旋转，表达的是万物生生不息，表达的是生生不息时间上的连续性。五个曲线线段组成的大圆，有时间空间中的两重意义：空间意义表达的是太阳视运动的黄道大圆，时间意义表达的是一个完整的太阳回归年。

内五角星，由五个直线线段所组成。五个线段，代表金木水火土五行。五行之间隔一行克一行：木克土，土克水，水克火，火克金，金克木。相邻相生，相隔相克。五行相克，解释的是时间上的周期性与循环性。简而言之，五行相克解释的是万物之间的相互制约。"离离原上草，一岁一枯荣。"荣，是相生；枯，是相克。荣有时，枯有时。荣，生生不息；枯，死死不已。理解了枯荣之生克意义，才能真正理解《素问·阴阳应象大论》中阴阳与"生杀之本始"的母源关系。相生，有连续性。相克，有间隔性。

万物有生死！生，有一定之时；死，有一定之时。五行生克图，可以简洁地表达万物的生死周期。

生生不息，死死不止，表达的是自然界新旧更替的无限循环，犹如"离离原上草，一岁一枯荣"那样的无限循环。

五行生克，解答了"治未病"如何治的问题。

"是故圣人不治已病治未病，不治已乱治未乱，此之谓也。夫病已成而后药之，乱已成而后治之，譬犹渴而穿井，斗而铸锥，不亦晚乎！"是《素问·四气调神大论》中的一个极其重要的论断。这一论断指出，中医治病不但治已有之病，更重要的是医治未发生的病。治病治在未病之时，治乱治在未乱之时，是不是中医文化的高明之处。

那么，治未病如何治？

正确的答案在《难经·七十七难》之中，具体答案在五行生克的哲理之中。

> 经言上工治未病，中工治已病者，何谓也？然。所谓治未病者，见肝之病，则知肝当传之与脾，故先实其脾气，无令得受肝之邪，故曰治未病焉。中工者见肝之病，不晓相传，但一心治肝，故曰治已病也。

译文如下。

问：经典上讲，医术上等的医生能够医治尚未发生的疾病，医术中等的医生只能医治已经发生的疾病，如何解释？

答：所谓医治未发生的疾病，例如见到肝脏疾病，根据木克土的基本原理（肝属木，脾属土），就预先知道肝之病会传与脾脏，所以医治时必先补脾脏之气，避免脾脏受到肝邪的侵犯，所以说叫做治未病。医术中等的医生，见到肝脏有病，不懂得木克土之原理，只是一味的专治肝病，所以说叫治已病。

实，补泻之补也。

见肝之病，先治之以脾，就是"治未病"的正确答案。

工，医生也。工有上中之分。上工，治病治在病前头。中工，治病治在病本身。肝有病直接治肝，中工也。肝有病先治之以脾，上工也。

见肝之病，为何先治之以脾？

是五行模型决定的！

肝属木，脾属土，五行相克哲理指出，木克土。见肝之病，先治之以脾，就是治病治在病前头，具体治在此行相克的那一行。

见肝之病，先治之以脾！如此，即治未病。

接着《难经》继续说，会有以下答案：

见脾之病，先治之以肾。

见肾之病，先治之以心。

见心之病，先治之以肺。

见肺之病，先治之以肝。

简言之，肝有病，补脾；脾有病，补肾；肾有病，补心；心有病，补肺；肺有病，补肝。五行相克，是大道。治未病，是医术。医术，源于大道。

仪器，精密的仪器，只能发现已有之病，但发现不了未病之病。发现未病之病，医治未病之病，是中医的优秀之处。

治未病，是中医文化的骄傲。

治未病的具体方法，出于五行生克。

五行生克，不但对中医文化有意义，对现代科学同样有意义。请看爱因斯坦曾经说过的一段话：

"人们试想以最适当的方式来画出一幅简化的和易领悟的世界图像，于是他就试图用他的这种世界体系代替经验的世界，并来征服它。"（《爱因斯坦文集第一卷·探索的动机》）

现实世界是复杂的，能不能将复杂的世界简易化、简单化呢？人类的先贤与现实中的科学家都试图完成这一难题。中华先贤利用五行学说，把复杂的现实世界归纳在了一个简易化的图像之中，简易在了五种要素之中。这样一来，复杂的现实世界就简易化、形象化了。五行相生相克，使人们认识到了现实世界不但是一个相互联系的世界，也是一个相互制约的世界。中华先贤建立这幅简图，其目的不是征服这个世界，而是和谐于自然世界。现代科学家没有办到的事，中华先贤办到了。后世子孙应该如何看待、如何评价五行生克这幅简图呢?

五行之大论,第一篇是《素问·天元纪大论》。《素问·天元纪大论》是一篇五运六气之专论的文章。天元,为今天的围棋留下了一个专用词。

天,本篇指的是天气。

元,具有起头、开始、第一之义。《尔雅·释诂》:"元,首也。"《说文解字》:"元,始也。"

国家的第一位领导人称元首,军队的最高指挥员称元帅,国家的第一功臣称元勋,罪大恶极的罪犯称元凶。元年、元月、元旦,分别表示开始的第一年、第一月、第一天。元,在这些名称中所表达的意思均在第一、起始、首要的范畴之内。

元,在本篇的意义主要体现在两个方面:一是天之元气;二是人文历法的历元。何谓历元?历之起始点也。中华先贤制历,重视起始点。一岁的起始点在冬至,一月的起始点在平朔,一日的起始点在夜半,以平朔冬至同在夜半的这一日作为历元。历元是推算之后各月朔望和每年节气的基点。《史记·历书》第一次出现历元的记载:"十一月甲子朔旦冬至已詹,其更以七年为太初元年。"有了历元之元,之后的年、月、日、节气才好推算。如《后汉书·律历志》中所言:"建历之本,必先立元,元正然后定历法。"

"天元"一词,第一发源地在《黄帝内经》,第二发源地在《史记》。《史记·历书》:"王者易姓受命,必慎始初,改正朔,易服色,推本天元,顺承厥意。"这段话的意思是:王朝更迭后的新王朝,所做的第一件大事是"改正朔",即确定哪一月为正月。如《史记·历书》所言:"夏正以正月,殷正以十二月,周正以十一月。"正,正的是岁首之月,即确定某一月为新年之首。《史记》告诉后人,夏朝以一月为正月,殷朝以十二月为正月,周朝以十一月为正月。今天仍然以一月为正月,实际延续的是夏历。新王朝要做的第二件事是"易服色",即新王朝启用新格式、新颜色的朝服。新王朝要做的第三件事是"推本天元",即推算历的起始点。新王朝为什么如此重视历呢?因为历是天文化为人文的成果,历可以反映日月运行的规律;历可以反映天文与气象之间的变化规律,历可以反映天文、气象与万物三者之间的变化规律;历可以指导生产,历可以指导生活,历可以指导医病,历可以指导战争。中华民族在世界民族之林中最早创造了历。早在伏羲氏、神农氏时代就有了历,《史记》说因为年代太久了,无法说清楚。但黄帝时代的历还可以说,《史记·历书》:"黄帝考定星历,建立五行,起消息,正闰余。"《史记》讲天元,讲的是历;本篇讲天元,讲的是运气,是运行在地面上的寒暑燥湿风五气。

重视一年的开始，是人类先贤的共同点。《圣经》中的正月，是上帝确定的。"你们要以本月为正月，为一年之首。"是耶和华告诉摩西的话，《圣经·旧约·出埃及记》记载了这件事。中华大地的历，是人制定的。《圣经》中的历，是上帝制定的。

天元纪，讲的是气候周期性与规律性。

"天有五行，御五位，以生寒暑燥湿风。人有五藏，化五气，以生喜怒思忧恐。"是《素问·天元纪大论》的开篇之语。天元纪大论，论的是天地之间五运五气变化的起始、往复、变化之规律，论的是五行五运五气对人体的影响。

以天文论天气之专论，本篇是《素问》第一篇。

太阳回归年可以一分为二分为寒暑，可以一分为四分为四时，可以一分为五分为五行五运……

任何事物都有规律可循！气候有没有规律可循呢？毫无疑问！人类先贤发现，地面上的气候与天上的星象存在着相互对应的关系：古埃及人发现，当天狼星与太阳一起升起的时候，地面上的尼罗河一定会泛滥。中华先贤发现，天上的太阳与地面上的气候有着因果关系。

太阳回归年一分为五，即五运。五运者，五种运行的气候也。五运者，木运、火运、土运、金运、水运之简称也。太阳回归，运行也。五行五运，五个时间段中运行的五种气候也。运行的太阳，运行的气候，运气也。在太阳回归的基础上，中华先贤创建了独特的运气学。五运是中华先贤创建运气学的基础。辽阔的太空运行着金木水火土五星，地面上运行着金木水火土五种气候。金木水火土五星是自然现象，金木水火土五运是人文总结。五星是运行的五星，五运是运行的五运。五星运行是周天运行，五运运行是周年运行，五运体现在一年之中的五个不同季节之中。以五星对应五运，只是一个形象的比喻，只是为了记忆方便，并非客观实际。以木星为例，木星围绕太阳公转11.8年一个周期，不可能对应一个太阳回归年的某个时间段。

五运即五行，五行即五运。五运五行就是首尾相接、运行不息的五种气候。

运气学在本篇的主要内容有四：一是五运的正常；二是五运的非常，即过与不及；三是运气学与天干地支的配合；四是运气与万物、与人之间的相应关系。

这里简要介绍一下运气学中具体的天人合一。

天人合一的哲理，在本篇具体体现在了五行、五位、五气、五脏、五情等五个方面：

五行者，金木水火土。

五位者，东西南北中。

五气者，寒暑燥湿风。

五脏者，肝心脾肺肾。

五情者，喜怒思忧恐。

五行金木水火土对应东西南北中五位：东方木，南方火，西方金，北方水，中央土。

五位东西南北中对应五气：东方生风，南方生暑，西方生燥，北方生寒，中央生湿。

五行金木水火土对应五脏：木应肝，火应心，土应脾，金应肺，水应肾。

五脏生五情：怒者，肝之情也；喜者，心之情也；思者，脾之情也；忧者，肺之情也；恐者，肾之情也。

中华先贤从天上到地面，从五星到五气，从五行到五脏，从五脏到五情，一步步地把天体与人体、气候与心情联系到了一起。

《吕氏春秋·有始》："天地万物，人之一身，是谓大同。"大同之同，其基本意思就是天体—人体，人体—天地。《吕氏春秋》告诉人们，天地万物与人体是可以相互对应的。《吕氏春秋》中的大同之论，为原则之论。本篇的几个"五"，为大同具体之论。本篇通过几个"五"，把天人合一的哲理清晰地表达了出来。

"天体大宇宙，人体小宇宙，一人一宇宙。"彝族典籍中，经典均有人体对应天体的格言。

天体—人体，人体—天地。李约瑟在《中国科学思想史》中将这种方法称为"宇宙类比"。天体是大宇宙，人体是小宇宙。用大宇宙比论小宇宙，即宇宙类比。古希腊哲学中也有这种宇宙类比法。

《素问·天元纪大论》的理论贡献是十天干配五运。

《黄帝内经》十天干配五行五脏，最早是在《素问·脏气法时论》中出现的。十天干一分为五，分为五份，对应五脏五行。具体对应如下：

甲乙对应五行之木，五脏之肝；

丙丁对应五行之火，五脏之心；

戊己对应五行之土，五脏之脾；

庚辛对应五行之金，五脏之肺；

壬癸对应五行之水，五脏之肾。

十天干一分为五，具体分法是：

一二一组，三四一组，五六一组，七八一组，九十一组；即甲乙一组，丙丁一组，戊己一组，庚辛一组，壬癸一组。

《素问·阴阳类论》中，又一次出现"春甲乙"。以甲乙论四时之春，以丙丁论四时之夏，以庚辛论四时之秋，以壬癸论四时之冬，以戊己论中央。这个思路与《素问·脏气法时论》中的思路完全一致。

而在《素问·天元纪大论》中，十天干与五行对应，又出现了另一种对应方法。具体对应如下：

甲己之岁，土运统之；乙庚之岁，金运统之；丙辛之岁，水运统之；丁壬之岁，木运统之；戊癸之岁，火运统之。

如此对应，显然与《素问·脏气法时论》的对应有差别。

甲己对应五行之土，

乙庚对应五行之金，

丙辛对应五行之水，

丁壬对应五行之木，

戊癸对应五行之火。

甲乙丙丁戊己庚辛壬癸，一二三四五六七八九十，本篇十天干的组合形式是一六，二七，三八，四九，五十，亦即甲己，乙庚，丙辛，丁壬，戊癸。

一部经典，同一问题，两种答案，谁对谁错呢？

在《礼记·月令》《吕氏春秋·十二纪》《淮南子·时则训》都有十天干与五行对应的规则；在这个规则中，木运甲乙，火运丙丁，土运戊己，金运庚辛，水运壬癸。这里天干的组合形式是一二，三四，五六，七八，九十。如此对应规则，完全相同于《素问·脏气法时论》中的对应规则。

天干的组合形式，五运与天干的配合，为什么《素问》中会出现两种对应规则，要回答这一问题，需要文化与中医两界的共同研究。

《素问·天元纪大论》解决的另一个重要问题，是五运的周期性问题。

黄帝向鬼臾区请教，五运有没有周期性？鬼臾区的回答是五运有周期性。回答的具体内容如下：

"天以六为节，地以五为制。周天气者，六期为一备；终地纪者，五岁为一周……五六相合而七百二十气，为一纪，凡三十岁；千四百四十气，凡六十岁，而为一周，不及太过，斯皆见矣。"

这一论断中，出现"以六为节"的"六节"，出现"以五为制"的"五制"，出现"周"与"纪"的界定。

六节者，六个甲子也。甲子者，干支的结合也。十天干与十二地支，结合六次即六节。

五制者，金木水火土五行也。"五岁为一周"，即金木水火土五行循环一周也。

五运有小五运与大五运之分：小五运即一岁之内五个时间段中的五种气候，大五运即五岁分五运。五岁之中依次分木火土金水五种气候。小五运是用五环轮表达的，大五运是用《干支纪年表》表达的。春夏秋冬加长夏表达的是小五运，"甲己之岁，土运统五；乙庚之岁，金运统五"表达的是大五运；大小五运都是循环的五运，大小五运都对应一定的天文。

六气同样有小六气与大六气之分：小六气即一个太阳回归年之内六个时间段中的六种气候；大六气即十二岁之内与一个甲子之内的六种气候。小六气记载于《周髀算经·七衡六间》，大六气记载于"干支纪年表"。大小六气都是循环的六气，大小六气对应的都是太阳回归。

"五六相合"即五与六相乘，乘积为三十，三十岁为一纪。一岁二十四节气，一纪三十岁含七百二十个节气。其运算公式为：

$$24 \times 30 = 720 （气）$$

一岁二十四节气，六十岁为一周，一周之中含一千四百四十个节气。其运算公式为：

$$24 \times 60 = 1440 （气）$$

三十岁为一纪。一纪，即半个甲子周期。

六十岁为一周。一周，即一个甲子周期。

鬼臾区告诉黄帝，五运有周期性。三十年为一纪，六十年为一周。

《素问·六节脏象论》中指出四时有周期性，节气有周期性，五运有周期性。关于这三个周期性，《素问·六节脏象论》是这样说的：

"五日谓之候，三候谓之气，六气谓之时，四时谓之岁，而各从其主治焉。五运相袭，而皆治之，终期之日，周而复始，时立气布，如环无端，候亦同法。"

五日为一候，三候为一气，六气为一时，二十四气为一岁，七百二十气恰好三十岁，一千四百四十气恰好六十岁。五运六气以三十年为一纪，以六十年为一周期。

这里所出现的"如环无端"一词，所表达的是圆周运动的无限循环。终点之处即新起点，甲子的终点又是下一个甲子的新起点，周期之终也即周期之始，周周相连，周而复始，如此者，周期也。为形容周期之周，本篇出现

"如环无端"这个非常形象的形容词。

如环无端,无限循环,这种运动状态符合太极图、后八卦图所揭示的运动状态。太极之状为如环无端之状,八卦之状同样为如环无端之状;太极之动为无限循环之动,八卦之动为无限循环之动。太极可以表达至大无外的宏观宇宙,也可以表达小到无内的微观世界。由此而论,"如环无端""无限循环"这两个词既可以描述大到无外的宇宙运动状态,也可以描述小到无内的微观世界的运动状态。

《素问·六节脏象论》以六十日为一甲子,《素问·天元纪大论》以六十年为一甲子。一个甲子,可以称为一元或一周。

太阳回归有三大基本特征:一有规定性,二有周期性,三有循环性。以太阳回归为根源形成的五行五运,同样具备有这三大特征。中华先贤以将时间、气候的规定性、周期性、循环性综合起来,做出了一个60甲子的干支纪年表。干支纪年表,既能反映太阳回归年的三大特征,又能反映五行五运即天气变化的三大特征。五行五运进入数学体系,实际上是天文、天气进入数学体系,是六十甲子的贡献。环顾全球,干支纪年表这一计时体系,找不出第二例。

留下了一种推理方法,是《素问·天元纪大论》结尾处的一大贡献。本篇的结论出现这样一段话:"善言天者,必应于人;善言古者,必验于今;善言气者,必彰于物;善言应者,同天地之化;善言化言变者,通神明之理。"

这一论断实际上是一种推理方法。

"善言天者,必应于人。"以天论人,这里的推理是以上下相关的推理。以天理论人理,以天时论人时,以天气论人体疾病,如此即以天论人。

"善言古者,必验于今。"以古论今,这里的推理是以前后相关的推理。《诗经·大雅·荡》:"殷鉴不远,在夏后之世。"前车之鉴,后事之师。让历史告诉未来,让历史指导现在,如此即以古论今的推理。

"善言气者,必彰于物。"以气论物,这里的推理是以无论有的推理。气物关系,是无形与有形的关系。寒暑之气决定着小花小草的一岁一枯荣,如此即以气论物的推理。

"善言应者,同天地之化。"小关乎大,这里的推理是以小论大的逆向推理。小花小草的变化,关乎太阳回归的变化;地球上的变化,关乎天体的变化;钱塘江大潮的变化,关乎月亮的变化,如此即以小论大的逆向推理。

"善言化言变者,通神明之理。"流关乎源,生生之物关乎生生之源,这里的推理是以流论源的逆向推理。化与变是万物的化与变,神明是生生之源;言化言变,言的是万物变化与生生之源的关系,如此即以流论源的推理。

言上看下，言前看后，言有思无，言小思大，言形下之物思生生之源，这就是中华先贤留下的推理方法。

手中没有实验室、没有先进仪器的中华先贤，为什么那么善于发明创造，为什么那么善于提出问题与解答难题，善于推理是不是其中的奥秘？

五行之大论，第二篇是《素问·五运行大论》，该篇亦是运气学说专论第二篇。

五运者，木运、火运、土运、金运、水运也。

五运之五，太阳回归年分出的五个时间段。

五运之运行，五个时间段内五种气候之运行也。

中华先贤认为，气候变化与天文变化有关，具体与太阳回归相关。

《素问·五运行大论》论的是五行之气上下左右的运行规律。上者，司天之气也。下者，在泉之气也。司天之气者，上半年的气候也。在泉之气者，下半年的气候也。左右者，左间、右间之气也。左间气、右间气，是司天之气与在泉之气基础上的进一步细分。

运气之专论，本篇是《素问》中的第二篇。

"从其气则和，违其气则病"，是本篇所讲述的根本道理。认识五行之气，顺从五行之气，本篇之核心也。

《素问·五运行大论》中的黄帝，是一个重要、众多问题的提出者与研究者。

"黄帝坐明堂，始正天纲，临观八极，考建五常。"

黄帝坐在施政的殿堂里，校正天文大纲，临观八方地理形势，研究并建立五行运气的道理。这是本篇开篇之处的黄帝。黄帝一研究天文，二研究地理，三研究太阳回归基础上的气候。

见其有而求有从何处来者，是哲学家。

见其然而求其所以然者，是科学家。

有此气，有彼气，有各式各样的气；有，为什么有？地面上的气与天文有没有联系？各式各样的气之间有没有内在的联系？其规律如何？由一病求一病之因，由百病求百病之因；面对自然世界，面对人体，黄帝提出了各式各样的问题，同时也希望解答各式各样的问题。自己解答不了的，就拜师求助。以此而论，黄帝显然就是一位大哲学家，一位大科学家。

研究五运，一可以指导生产，二可以指导养生，三可以指导医病。文字中的五运已经是成熟的理论了。众多文献告诉人们，五运问题的研究，可能远远始于文字之前。五运学说把万物、把人放在自然之气中来看待，来研究。这一基本立场，是经得起时间空间检验的。

五运变化始于甲。任何变化都有一个起点，都有一个终点。那么，五运变化始于哪儿，终于哪儿呢？本篇的答案是：五气主岁，首先是从甲开始定运的。五气主岁始于甲，而终于癸。

土运统主甲年、己年，金运统主乙年、庚年，水运统主丙年、辛年，木运统主丁年、壬年，火运统主戊年、癸年，五年一周期，终而复始，无限循环。五运循环，天干也随之循环。天干记的是五运。

子年午年少阴司天，丑年未年太阴司天，寅年申年少阳司天，卯年酉年阳明司天，辰年戌年太阳司天，巳年亥年厥阴司天。三阴三阳循环，地支也随之循环。地支记的是六气。

十天干与十二地支的最小公倍数是六十，所以形成中华民族所独有的"甲子"。六十岁一甲子，六十岁一循环。规律性的变化，规定在了甲子之中。

在前六十六篇中，黄帝的第一位老师岐伯。在《素问·六节脏象论》中，出现黄帝的另一位老师鬼臾区，鬼臾区第一次向黄帝讲述了阴阳五运之理。黄帝认为两人所讲的阴阳五运不一致，问是怎么回事？

在《素问·五运行大论》岐伯的回答中，出现了两种推理方法：数之推理与象之推理。

岐伯告诉黄帝，符合道理的事物也有区别，有以数推理者，有以象推理者。只要进入阴阳之数的范畴，都是可以推理的，可以由十推到百，由千推到万；但天地阴阳的变化，不可能用数去推理，而只能根据象去推理。象者，自然现象也。

数之推理法，用本篇的话是："夫阴阳者，数之可十，推之可百；数之可千，推之可万。"

象之推理法，用本篇的话是："天地阴阳者，不以数推，以象之谓也。"

这里要谈一下"象"模型。象，作为一个万能模型，是在八卦时代确定的。

《易经·系辞下》："八卦成列，象在其中矣。"八卦中有象！象即八卦，八卦即象。

《易经·系辞下》："象也者，像此者也……是故易者象也；象也者，像也。"易者象也！何谓易？《周易参同契》的答案是："日月为易。"易就是象，等量代换，日月就是象。卦中有象，即卦中有日月。卦就是用象形、形象的方法表达日月之理的。日月之理，最基础的就是太阳回归与月亮圆缺。太阳回归，决定万物的生死。月亮圆缺，决定大潮的起落。日月往来的昼夜，决定万物的动静。万物演化之理必须论日月，因为日月之理决定着物理。而八卦之象表达的就是日月之理。

《尸子》："伏羲氏画八卦，别八节而化天下。"尸子，先秦诸子中的一子。尸子告诉后人，八卦表达的是太阳历八节。万物生长靠太阳！太阳是万物的母源，所以太阳历可以论物理。

《易经·系辞上》："八卦而小成，引而伸之，触类而长之，天下之能事毕矣。"这一论断是人文之论。以八卦为基础，引申之，触类旁通之，可以办好天下之能事。

八卦，在《易经》之中可以论天体，可以论人体，可以论家庭，在《易经》之外可以论医学中的八方八风，可以论兵法中的八阵图，可以论建筑学中的八卦村、八卦城，可以论数学中的二进制……

为什么八卦可以论一切，因为八卦根植于太阳，因为八卦融合的是时间与空间。

象模型，是万能模型。万能模型，可以推理一切。数字推理，是其中之一。

需要说明的是，洛书河图也是象，太极也是象，阴阳五行都是象。观象比类，这一重要方法就是由文字之前的抽象之象出发的。

《素问·五运行大论》第二次出现《太始天元册》这部早期的经典。《太始天元册》中出现红、黄、青、白、黑五种颜色，这五种颜色是与天上星象联系在一起的，具体是和二十八宿联系在一起的。

红色的天气，横亘在牛、女二宿与西北方的戊位之间。

黄色的天气，横亘在心、尾二宿与东南方的己位之间。

青色的天气，横亘在危、室二宿与柳、鬼二宿之间。

白色的天气，横亘在亢、氐二宿与昴、毕二宿之间。

黑色的天气，横亘在张、翼二宿与娄、胃二宿之间。

与五种颜色相联系的星象是二十八宿。二十八宿是二十八颗恒星，位于天球赤道和黄道附近。二十八宿是中华先贤观测和量度日、月、五星运动的坐标。按照东西南北四个方向，中华先贤把二十八宿分东七宿、西七宿、南七宿、北七宿。

东七宿：角、亢、氐、房、心、尾、箕。

西七宿：奎、娄、胃、昴、毕、觜、参。

南七宿：井、鬼、柳、星、张、翼、轸。

北七宿：斗、牛、女、虚、危、室、壁。

东西南北各七宿，又称四象。中华先贤用动物名称命名四象，即东方苍龙，西方白虎，南方朱雀，北方玄武。

在经典中，最早记载二十八宿的是《尚书·尧典》。

在出土文物中，最完整记载二十八宿的是湖北随县出土的战国初期的漆箱，漆箱盖上出现了二十八宿的全部名称。

印度、阿拉伯、伊朗、埃及等国，也有类似我国的二十八宿体系。

《素问·五运行大论》出现了"天门""地户"两个新名词。

天门的位置，位于戊奎、壁二宿处。

地户的位置，位于角、轸二宿处。

五色的分布，在一个大圆内。天门、地户将大圆东西一分为二分为两个半圆。

天门、地户有什么实际意义呢？确定天门、地户，实际上是为了确定春分与秋分点。天门即春分点，地户即秋分点。春分点在二月，秋分点在八月。

天文、节气、气候、物候、时空，是为医者所必须清楚的基本常识。正如《素问·五运行大论》所指出的："所谓戊己分者，奎、壁、角、轸，则天地之门户也。夫候之所始，道之所生，不可不通也。"文中的"戊己"，指的是空间中的西北方的戊位与东南方的己位，文中的"奎、壁、角、轸"指的是天文中的四星；奎、壁二星确定的是地户（秋分），角、轸二星确定的是天门（春分）。

天门地户，是中华先贤的时空观的另一种表达。

"上下左右"的再论述。上一篇出现上下左右的论述，《素问·五运行大论》又一次出现上下左右的论述。两次论述并不是简单的重复，而是有新的内容加入。

上下左右为空间，空间之空并非绝对的真空，而是充满了无限生机。无限生机的基础就是气。气有六种，六种气可以促生，可以促长，同时也可以致病，可以致死。

《素问·五运行大论》研究上下左右，研究的是气的空间位置与空间变化。

《素问·五运行大论》出现了"天动地静说"。阳动阴静，阳无形阴有形，天动地静，天上地下，是始于八卦的基本观点。动，是绝对之动；静，是相对之静，相对之静融合于绝对之动之中。

奇数左旋，偶数右旋，是始于河图洛书的基本观点。河图洛书的基本观点，《尸子·君治》解释如下："天左舒而起牵牛，地右辟而起毕昴。"中华先贤认为，天地都是动态的，动的形式是旋转。天向左旋，地向右旋。旋转有起点，天旋的起点是牵牛星，地旋的起点是毕、昴两星。牵牛星与毕、昴两星均在二十八宿之内。

河图、洛书中的基本立场，统统在《素问·五运行大论》中得到了延续。本篇告诉人们，天地是动态的，动态的形式是旋转。日月五星行于天空，五行之气合成的有形之物生长于大地。天上的精气与地上万物，其关系却犹如大树的根本与枝叶。天与人的距离虽然遥远，但两者却是紧密相连的。

《素问·五运行大论》出现了"气举大地说"。关于天体结构，中华先贤先后创造出三种假说：一是盖天说，二是浑天说，三是宣夜说。

盖天说认为，天在上，地在下，天像一个伞盖遮盖着大地。记载盖天说的最早文献是《曾子》，具体出在《曾子·天圆》。

浑天说认为，浑天如鸡子，天体如弹丸，地如鸡子中黄，孤居于内，天大而地小。记载浑天说的最早文献是《浑天仪注》。

宣夜说认为，地有形而天无体。天是高远无极的空间，没有形质，天的颜色只是人的主观感觉，并不表明有一个固体的天壳或天穹存在；其次，日月星辰都自由悬浮于空虚之中，在气的作用下或动或静，所以各自的运动状态彼此不同。记载宣夜说的最早文献是汉代文献。

三种假说中，浑天说在天体结构学说中占主导地位。但宣夜说的天无形质这一观点，高明于其他两种学说。

《素问·五运行大论》出现天体结构的讨论——气举大地说。关于天体结构，黄帝向岐伯请教了两个问题：其一是大地在太虚即宇宙之中的位置？其二是大地凭借什么立于宇宙之中？

岐伯对第一个问题的回答是：大地位于人之下，宇宙之中。

岐伯对第二个问题的回答是：大地凭借大气的力量立于宇宙之中。

在遥远的古代，中华先贤一直在研究天体结构问题。同一个问题，中华先贤创造出盖天说、浑天说、宣夜说三种假说，这证明了中华先贤具有求证问题的高超能力。

此处的问题是，《素问》是医学经典，为什么要研究天体结构呢？是否可以得出这样一个答案：大地是天体中的一员，人是大地上的一员；人的状态如何与大地有关，大地的状态如何与天体有关。所以要真正认识人，必须认识大地，必须认识天体。

以天文论人文，以天体论人体，是中华文化与中医文化形成的根本思路；弄懂弄通这一根本思路，才能打开中华文化、中医文化的大门。

气的特征与大地的状态。一种气有一种特征，六种气有六种特征：燥气的特征是干燥，暑气的特征是蒸发，风气的特征是动摇，湿气的特征是润泽，寒气的特征是坚冷，火气的特征是温暖。六种特征的气，在不同的时间内作用于大地，用《素问·五运行大论》的话说是："燥以干之，暑以蒸之，风以动之，湿以润之，寒以坚之，火以温之。"一年之中，六气先后交替地作用于大地，于是有了万物的发芽、成长、成熟与收藏。

因为特征的不同，所以六气分布的空间位置也不同，用本篇的话说是："风寒在下，燥热在上，湿气在中，火游行其间。"

六气的状态会影响大地的状态。如果六气出现太过的局面，那么大地就会出现反常的局面，例如燥气太过，大地会干燥；暑气太过，大地会炎热；风气太过，大地会动荡不定；湿气太过，大地会泥泞；寒气太过，大地会冻裂；火气太过，大地会坚固。

用六气的状态解释大地的状态，用六气的状态解释万物的状态，将无形之六气与有形之大地、有形之万物结合起来研究，如此系统论既经得起时间的检验，也经得起空间的检验。

现实生活中，气可以感觉到而看不到，而大地的状态既可以感觉到，也可以看得到。只要掌握了六气的基本概念，就可以通过大地的状态来判断时下流行的是六气中的哪一气。

气象与脉象。气象与人体之间的联系是必然的，所以气象必然会反映到脉象上。关于四时之脉象，《素问·阴阳别论》中有"春脉弦，夏脉洪，秋脉浮，冬脉沉"的界定。

六气与脉象的关系，具体之论是在《素问·至真要大论》中出现的：

"厥阴之至其脉弦，少阴之至其脉钩，太阴之至其脉沉，少阳之至大而浮，阳明之至短而涩，太阳之至大而长。至而和则平，至而甚则病，至而反者病，至而不至者病，未至而至者病，阴阳易者危。"

厥阴、少阴、太阴、少阳、阳明、太阳，是三阴三阳之气。弦、钩、沉、浮、涩、长，是六种脉象。三阴三阳之气该至则至，则有人体平和安康。三阴三阳之气该至不至，则有人体疾病反常。脉象与六气相应，为平和正常。脉象与六气相违，为疾病反常。

气与百病的关系，《素问·五运行大论》区分出了四种情况：

三阴三阳之气至而过者，病！

三阴三阳之气至而不及者，病！

三阴三阳之气该至不至者，病！

三阴三阳之气该去而不去者，病！

关于气与病的关系，《素问·五运行大论》的结论是："从其气则和，违其气则病。"

在《素问·五运行大论》的结尾出现与《素问·阴阳应象大论》中一段几乎相同的论断，前后两个论断建立了一种整体系统论，这种系统论可以用一种独特的"四如何"句式来表达，这个句式为"在天如何，在地如何，在物如何，在人如何"。请看《素问·五运行大论》原文：

> 东方生风，风生木，木生酸，酸生肝，肝生筋，筋生心，肝主目。其在天为玄，在人为道，在地为化。化生五味，道生智，玄生神，化生气。神在天为风，在地为木，在体为筋，在气为柔，在脏为肝……怒伤肝，悲胜怒；风伤筋，燥胜风；酸伤筋，辛胜酸。

> 南方生热，热生火，火生苦，苦生心，心生血，血生脾。其在天为热，在地为火，在体为脉，在气为息，在脏为心。其性为暑，其德为显，其用为躁，其色为赤，其化为茂，其虫羽，其政为明，其令郁蒸，其变炎烁，其眚燔焫，其味为苦，其志为喜。喜伤心，恐胜喜；热伤气，寒胜热；苦伤气，咸胜苦。

> 中央生湿，湿生土，土生甘，甘生脾，脾生肉，肉生肺。其在天为湿，在地为土，在体为肉，在气为充，在脏为脾。其性静兼，其德为濡，其用为化，其色为黄，其化为盈，其虫倮，其政为谧，其令云雨，其变动注，其眚淫溃，其味为甘，其志为思。思伤脾，怒胜思；湿伤肉，风胜湿；甘伤脾，酸胜甘。

> 西方生燥，燥生金，金生辛，辛生肺，肺生皮毛，皮毛生肾。其在天为燥，在地为金，在体为皮毛，在气为成，在脏为肺，其性为凉，其德为清，其用为固，其色为白，其化为敛，其虫介，其政为劲，其令雾露，其变肃杀，其眚苍落，其味为辛，其志为忧。忧伤肺，喜胜忧；热伤皮毛，寒胜热；辛伤皮毛，苦胜辛。

> 北方生寒，寒生水，水生咸，咸生肾，肾生骨髓，髓生肝。其在天为寒，在地为水，在体为骨，在气为坚，在脏为肾。其性为凛，其德为寒，其用为脏，其色为黑，其化为肃，其虫鳞，其政为静，其令霰雪，其变凝冽，其眚冰雹，其味为咸，其志为恐。恐伤肾，思胜恐；寒伤血，燥胜寒；咸伤血，甘胜咸。

"在天如何，在地如何，在物如何，在人如何""四如何"仍然是以五行为主线,将宇宙间的一切穿成了一条项链。竖看是一条项链,横看是一幅平面图。"四如何"的句式中,隐藏着极其重要的基础性哲理。故引用于此,希望读者能够记住这一句式。

这种独特句式中隐含有五大道理:

其一,自然与人是相互联系的。自然之时空,自然之气,五行,五味,五色,五脏,这些自然之物都是相互联系的。

其二,有形之物生于无形之气。气化万物,万物分五味,五味养五脏。气无形但万物有形。无形之气衍生有形之物之后,并没有告别万物,而是赋存于万物之中。气在何处?"四如何"的句式告诉人们,气在时间中,在空间中,在天地中,在万物中,在人体五脏中,在喜怒哀乐的情绪中。一句话,气无处不在。无形之气从何处看?在时空中看,在万物中看,在五脏中看,在五色中看,在毛毛虫中看……

其三,不同的气与物的不同状态相联系。这种气与荷花的开放有联系,那种气与莲藕的成熟有联系。这种气与蚯蚓的冬眠有联系,那种气与蚯蚓的苏醒有联系。这种气与万物生长有联系,那种气与万物成熟有联系。万物的状态一旦发生变化,这就告诉人们,作用于万物的气发生了变化。

其四,天、地、人、物是一个整体,宇宙是一个整体。宇宙间任何事物都是相互联系的。有独立的事物,但独立事物并不独立存在。所有的独立事物相互联系地存在于宇宙整体之中。这就是本篇所讲述的整体系统论,也是贯穿《素问》始终的整体系统论。整体系统论告诉人们,人与宇宙是相互联系的,五脏与宇宙是相互联系的,人体的筋、骨、肉与宇宙是相互联系的。

其五,眚者,灾也,天灾也。天气与天灾在这里是一体而论的。"天气如何,天灾如何","四如何"的句式告诉后人,某种天气与某种天灾是有联系的。有什么样的天文,就有什么样的天气,有什么样的天气形势,就有什么样的天灾,是《尚书》《诗经》中的基本常识。这一基本常识,至今西方尚未认识,研究地球上发生的灾害,把研究的目光死死盯在了地球上,而完全忽略了地球之外的天文因素。这一局限性,就是有天灾而不能准确预报的重要原因。

整体系统论,始于八卦三爻。八卦的三爻,在天、地、人三者之间建立起了"一而三,三而一"的整体系统论,在天、地、人、物四者之间建立起了"一而四,四而一"的整体系统论。《内经》继承了整体系统论,也发展了整体系统论,《素问》中所出现的独特句式,就是整体系统论继承与发展的证明。

西方哲学中,先后出现过不同形式的整体系统论。一是古希腊先哲视野中的整体系统论，人之外的外部世界是一个相互联系的整体，而人与外部世界关系却是两分关系。二是斯宾诺莎（Spinoza，1632—1677）的整体系统论。斯宾诺莎是文艺复兴时期的大哲学家。他纠正了近代西方哲学人天主客二元的谬误，把人包含在了宇宙整体之内。

罗素的《西方哲学史》中有一章专门谈斯宾诺莎，有兴趣的读者可以去看一看。斯宾诺莎是一个特别的人物，他是犹太人，却被犹太人开除出教。罗素说，二进制的发明者莱布尼茨受益于斯宾诺莎。大科学家爱因斯坦非常敬仰斯宾诺莎。斯宾诺莎认为，上帝存在于自然秩序之中。斯宾诺莎所谈的上帝，近似于中华文化里的后天之道。

长与短，可以在比较中得出结论。时间越久，越证明中华先贤认识的正确性。

《素问·五运行大论》出现了早期的经典《太始天元册》。《太始天元册》在一部《素问》之中，先后出现了三次。《太始天元册》谈的是什么呢？谈的是天文，谈的是天文与万物生化之间的必然联系。具体谈的是天文、五运、干支。

天文是自然之文。五运、干支是人文，是中华先贤从自然之文中总结、归纳出的人文。自然之文复杂而有序，人文有序而简单。伟大的中华先贤将复杂而有序的自然之文化为有序而简单的人文。五运、干支的出现，是中华先贤的伟大贡献。非常遗憾的是，子孙并没有很好地将其继承与延续，也没有以此为基础创造新的成果。长期以来，五运、干支的解释权，全部被街头巷尾的算卦者所垄断，而大学者、大哲学家、大学教授们却对此嗤之以鼻，不屑一顾，这实在是中华文化的极大悲哀。

自然界告诉人们，地球上任何角落的自然之物，无论是一草一木还是一鸟一虫，其变化都与天文现象有着因果关系，即自然之物的变化都是随天文现象变化而变化的。中华先贤告诉子孙，发生在人体之内的疾病同样与天文现象有着因果关系。

如果说地球上所发生的一切都与天文现象有联系，那么，地球上所发生的地震、海啸、台风与天文现象有联系吗？如果说人体之内的疾病与天文现象有联系，那么，地球上所发生的疾病——地震、海啸、台风——与天文现象有联系吗？如果后世子孙能够继承中华先贤的思路走下去，用天人合一、天地人三者合一、天地人物四者合一的整体论、系统论去提出问题，去论证问题，会为人类做出多少贡献啊？

病在人体之内，病因可能在人体之外，中华先贤的这一正确认识，已被历史所证明，也正在被现实所证明，肯定也会被未来所证明。笔者沿着这一思路，大胆地提出了一个问题：病在地球上，病因可能在天文中。笔者把地震、海啸、暴雨、洪水、干旱视为地球之病，并把这些疾病的原因归结在天文现象与地球本身两种因素上，写成了《天文·天气·天灾》一文。笔者在文中谈到，如果把天文与天气、天灾三者结合起来研究，天气与天灾既可以做出短期预报，也可以做出长期预报。文中的内容可以归结在这样几句话中：日宿为背景，行星行其中；星地呈一线，天灾必发生；五星决旱涝，一月定乾坤。

这几句话的核心意思是：当恒星、行星（重点是金木水火土五星）在空间中形成一条直线对应地球时，是诱发地球对应区内发生天灾的重要原因，月球进入这条直线时间则是发生天灾的具体时间。

这篇文章，被中文核心刊物《中州学刊》2005 年第 4 期采用，被中国科学院主办的《科学时报》所摘载。笔者是工程师，不是天文研究者。在此谈这篇文章，其目的就是告诉亲爱的读者，只要掌握了中华先贤研究问题的思路，就可以提出很多很多问题，既可以在自己的研究领域内提出新问题，也可以在前人的基础上提出新问题。

五行之大论，第三篇是《素问·五常政大论》。何谓五常？五常者，五运也，五行也。

五运主岁，司五气、五谷、五虫、五畜、五木、五声、五色、五味……此为政令之常也。政令之常，常政也。五常政之外，还有五异常之政。

《素问·五常政大论》论五行，论出木火土金水五种气候，五种气候分正常（平气）、过与不及三种情况。平气，正常也。正常，一有万物正常，二有人体正常；过与不及，异常也。异常，一有万物异常，二有人体异常。

五运平气、太过、不及各有标志！五运平气、太过、不及三种情况，涉及万物与人。下面的讨论集中在物候、气候与人体三个方面，五谷、五虫、五畜、五果、五声、五色、五味诸多具体与精细则不再涉及。

木运平气之年，最主要的两大标志是万物繁荣与气候温和。木之令在风！"春风朝夕起，吹绿日日深。""不知细叶谁裁出，二月春风似剪刀。""沾衣不湿杏花雨，吹面不寒杨柳风。"描写正常春风，产生了如此美妙的诗句。

火运平气之年，最主要的两大标志是万物茂盛与气候炎热。"毕竟西湖六月中，风光不与四时同；接天莲叶无穷碧，映日荷花别样红。"描写正常炎夏，产生了如此美妙的诗句。

土运平气之年，最主要的两大标志是万物丰满与气候湿热。

金运平气之年，最主要的两大标志是万物收敛坚实与气候清凉肃霜。"一声桐叶一声秋，一点芭蕉一点愁。""秋色渐将晚，霜信报黄花。""风霜高洁。"描写正常秋天，产生了如此美妙的诗句与成语。

水运平气之年，最主要的两大标志是万物收藏与气候寒冷。"千山鸟飞绝，万径人踪灭。""日暮苍山远，天寒白屋贫。""墙角数枝梅，凌寒独自开。"描写正常冬天，产生了如此美妙的诗句。

平气之年，一有万物正常，二有人体正常。

木运不及之年，最主要的两大标志是草木繁荣推迟与凉雨不时下降。人体发病，病在筋脉，病之特征为惊骇。——气候异常，必然有人体异常。

火运不及之年，最主要的两大标志是万物生而不长与寒凉之气胜于炎热。人体发病，病在心脏，病之特征为神昏、糊涂、悲哀、善忘。——气候异常，必然有人体异常。

土运不及之年，最主要的两大标志是万物开花吐穗而不结实与风与寒同时兴起。——气候异常，必然有人体异常。

金运不及之年，最主要的两大标志是万物过度繁荣茂盛，木运的生气与火运的长气还在发挥作用。人体发病，病在肺脏，病之特征为咳嗽、失音、胸闷、气逆。——气候异常，必然有人体异常。

水运不及之年，最主要的几大标志是万物该藏不藏、蛰虫该藏不藏，阴气不足，阳气"反阳"；气候该冷不冷、该寒不寒。人体发病，病在肾脏，病之特征为大便坚硬不通。——气候异常，必然有人体异常。

木运太过之年，最主要的两大标志是万物欣欣向荣与拔树折木的暴风。人体发病，病在足厥阴肝经和足少阳胆经，与之相应的内脏为肝和脾，病之特征为气逆与吐泻。——气候异常，必然有人体异常。

火运太过之年，最主要的两大标志是万物繁荣昌茂，与气候炎热、暑气蒸腾。人体发病，病在手太阳小肠经、手少阴心经，以及手厥阴心包经和手少阳三焦经，相应的脏腑为心脏与小肠，病之特征为高热、狂躁、善笑、疟疾、疮疡、出血、狂妄、眼红等。——气候异常，必然有人体异常。

土运太过之年，最主要的两大标志是万物盈满与大雨不时而下，还伴随有雷霆与风雨骤临，其后果是江河堤溃。人体发病，病在足太阴脾经和足阳明胃经，与之相应的内脏为脾和肾，病之特征为腹部胀满，四肢不能举动。——气候异常，必然有人体异常。

金运太过之年，最主要的两大标志是万物过早成熟与天气清净，地气明朗，人体发病，病在手太阴肺经和手阳明大肠经，与之相应的内脏为肺和肝，病之特征为疮疡、痨瘵。——气候异常，必然有人体异常。

水运太过之年,最主要的两大标志是万物过早潜藏与特别的严寒地冻。人体发病,病在足少阴肾经和足太阳膀胱经,与之相应的内脏为肾和心,病之特征为痛泄、涌吐涎沫、胀满。——气候异常,必然有人体异常。

《素问·五常政大论》一论五运有平气、不及、太过之别,二论空间四方有高下阴阳之异,三论平气、不及、太过对万物与人的影响,四论疾病发病规律与医治原则,例如热药凉服、凉药热服、上病下取、下病上取……五常政大论,是天、地、气、物、人、虫一体而论的大论。

谷为什么去年歉收,今年丰收?小蚜虫为什么去年多,今年少?瓜为什么没有去年的大?果没有去年的甜?为什么某年的春天到得格外早?为什么某年的春天又会出现倒春寒?为什么某年某季的人会突然发生一种相似的病?自然现象种种,原因却只有一个——不同的气候所致也。运气学告诉人们,不同的运决定着不同的气候,不同的气候或者说气候变化决定着五谷、瓜果的丰收与否,决定着流行病的产生与否,决定着小虫繁殖的快与慢。读懂了《素问·五常政大论》,这些问题就会一目了然。

以五行论五疫之专题大论,集中在了《素问·刺法论》篇。木疫,火疫,土疫,金疫,水疫,五行之论,论出五种疫病,是在《素问·刺法论》出现的。

疫病产生的根源,在气候错乱。《素问·刺法论》开篇第一句话是讲疫病总根源的:"升降不前,气交有变,即成暴郁。"

"升降不前"者,该升不升,该降不降也。太阳回归,决定着阴阳二气的一升一降。升降点在哪里?在冬至夏至。冬至一阳升,夏至一阴降。阳升阴降,是根植于太阳回归的自然法则。阴阳升降,直观的现象是气温中的寒热——冬至寒,夏至热。如果冬至不寒,夏至不热,这就是"升降不前"。

"该冷不冷,人要断种;该热不热,五谷不结。"是中原民间流传的谚语。

"三九开了河,尸体檩成摞。"是山东民间流传的谚语。

该冷不冷、该热不热,即"升降不前"会引起疫病,泱泱中华既有《内经》的理论,又有民间的经验教训之谚语。

疫病,以五行为基准分出了木疫、火疫、土疫、金疫、水疫。

五疫是时间病,是气候病。

五疫与时间对应,有两种对应的方法:一是对应于岁内五个时间段,如此对应,是对应于时;二是对应于岁,对应于木运之岁、火运之岁、土运之岁、金运之岁、水运之岁,如此对应,是对应于岁。

岁内五个时间段的具体对应如下:木疫是春季发生的疫病,火疫是夏季发生的疫病，土疫是长夏发生的疫病，金疫是秋季发生的疫病，水疫是冬季发生的疫病。

"三年化疫"，是《素问·刺法论》界定出的重要界限。如果连续三年"升降不前"，一定会产生疫病。

疫病特征，《素问·刺法论》的界定是："五疫之至，皆相染易，无问大小，病状相似。"这一论断指出，疫病有两大特征：一是相互传染，二是患者病症相似。

如何医治疫病，《素问·刺法论》既有原则之论，又有具体措施。医治疫病的根本原则是扶养正气。《素问·刺法论》："正气存内，邪不可干。"扶养正气，一是可以预防疫病，二是可以治愈疫病。医治疫病的具体措施有二：一是针刺，二是用药。医治疫病，晋葛洪所著《抱朴子》一书中有丰富的药方，既有植物药药方，又有金属药药方。本篇就出现了"辰砂""雄黄""雌黄"三种金属药。疫病具有危险性，但仍然是可治之病。

《素问·刺法论》反复出现了"刚柔失守"一词。何谓刚柔？刚柔者，阴阳也。何谓"失守"？《素问·本病论》有解释："上下各有不前，故名失守也。"失守者，有此时无此气也。换言之，四时之气失去了原有次序也。对此，《素问·本病论》进一步的解释是："四时失序，万化不安，变民病也。"

从《易经·乾文言》中的"与四时合其序"，到《黄帝内经·素问·本病论》中的"四时失序，万化不安，变民病也"，两部经典同一立场，这就是共同强调四时之序的重要性与根本性。非常遗憾，今天的中医教育，把"四时之序"与中医的关系忘得干干净净。

2. 五行五运在《灵枢》中

《灵枢·五乱》，在针经《灵枢》之中是五行之专论的开篇之作。何谓"五乱"？"五乱"之五，五脏也、五脏之气也。"五乱"之"五"，五行也，五行之序也。"五乱"之"乱"，五行之气失序也，五脏之气失序也。准确地说，五脏之气失于时序也。

在中华先贤眼里，人体之内外的自然界本来应该是有序的；四时有序，五行有序，八节八风有序，二十四节气有序……

在中华先贤视野里，人体之内的一切本来应该是有序的。人体之内的序，必须与人体之外的四时五行之序相吻合、相顺应。相合相应者为顺，相逆相反者为乱。

五脏之气顺应五行之序为顺，五脏之气逆于五行之序为乱。

十二经脉之气顺应五行之序为顺，十二经脉之气逆于五行之序为乱。

《灵枢·五乱》第一次将五行与四时并列而论："五行有序，四时有分，相顺则治，相逆则乱。"四时与五行，名异而质同，都是太阳回归年季节的划分。太阳回归年时间长度一分为五即金木水火土五行，一分为四为春夏秋冬四时。《黄帝内经》之外，将四时五行一体而论的，还有《逸周书》。《逸周书·武顺》："地有五行，不通曰恶。天有四时，不时曰凶。"——五行失序为恶，四时错乱为凶。

先有五行，后有四时。四时是五行改革后的产物。分四时之后，仍然保留了五行的基本框架。《礼记·礼运》："播五行于四时。"这是一个极其重要的论断，也是一个极其简洁的论断。这一论断的字面意思是：将五行历融合于四时历。这一论断的背后的意思是，五行历改革为四时之后，四时历之中仍然保留了五行结构。

四时如何对应五行？具体对应如下：

以四时之春对应五行之木，四时之夏对应五行之火，四时之秋对应五行之金，四时之冬对应五行之水，季夏对应五行之土。春夏秋冬四季的最后 18 日，对应于五行之土。

《灵枢·阴阳系日月》："五行以东方为甲乙木王春。"按照这一论断中的格式类推，再结合《素问·金匮真言论》的时空对应理论，可以得出以下结论：

五行以东方为甲乙木王春；

五行以西方为庚辛金王秋；

五行以南方为丙丁火王夏；

五行以北方为壬癸水王冬；

五行以中央为戊己土王季夏。

王者，旺也。

东西南北中，空间也。春夏秋冬季夏，时间也。一部《黄帝内经》将时间空间统一于五行学说之中。四时与五行之所以相提并论，奥秘在"播五行于四时"。

"播五行于四时。"这一论断出于《礼记·礼运》。

五行如何播于四时？这既是一个理论问题，又是一个数理问题。

中原华夏有"播五行于四时"的结论，还有一幅"播五行于四时"的图画，但没有五行如何播于四时的解释。

河南伊川出土了一口仰韶时期的缸，缸上有一幅非常优美的几何图，表达的应该是"播五行于四时"。

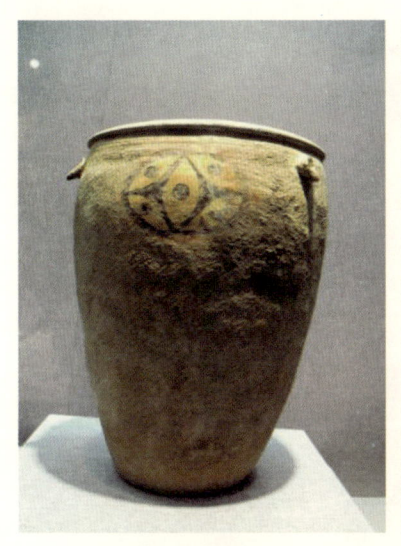
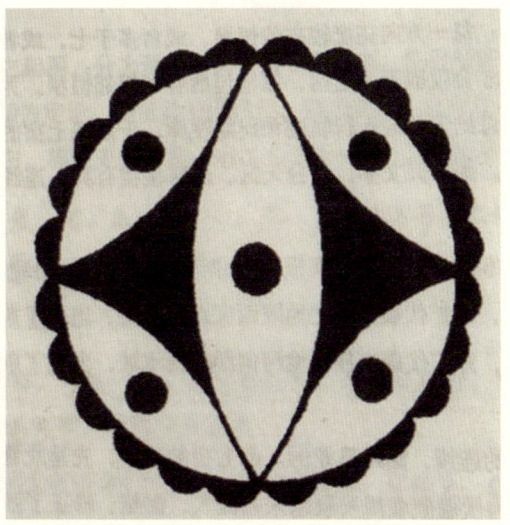

仰韶文化伊川缸上的几何图形表达的是四时历对五行历的融合

缸上有一个标准的圆，圆中心是一个菱形，菱形的四个角延伸到圆，将圆一分为四，如此四份空间一可以表达东西南北四方，二可以表达春夏秋冬四时，三可以表达木火金水四行；菱形位于圆的中央，同时又制衡四方，中央之菱形可以表达五行之土。

圆周上的二十四个装饰性花瓣，表达的是二十四节气，这个简洁而优美的几何图形，形象而合理地解答了"播五行于四时"。二十四节气一分为四为六气之六，春夏秋冬四时每一时含六气，这与《素问·六节脏象论》中的"六气谓之时"完全一致。

伊川缸上的几何图，可以形象地解释"播五行于四时"。如果令人信服，还必须拿出严密的数理解释。

中华大地上还有没有对"播五行于四时"的合理的、严密的数理解释？

有！

如此解释在彝族文化中。

"播五行于四时"的数理解释，在一幅"罡煞图"中。这幅图是在彝族典籍《土鲁窦吉》中出现的。

书中有图而没有注解，笔者专门写信请教这部书的保存者、翻译者彝族布摩王子国先生，王老先生回信解释如下：

"彝族罡煞图，从内到外的运算规律，中央的69之数，不是实际之数，而是太极之图，表示的是老阴老阳。按照天3地2的原理运算：3×6=18，2×9=

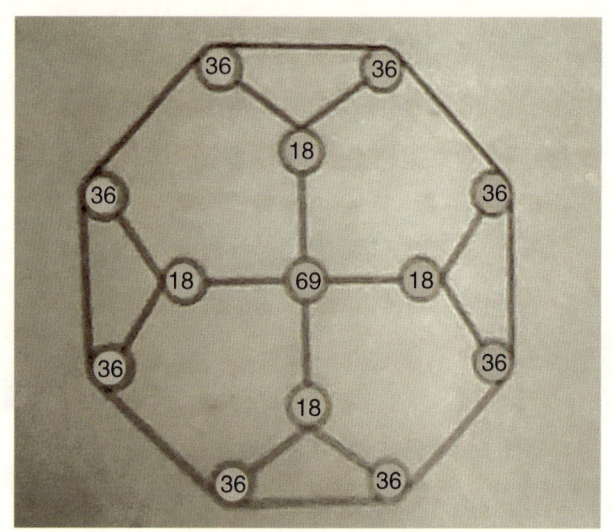

《宇宙生化》一书的罡煞图

18。如此运算，得出的结果是四方数。天3地2加一倍即天6地4运算：6×6 =36　4×9=36，如此运算，得出的结果是八方数。

"从外到内，是八面归四方、四方归中央的合体关系，其运算过程是：八方归四面，八个36两两相加变成四个72；四面归中央，四个18变成一个72；四面数与中央数相加，即四个72加一个72等360。按照天3地2的原理，阴阳生生不息的规律，算出3天过大年、2天过小年的两个年节。"

彝族罡煞图，可以用图形与数字合理解释《黄帝内经》中的两大基础性问题：肝心脾肾四脏每一脏主72日；脾居中央主四时之末四个18日，四个18之和仍然是72日。

笔者认为，中央的69之数，既是太极图，又是实际之数。如果不是实际之数，下面的运算就无法展开了。

一幅"罡煞图"解答了两大难题：一是解答了"五行如何播于四时"，二是解答了《黄帝内经》中五脏与四时五行的对应问题。

五脏与四时的对应：肝主春72日，心主夏72日，肺主秋72日，肾主冬72日，脾主四时之末的四个18日。五脏的时间性与脾脏的特殊性，《黄帝内经》中只有"是这样"的结论而没有"为什么这样"的解释，彝族文化中的"罡煞图"用十月太阳历的历法数字，合理地解释了"播五行于四时"的所以然。

除了"罡煞图"，彝族文化中还有一个"五弟兄分家"的故事，这个故事可以合理地、严密地解释"播五行于四时"。故事情节如下：

弟兄五个分家，先分空间，后分时间。

分空间：大哥分管东方，二哥分管南方，三哥分管西方，四哥分管北方，五弟分管中央。

分时间：大哥分管四时之春的 90 日，二哥分管四时之夏的 90 日，三哥分管四时之秋的 90 日，四哥分管四时之冬的 90 日。

春夏秋冬四时每一时，四个哥哥每人分管 90 日。

分时间，把小弟弟忘了。小弟弟问：诸位哥哥，我的呢？四个哥哥连忙每个人拿出 18 天给五弟。这样，五个弟兄每人分管 72 日。

五行结构，就如此合理地保留在四时历之中。

五弟兄分家的故事，彝族学者龙正清先生记载在其大作《彝族历史文化研究文集》中。龙正清先生，第十届全国人大代表。

五行，出于十月太阳历；四时，出于十二月太阳历。"播五行于四时"，涉及两种太阳历的融合。所谓"播五行于四时"，就是四时历中融合了五行结构。五行十月太阳历所建立的五行对应五方的时空观是正确的，所以四时历保留了五行时空观的结构。只有四时对应五行的时空观，才能合理解答五脏与四时五方的对应问题。

解答了五脏与四时五行的对应问题，才能真正理解《灵枢·五乱》的五乱问题。

乱，具体乱在何处？

首先是根本之乱。根本之乱就是清浊二气之乱。《素问·阴阳应象大论》："清阳出上窍，浊阴出下窍。"以道论之，清气属阳，浊气属阴。阳气上升，阴气下降。如果清气该升不升反而下降，必然下扰于阴；浊气该降不降反而上升，必然上扰于阳。清浊之气错乱，如果乱于胸中，令人十分烦闷的疾病就产生了。这种病，称为"大悗"。清浊可以论营卫——清营浊卫，如果营卫气逆行，"大悗"之病即刻产生。

具体之乱乱在脏腑中。气乱在哪里？哪里就会生病！

气乱于心，则出现心神烦躁，沉默少言，低头静伏。

气乱于肺，则出现俯仰不安，喘喝有声，两手交叉于胸部以呼气。

气乱于肠胃，则出现上吐下泻的霍乱。

气乱于臂胫，则出现四肢厥冷。

气乱于头，则出现气逆上冲，头重脚轻，眩晕仆倒等症状。

五乱之医治。五乱的产生，有一定的规律。五乱的医治，同样有一定的规律。认识与掌握五乱产生与医治规律，对保证人体安康十分宝贵。五乱的医治有多种办法，可以针刺，可以导气。

针刺治五乱：乱在某脏就在某脏经脉上取穴针刺，是谓针刺治五乱。

气乱于心的，针刺可取手少阴经的腧穴神门和手厥阴心包经的腧穴大陵。

气乱于肺的，针刺可取手太阴经的荥穴鱼际和足少阴经的腧穴太溪。

气乱于肠胃的，针刺可取足太阴经和足阳明经的穴位，如不愈，可再刺足三里穴。

气乱于头的，针刺可取足太阳经的天柱与大杼两穴，如不愈，可再刺足太阳经的荥穴通谷和腧穴束骨。

气乱于臂足的，先针刺局部瘀结的血脉，泻去瘀血，然后再针刺手阳明经的荥穴二间、腧穴三间，以及手少阳经的荥穴液门、腧穴中渚，以治气乱在臂，针刺足阳明经的荥穴内庭、腧穴陷谷，以及足少阳经的荥穴侠溪、腧穴临泣以治气乱在足。

导气治五乱。用慢进针、慢出针的方法将气调治为正常，这就是导气治五乱。

补，治虚病；泻，治实病。

补，治不足；泻，治有余。

特殊的五乱应该如何医治？《灵枢·五乱》第一次出现了导气之术。导气之术可以医治五乱。

导气如何导？慢进针，慢出针，如此手法即为导气。

导气中，引导经气使之归顺也。

引导之术，致补泻于无形。如此轻巧奇妙之术，又称为"同精"。

五乱之病，既非有余之实，又非不足之虚，只是气机逆乱，所以只能采用这样的手法。

岐伯的解答，黄帝非常满意，说："允乎能道，明乎哉论，请著之玉版，命曰治乱也。"——这些道理讲得很恰当，论述得也十分清楚，让我把它记在玉版上，命名为"治乱"！

导气之术，在《灵枢》中是第一次出现。

导气治五乱，在《灵枢》中是第一次出现。

顺时而治，是医治五乱时应该注意的基本要素。

十二经脉与十二个月相对应，五脏与五行相对应，脉象与四时相对应，周日中的气血运行与昼夜相对应，周岁中的气血运行与寒暑阴阳相对应，冬至阳气升、夏至阴气降，这些都是顺时而治的基本常识。

人之养生，随四时变化；医治五乱，随四时变化；体内阴阳与体外阴阳相互协调而互不干扰，称为顺时而治。

顺时而治，是本文开篇所讲的哲理。顺时而治，顺自然之序，治体内之病也。

医治疾病，一要问"今时何时"，二要问"今气何气"，是上工的基本素质。《灵枢·卫气行》中有"失时反候者，百病不治"的论断，《素问》与《灵枢》中均有"不知年之所加，气之盛衰，虚实之所起，不可以为工"的论断，还有"因时之序"的论断，这与本篇所强调的"顺时而治"的立场与精神完全一致。

《灵枢·五变》，在针经《灵枢》之中，是五行之专论的第二篇。

何谓"五变"？"五变"之五，五种疾病也。"五变"之变，外因之气候异常变为体内疾病也。简而言之，外因变内病也。

风雨寒暑，在人体之外；五种疾病，在人体之内。体外之因转化为体内五种疾病，从外到内，变化如此。

五种疾病为何？风厥、消瘅、寒热、留痹、积聚也。

外部的致病因素为风雨寒暑也。

因缘是佛教的核心哲理。中国友谊出版公司出版的《中国宗教六讲·佛教》记载了释迦摩尼的一句话："若有众生解了如是因缘之义，当知是人即为见佛。"因，内因也；缘，外因也，外部条件也。释迦牟尼认为，因缘和合，才能产生万事万物。疾病的产生，亦是如此。

外因无处不在，无时不在，机会均等，但是为何有病有不病？因为内因上的差别，即身体素质的不同。用同一把斧头砍柴，有些树木应声而断，有些树木却难以砍断，所以然者何？质地差异也。狂风过树林，有倒有不倒——杨树柳树会倒，松树柏树不会倒，所以然者何？材质不同也。

外因可以促使变化，内因可以决定变化，五变之变，就变化在内外两种因素上。

最早论五变者，是《灵枢·顺气一日分为四时》一文，"五变"一词也最早出现于此。此处，有必要温习一下其中关于"五变"的两段论述。

"黄帝曰：愿闻五变。岐伯曰：肝为牝藏，其色青，其时春，其音角，其味酸，其日甲乙；心为牝藏，其色赤，其时夏，其日丙丁，其音徵，其味苦；脾为牝藏，其色黄，其时长夏，其日戊己，其音宫，其味甘；肺为牝藏，其色白，其音商，其时秋，其日庚辛，其味辛；肾为牝藏，其色黑，其时冬，其日壬癸，其音羽，其味咸。是为五变。"

"病在藏者，取之井；病变于色者，取之荥；病时间时甚（时轻时重）者，取之输；病变于音者，取之经，经满而血者；病在胃及以饮食不节得病者，取之于合，故命曰味主合。是谓五变也。"

"五变"专题之论，是在《灵枢·五变》出现的。

从外部气候之变到人体体内疾病之变，是《灵枢·五变》的重要内容。本篇的内容是通过黄帝与少俞的对话揭示的。

黄帝是问题的提出者，少俞是问题的回答者。

围绕五种疾病，黄帝提出了十四个问题，少俞一一进行了解答。问不止十问，答不止十答，为了增强记忆，这里采用"十问与十答"为题。

下面是黄帝十问与少俞十答的具体内容。

黄帝第一问：一样的因，为何会引起多种病？

同样的风雨寒暑，同样的由外到内的侵入人体——沿着毫毛而侵入腠理，为何会引起多种病？有的病会发生传变，而有的病停留在一定的部位？

一样的外邪，为何会形成五种疾病风肿汗出、消渴、寒热、留痹、积聚？这些差异是怎样产生的？

少俞一答：天之生风，其行公平。对天下而不针对某个人，对谁都没有偏向。谁遇见了它，它就侵犯谁。侵犯了谁，谁就得病。谁避开了它，就避开了危害。病与不病，首先在于能否避开天之邪风。

《素问·上古天真论》中讲上古圣人之教下，所教的第一条哲理就是"虚邪贼风，避之有时"。

邪风如箭，邪风如石——礌石之石，是《灵枢·九宫八风》中的哲理。何风为邪？如何判断邪风？将在《灵枢·九宫八风》中讨论。

黄帝第二问：一时遇风，同时得病，为何其病各异？同一时间同一风，为何会引起不同的病？

少俞二答：少俞用两个形象比喻回答了问题。一是匠人伐树，二是树遇风雨。

第一个比喻：匠人伐树。匠人用同一把斧头伐树，而伐树的效果却不一样，为什么？因为树有差别。

同一棵树，有阴阳两面之别。不同的树，有坚脆之别。阴面阳面的木质不一样，坚硬、脆薄的木质更不一样。一把斧头砍树的阴阳两面，会产生不同的效果。一把斧头砍不同材质的树，更会产生不同的效果。

脆薄的易砍易削，坚硬的难砍难削，还有更特殊的情况是：坚硬树质的枝叉关节处，木质更加坚硬，刀斧更加难入，甚至还会造成刀刃缺损。

第二个比喻：树遇风雨。同一棵树，树干树枝有坚硬、脆薄之分；不同材质的树，外皮有厚薄、内部有含水多少之别。同样的风雨，就同一棵树而言，树枝会折而树干不会折；就不同材质的树而言，含水多的树会折而材质坚硬的树就不会折。——同样的风雨，树因材质不同会有不同的表现。

下面五种情况说明，不同的树木，在不同气候下，其损伤也有差别。

第一种情况：早花遇春寒。同样的发芽开花，不同树种有早晚之分；发芽开花较早的，一旦遇见早春的大风和寒霜，就会花落叶萎。

第二种情况：含水树种遇大旱。如果遇到烈日的长期暴晒或大旱，外皮薄含水多的树，因为水分蒸发过多，树叶会因此而萎黄，枝条会因此而干枯。

第三种情况：含水树种遇淫雨。如果长期阴雨连绵，皮薄而含水量多的树，就会树皮溃烂，水湿漉漉。

第四种情况：刚脆的树木遇狂风。如果狂风骤起，刚脆的树木就会折断枝干，树叶就会掉光。

第五种情况：刚脆的树木遇严霜。刚脆的树木，如果遇到秋之严霜、秋之大风，树根就会动摇，树叶就会零落。

在这五种气候中，不同树木的损伤，是有很大差别的。树木尚且如此，何况是不同的人呢？

黄帝第三问：人和树木，有可比之处吗？

少俞三答：有可比之处。

风雨侵袭树木，受损伤的地方往往是树枝，如果树枝坚硬刚强，未必会受损伤。

外因致病，人受损伤的往往是骨节、皮肤、腠理等不够坚固的地方，外邪侵入往往还会停留在一定的部位，发病的地方也往往有固定之处。

黄帝第四问：人受风邪会导致洒洒汗出，如何可以预先知道？

少俞四答：肌肉不坚实，腠理疏松者，容易外受风邪。

黄帝第五问：怎样才能判断肌肉不坚实？

少俞五答：判断有这样三个标准。肌肉结聚而无肌理，且皮肤无纹理；皮肤粗糙不致密；腠理疏松。

黄帝第六问：人患消渴病，用什么方法可以预先知道？

少俞六答：五脏柔弱者，容易患消渴病。

黄帝第七问：如何判断五脏柔弱？

少俞七答：五脏柔弱者，性情刚强。性情刚强者容易发怒，发怒又容易使五脏受到损伤。

黄帝第八问：怎样判断五脏的柔弱与性情的刚强呢？

少俞八答：这一类人特征如下。皮肤薄弱，眼睛转动不灵活且深陷于眶窝之中，两眉上长而直且常常带有怒气。

性情刚强，容易发怒；发怒会引起气机上逆，并伴随血气随上而积留胸中，血气随上会导致皮肤肌肉充胀、血脉不畅；血脉不畅又会转化为热象，热则消灼津液最终导致肌肤瘦薄，消渴病就形成在如此过程之中。性情刚暴而肌肉脆弱者，之所以患消渴病的原因，大体如此。

黄帝第九问：常患寒热病者，用什么方法预先知道呢？

少俞九答：骨骼小肌肉痿弱的人，容易经常患寒热病。

黄帝第十问：如何判断骨骼的大小，肌肉的坚固脆弱，气色的不一致呢？

少俞十答：颧骨是人身骨骼的根本标志。颧骨大的，则全身骨骼大；颧骨小的，则全身骨骼小。

皮肤瘦薄、肌肉没有隆起者，臂弱而无力，下巴的神色昏暗无神，与天庭的色泽不一致，像蒙了一层污物，是判断骨、肉、色的标志与方法。

臂膀瘦薄无力者，骨髓亦不盛满，所以经常患寒热病。

黄帝第十一问：怎样预知痹病呢？

少俞十一答：皮肤纹理粗疏而肌肉不坚实者，容易患痹病。

黄帝第十二问：痹病部位的上下有固定之处吗？

少俞十二答：要想知道它发病部位的上下，就要明察各个部位的情况。

黄帝第十三问：肠中积聚病，如何预知呢？

少俞十三答：有两个标志可以作为判断的标准：一是皮肤瘦薄而不润泽，二是肌肉不坚实而略带潮润。如此者，肠胃弱，肠胃弱就会使邪气留止其中，而形成积聚。

再者，如果饮食寒热不节，邪气稍微侵犯脾胃，则寒邪就会蓄积停留，这也是形成积聚之病的原因。

黄帝第十四问：五种疾病的特征我清楚了，但时间因素对疾病影响如何呢？

少俞十四答：先要确定"今年何年"，其次确定"今时何时"。今年何年，确定的是干支。今时何时，确定的是四时。确定干支，确定的是年之五运。确定四时，确定的是时之六气。气候之气，有正邪之分。邪气是致病的外因，人体差异是致病的内因。时令正常之时，病情会好转；时令非常之时，病情会恶化。有些年份，时令异常并不剧烈，也会引起人体不适。知道了这些，就知道了五变之纲纪。

"先立其年，以知其时，时高则起，时下则殆。"少俞强调，医治疾病一定要认识今年何年，今时何时，今气何气，气是否正常？如果异常，异常程度又如何？"时高则起"，气候正常病情容易好转，"时下则殆"，气候异常病情则容易加重。本篇的少俞，又一次强调了"年之所加，四时演化，气之盛衰"的重要性。

《灵枢·五色》，在针经《灵枢》之中，是五行之专论的第三篇。

五色者，青赤黄白黑五种颜色也。《素问·六节脏象论》："草生五色，五色之变，不可胜视。"

五色者，五脏之色也。《素问·阴阳应象大论》："在脏为肝，在色为苍；在脏为心，在色为赤；在脏为脾，在色为黄；在脏为肺，在色为白；在脏为肾，在色为黑。"

五脏在内，面部在外。内外之间有一个镜像关系。面部是反映五脏的一面镜子，五脏稍有变化，五脏之色就会反映到面部这面镜上。根据面部五色的变化可以判断人之疾病，可以判断人之生死。《素问·五脏生成》："五脏之气，故色见青如草兹者死，黄如枳实者死，黑如炲者死，赤如衃血者死，白如枯骨者死，此五色之见死也。青如翠羽者生，赤如鸡冠者生，黄如蟹腹者生，白如豕膏者生，黑如乌羽者生，此五色之见生也。"一种颜色，一种生死；五种颜色，五种生死。面部颜色一可以判断五脏疾病，二可以判断人之生死。

《素问》讲五色，讲的是原则；《灵枢·五乱》讲五色，讲的是具体对应部位，具体判断标准。面部是一个整体，一个整体可以以鼻子为基准上下左右再划分出若个分区。一个分区对应一脏，一个分区对应一腑，脏腑的盛衰，全部可以反映到面部的具体分区上。

五色一有正常与异常之分，二有异常程度的轻重之分，明白了这两点再加上脉诊、问诊，就可以对疾病的轻重、人之生死做出判断了。

《难经·六十一难》："望而知之谓之神，闻而知之谓之圣，问而知之谓之工，切脉而知之谓之巧。"望而知之者，望见其五色以知其病也。望而知之者为神，如此之高的评价，可见《难经》对望诊的重视。

望闻问切，望诊居诊病的四大方法之首。

望诊，望的是色。色，有常色与病色之分。如何区分病色，是本篇一大内容。

望诊，望在面部一定的部位上。部位有整体与具体之分，一部位一脏或一腑。脏与腑的变化，会反映在面部固定的部位中。明堂、阙、庭、蕃、蔽，五大部位的划分，是本篇又一内容。

面部望诊的五大区域——明堂、阙、庭、蕃、蔽的界定。

鼻为明堂，两眉中间为阙，额部即天庭，两颊的外侧即蕃，耳门前为蔽。五大区域专用之名词出于黄帝之口，出于针经《灵枢》，具体出在本篇。

问：分界五大部位有何用？界定五大名词有何用？

答：利用五大部位的颜色可以判断人体的健康与否，利用五大部位的颜色可以判断寿命的长短。

《灵枢·五色》中黄帝说，五大部位端正、丰满、宽大者，十步以外能看清五大部位的，这种人必定是长寿之人。

五官与五脏的关系。五官是五脏之官，外部五官可以显示内之五脏。

鼻骨高而隆起、平正而端直，鼻的中部即五脏的部位，鼻的两旁即六腑的部位。

鼻子两侧为外部，外部属六腑；鼻子中央为内部，内部属五脏。详细的对应关系如下：

心，外候部位是两目之间的下极；

肝，外候部位是鼻梁；

脾，外候部位是鼻头；

肺，外候部位是阙中；

肾，外候部位是两颊。

五脏和平安居胸中，面部有正常的五色，鼻部色泽也滋润、光泽、清明。但五脏有病，面部同样会呈现病色。

病色会变化，变化有两种形式：病色从外部逐步走向内部者，为病邪从表入里，如此者病因在外。病色从内部逐步走向外部者，为病邪从里及表，如此者病因在里。

五色与疾病的对应。五色者，青赤黄白黑也。色不同病也不同，五色各主什么病？答案是：青和黑主痛，黄和红主热，白主寒。

面部五色，内部五脏；面部五色变化，内部五脏变化。五色，在面部各有一定的部位。如果在一定的部位上有变化，就是内脏要发病的征象。

色泽变化与疾病轻重的对应。

病势的进退与五色变化，分以下几种情况：

第一种：色的表现含蓄而明润者为病轻；晦滞昏暗者为病重。

第二种：色上行者，是浊气方升病气较盛；色日益加重，是疾病向严重方面发展的现象。

第三种：色下行者，是浊气渐退之象；病气渐衰如乌云消散，天空晴朗，为病将愈的现象。

第四种：五色见于面部，脏色见于脏属部位，腑色见于腑属部位。鼻两侧为外部，外部属六腑；鼻中央为内部，内部属五脏。

脏腑之病先从何入手？病生于五脏的，当先治其脏，后治其腑；先后顺序颠倒，是舍本治末，诛伐无过，病情必然加重。病生于六腑的，应该先治其表，后治其里；内外表里颠倒而误治，也会引邪深入，加重病情。

风生百病与寒湿生痹的专题论述。风生百病，是一；寒湿生痹，是二。从面色上应该如何鉴定？从面色上应该如何区别？是本篇雷公回答的问题。

"薄泽为风，冲浊为痹，在地为厥。"——色现浮薄而光泽者，为风病；沉浊而晦暗者，为痹病；若地阁部位颜色沉浊晦暗者，为厥逆病。

两眉之间，是观察这几种颜色的部位。

根据面色的不同来判断疾病，是黄帝给出的答案。

人突然死亡的特征与预知死亡的基本功。人无病象而突然死亡，这样的病因为何，可不可以提前预知？

人突然死亡的病因有二：一是人的元气大虚，二是又遇大邪之气侵入脏腑。衰败元气遇外邪，会毫无病象而突然死亡。

病稍愈之后为何会突然死亡，有可以预知的基本特征吗？有！

第一种特征：如两颧发现赤色，大如拇指，病虽暂时好转，仍会突然死亡。

第二种特征：黑色出现在天庭的部位，大如拇指，为肾绝；虽外无显著病象，也会突然死亡。

预知无病而突然死亡，需要掌握以下几种基本功。

基本功之一：认识脏腑在面部的对应关系。对应关系分二十四种，详情如下。

第一种对应关系：天庭应头面。天庭—头面。

第二种对应关系：阙上应咽喉。眉心之上—咽喉。

第三种对应关系：阙中应肺。眉心—肺。

第四种对应关系：两眉之间应心。下极—心。

第五种对应关系：鼻梁部位应肝。鼻梁—肝。

第六种对应关系：鼻梁左边应胆。鼻梁左—胆。

第七种对应关系：鼻头应脾。鼻头—脾。

第八种对应关系：鼻头两旁应胃。鼻头两旁—胃。

第九种对应关系：面中央，鼻两旁，颧骨下应大肠。颧骨下——大肠。

第十种对应关系：面中央两旁的颊部应肾。颊—肾。

第十一种对应关系：肾与脐相对，故肾所属颊部的下方应脐。颊下—脐。

第十二种对应关系：鼻尖的上方两侧，两颧以内的部位应小肠。两颧—小肠。

第十三种对应关系：鼻尖以下的人中穴处应膀胱和子宫。人中—膀胱、子宫。

第十四种对应关系：颧骨处应肩。颧骨—肩。

第十五种对应关系：颧骨的后方应臂。颧骨后—臂。

第十六种对应关系：颧骨应肩，颧骨外侧应臂。臂下—手。

第十七种对应关系：内眼角以上的部位应胸与乳房。内眼角上—胸、乳。

第十八种对应关系：颊的外部上方应背。颊外上—背。

第十九种对应关系：沿颊车以下应股。颊车以下—股。

第二十种对应关系：两牙床的中央应膝。牙床中央—膝。

第二十一种对应关系：膝以下的部位应胫。膝以下—胫。

第二十二种对应关系：胫部以下应足。胫部下—胫—足。

第二十三种对应关系：口角大纹处应股的两侧。口角大纹—股两侧。

第二十四种对应关系：颊下曲骨的部位应膝盖。颊下曲骨—膝盖。

以上是五脏六腑肢体在面部的对应分区。

病在五脏，五脏在面部的对应分区会有反映；病在六腑，六腑在面部的对应分区会有反映；病在肢体，肢体在面部的对应分区会有反映。

基本功之二：善于识阴别阳。脏腑分阴阳，脏为阴，腑为阳。背腹四肢分阴阳，背为阳，腹为阴，四肢为阳。

脏腑肢节在面部的分区既已决定，病的阴阳属性就可以明确判断了。

医治时，阴衰而致病，应该滋阴；阳衰致病，应该补阳。无论是滋阴还是补阳，目的只有一个，就是平衡阴阳。

《素问·天元纪大论》："左右者，阴阳之道路也。"左右者，阴阳之道路，阴气右行，阳气左行。能别左右，就能知道阴阳运动的路径。男女病色的转移，其位置是不同的：男子属阳，病色变化的规律是从左而右；女子属阴，病色变化的规律是从右而左。这里有必要简要解释一下"阴阳之道路为何阳左阴右"？冬至阴极生阳，春分三阳，阳气止于夏至；夏至阳极生阴，秋分三阴，阴气止于冬至。在平面图上，冬至夏至分上下贯通子午南北两极，春分秋分左右横穿卯酉东西两极。阳气由下而上，从左升起；阴气由下而上，从右而降。左升右降，升降分出了左右。阴气右行，阳气左行，阴阳之道路由此区分也。

能根据面部分区辨别脏腑，能根据面色的润泽和晦暗辨别疾病的阴阳属性，从而诊察出疾病的轻重逆从，如此者，方能算是一个高明的医生。

基本功之三：能够判断病位与病因。病位分脏腑，病因分寒热。

面色晦暗，病在里在脏；面色浮露而鲜明，病在表在腑。

黄赤之色主风，青黑之色主痛，白色主寒证。

色黄而局部软如膏，皮肤润泽者，为痈脓已成。赤色深者为有留血，痛甚者多因筋脉发生挛急。寒伤皮肤，寒邪较甚则使皮肤麻木不仁，不知痛痒。

脏有五色，病有五色，五色会表现在面部。可以面部五色的浮沉，以察知病邪的浅深：

色浮的病浅，色深的病深。

散浮的病新，抟聚的病久。

色现上部疾病在上，色现下部疾病在下。

色润泽者病无伤，色枯夭者病衰败。

色轻者病轻，色重者病重。

色散者病散，色聚者病聚。

色润泽预后好，色晦暗预后差。

掌握了望色的基本功，就可以准确地判断疾病了：一可以判断疾病的部位，二可以判断疾病的轻重，三可以判断疾病的阴阳属性，四可以判断疾病的变化，五可以预料疾病痊愈的时间，六可以判断疾病后果的吉与凶。

上工望色辨病，能知往知今，能知轻知重，能知变知化，能知是知非，能知新知旧，能知吉知凶。

还有两种复杂的病色应该重视：面色应有的明亮不显现，却见于沉滞晦暗，这种病色主病重。面色既不明亮亦不润泽，如此者只要没有晦暗的现象，其病不会趋向严重；即使有痛证，也仅是气滞不通所致，而不是积聚之病。

病势进退与脉象变化。五色判断疾病，还应该与脉象相结合。望闻问切四诊，在这里是望诊与切诊的结合。

脉象变化与病之进退。病势的进退与脉象变化，分以下几种情况：

第一种情况：病进之脉象。寸口脉滑、小、紧而沉者，是阴分邪盛，主病进，病在五脏。

第二种情况：病进之脉象。人迎脉大、紧而浮者，是阳分邪盛，主病进，病情日益严重，病在六腑。

第三种情况：病进之脉象。寸口脉浮滑，主病进，病情日益严重。

第四种情况：病退之脉象。若人迎脉沉而滑的，主阳邪渐退，病情日益减轻。

第五种情况：寸口脉滑而沉的，是阴邪渐盛，主病进，病情日益严重，其病在脏。

第六种情况：病进之脉象。若人迎脉滑盛而浮的，是阳邪逐渐旺盛，主病势渐进，其病在腑。

第七种情况：病易治之脉象与病难治之脉象。若寸口脉象与人迎脉象浮沉大小相同，病易于治愈；若寸口脉象与人迎脉象浮沉大小相悖，病难于治愈。

第八种情况：病难以治愈之脉象。病在五脏，若脉见沉而大的，为阴气充足，病容易治愈；如见小脉，为阴气不足，病难以治愈。

病在六腑，若脉见浮而大，是正气充足，病易治；若见小脉，为正气虚，病难治。

第九种情况：外感、内伤之脉象。人迎主表，脉盛而紧者，主伤于寒邪，为外感病；寸口主里，脉盛而紧者，主伤于饮食不节，为内伤病。

正常情况下，五脏之间的状态处于平衡状态。平衡状态一旦被打破，就会出现相克的病态病色。请看以下几种情况下的病态病色：

五行相克与病色。心虚肾邪乘虚而入。肾邪侵犯心脏，是因为心先病；心虚，则肾邪乘虚而入。心色赤，肾色黑。肾邪入心，肾之黑色就会出现在心所属的部位上。

水克火，火克金，金克木，木克土，土克水，是五行相克的顺序。按五脏而论，为肾克心，心克肺，肺克肝，肝克脾，脾克肾。五脏之间一旦失衡，就会出现这样的后果：心虚，肾邪会乘虚而入；肾虚，脾邪会乘虚而入；脾虚，肝邪会乘虚而入；肝虚，肺邪会乘虚而入；肺虚，心邪会乘虚而入。

一脏一色，五脏五色。肝青、心赤、脾黄、肺白、肾黑。五脏五色在面部五官中，尤其是在眼睛中，各有各的位置。一旦出现五行相克的病态，胜利者的脏色就会出现在被克一方的位置上。

本色不见而见病色，就预示着体内存在五行相克之病了。

男子病与女子病的判断。几种疾病与病色的关系如下：

男子狐疝和阴癫之类的疾病，会反映到面部上。

小腹痛、睾丸也痛，病色会出现在鼻准上。

阴茎痛，病色出现在人中沟上；茎根痛，病色出现在人中沟上半部；茎头痛，病色出现在人中沟下半部。

女子膀胱和胞宫病，病色出现在鼻准上。色散而不聚者，为无形之气；色聚而不散者，为有形之血凝，为积聚病；其积聚或方或圆，或左或右，都和它的病色的形态相似。

白淫带浊病，病色一直下行到唇部。

暴饮暴食，内伤饮食不洁，饮食停滞之病，其色润泽如膏状。

色的表现和病的部位是一致的：色现于左的病在左；色现于右的病在右。

其色有邪，或聚或散而不端正的，一如其面色所指，即可以知道其病变所在。

人体健康，青、黑、赤、白、黄五种颜色，都应该端正盈满地表现在应该出现的部位上。反之，则是病色。如赤色不出现在心的部位，而出现在鼻准的部位且大如榆荚，则为女子经闭的征象。如病色的尖端向上的，就是头面部的正气空虚，病邪有乘机向上发展之势；病色尖端向下的，病邪有向下的趋势；病色在左在右，都和这个辨认方法相同。

这里有必要回顾两项基本常识。

第一项基本常识：五色与五脏的相应关系。青为肝色，赤为心色，白为肺色，黄为脾色，黑为肾色。

第二项基本常识：五脏与人体的相应关系。肝合于筋，心合于脉，肺合于皮，脾合于肉，肾合于骨。

依据这种内外相应的关系，就可以诊察疾病所在的内脏和组织。

《灵枢·五味》，在针经《灵枢》之中，是五行之专论的第四篇。

五味者，酸苦甘辛咸也。

五味之专论，在中华文化、中医文化中，本篇是第一篇。

五味之论，在文化经典中，首先是在《周礼》中出现的。五味第一次出现就对应于时间中的春夏秋冬四时。《周礼·天官》："凡和，春多酸，夏多苦，秋多辛，冬多咸，调以滑甘。"酸、苦、辛、咸、甘五味随四时而调。

《黄帝内经》中的五味，一出现就是天地联系在一起的。《素问·六节脏象论》："天食人以五气，地食人以五味。"这一论断告诉世人，五气出于天，五味出于地，五味是大地提供的生活资源。

调味，是告别野蛮、跨入文明的基本标志。以春夏秋冬四时为基准调和五味，是在儒家十三经第四部经典《周礼》中出现的。

《论语》记载了孔夫子的饮食习惯，其中涉及调味之酱。《论语·乡党》："食不厌精，脍不厌细……割不正不食，不得其酱不食。"

《千字文》："果珍李奈，菜重芥姜。"芥姜味辛辣，是日常生活离不开的调味品。南北方饮食习惯差异极大，但是调味品中都离不开姜。

五味属阴，《素问·生气通天论》："阴之所生，本在五味。"

五味入五脏，《灵枢·九针论》："酸入肝，辛入肺，苦入心，甘入脾，咸入肾。"

五味过会伤五脏，《素问·生气通天论》："是故味过于酸，肝气以津，脾气乃绝。味过于咸，大骨气劳，短肌，心气抑。味过于甘，心气喘满，色黑，肾气不衡。味过于苦，脾气不濡，胃气乃厚。味过于辛，筋脉沮弛，精神乃央。"

善用五味，可以益寿延年，《素问·生气通天论》："是故谨和五味，骨正筋柔，气血以流，腠理以密，如是则骨气以精，谨道如法，长有天命。"

五味的研究，在世界民族之林之中，中华民族所出的成果最早。

五味之成果，至今也无人超越。

《灵枢·五味》有三大内容：一是五味在何处？五味在五谷、五果、五菜、五畜之中。谷分五味，果分五味，菜分五味，肉分五味。二是五味可以入五脏。三是五味适度可以治病，五味过度可以致病。

五味在何处？五味在自然之物中。对自然之物的五味属性，《灵枢·五味》做出了详细的分类：

五谷之中，粳米味甘，芝麻味酸，大豆味咸，麦味苦，黄米味辛。

五果之中，枣子味甘，李子味酸，栗子味咸，杏子味苦，桃子味辛。

五畜之中，牛肉味甘，狗肉味酸，猪肉味咸，羊肉味苦，鸡肉味辛。

五菜之中，葵菜味甘，韭菜味酸，豆叶味咸，薤菜味苦，葱菜味辛。

五味入五脏。哪一味入哪一脏呢？是黄帝的问题。肝喜酸，所以酸味先入肝脏；心喜苦，所以苦味先入心脏；脾喜甘，所以甘味先入脾脏；肺喜辛，所以辛味先入肺脏；肾喜咸，所以咸味先入肾脏。是伯高对问题的解答。

五宜与五禁。五宜，指的是五脏患病时，所应该选择的五味；五禁，指的是五脏患病时，所应该禁忌的五味。

先谈五宜。

脾患病时，适宜食用粳米饭、牛肉、枣子、葵菜；

心患病时，适宜食用麦、羊肉、杏子、薤菜；

肾患病时，适宜食用大豆芽、猪肉、栗子、藿；

肝患病时，适宜食用芝麻、犬肉、李子、韭菜；

肺患病时，适宜食用黄米、鸡肉、桃子、葱。

再谈五禁。

肝病，禁辛味；

心病，禁咸味；

肾病，禁甘味；

肺病，禁苦味；

脾病，禁酸味。

以上五宜与五禁，谈的是五脏有病时的"应该吃什么"与"不应该吃什么"。这里的"应该"与"不应该"全部在五行生克哲理的范畴之内。

例如，芝麻味酸、犬肉味酸、李子味酸，酸入肝，所以肝患病时宜食这些酸味食物，其他四脏以此类推。五宜，可以用五行相生的哲理来解释。五禁，可以用五行相克的哲理来解释。

自然之物的五味，实际上是由时空决定的。

春季所生之物与夏季所生之物味道肯定不同，夏季所生之物与秋季所生之物味道肯定不同。五谷在不同的时间里生长，五谷在不同的空间里生长，不同的时间、不同的空间里的所生之物，味道肯定不同。"橘生淮南则为橘，橘生淮北则为枳。"橘枳之变，枝叶相似，味道异也。淮河两岸，一水之隔，小小的空间之变，就有橘枳之异，这里是空间决定味道。夏天的杏儿酸，秋天的枣儿甜，这里是时间决定味道。同样的道理，不同空间、不同时间生长的五谷、五果、五畜、五菜，味道肯定有差异，而且味道与时空肯定保持着一致性。

《灵枢·五味论》，在针经《灵枢》之中，是五行之专论的第五篇。

《灵枢·五味论》论的是五味本身；《灵枢·五味论》论的是五味与五脏的对应关系。

《灵枢·五味论》之前有《五味》，《五味论》之后有《五音五味》，谈五味，先后出现了两个专题之论与一个并列兼论，说明了什么？是不是说明中华先贤对五味的高度重视？！

人，从吃饭那天起，五味就介入了生活。五味入人体，进入了什么地方？对人体有什么作用？正面作用如何，负面作用又如何？是《灵枢·五味论》讨论的内容。

五味入五脏，是一。五味养五脏，是二。五味伤五脏，是三。五味入五脏，为自然而然的自然属性。五味养五脏，养在适时适量。五味伤五脏，伤在非其时非其量。

五味适度，养人；五味过度，伤人。是天下人都应该明白的道理。

《灵枢·五味论》讨论了关于五味的两大问题。

问题一：饮食五味从口中进入体内，一味有一味的去处，五味有五味的去处，为什么？

问题二：一味过度会产生一种疾病，五味过度会产生五种疾病，为什么？

《灵枢·五味论》中的问题提出者是黄帝。

酸味走筋，多食酸会使人小便不通；咸味走血，多食咸会使人口渴不已；辛味走气，多食辛会使人内心空虚；苦味走骨，多食苦会使人呕吐食物；甘味走肉，多食甘会使人心中烦闷。黄帝知道这些恶果，但不知道恶果之因，所以提出了以上两大问题。

本篇回答问题的贤哲是少俞。

五味的解答，首先解答的是酸味。

酸走筋，过度食酸会引起小便不通，原因何在？

少俞的解答如下：肝主筋，在味为酸，所以酸味走肝经之筋。酸味入胃后，它的气味涩滞，有收敛之作用，只能上行于上、中二焦，不能遽行出入而停留于胃腑之中，如果胃府温和，则下行注入膀胱，膀胱之皮薄而软，得酸味则会收缩曲卷，膀胱之口约束紧闭不通，水液运行之道不能通行，所以小便就会不通。前阴，是宗筋所聚集的地方；酸走筋，所以过度食酸会引起小便不通。小便不通，文中称为"癃"。癃，酸味过度所致也。

五味的解答，第二解答的是咸味。咸走血，多食咸会使人口渴，原因何在？

少俞的解答如下：血脉，是中焦精微输布于周身的道路，血亦出于中焦，咸味上行于中焦部位，所以咸味入走于血分。咸味入于胃后，味之气上走行于中焦部位，并注入血脉中，与血相合，血与咸相得则血液浓稠，血液浓稠则需胃中津液不断补充调剂，胃中津液不断被消耗，则津液减少而不足，不足则难以上润咽部舌根，所以舌本干燥而多口渴。渴，咸味过度所致也。

五味的解答，第三解答的是辛味。辛走气，多食辛会使人内心空虚，原因何在？

少俞的解答如下：肺统领全身之气，辛味入肺，所以知道辛味走气。辛味入于胃后，味之气走行于上焦；上焦，是接受中焦之气而营运于腠理，主司卫外作用；若姜、韭之辛味常熏蒸于上焦，营卫之气不断受扰，且其气久久停留于心下，就会使人内心空虚。辛味走散，与卫气一起运行，所以辛味入于胃后会与汗液同时外出。心中空虚，辛味过度所致也。

五味的解答，第四解答的是苦味。苦走骨，多食苦会使人呕吐食物，原因何在？

少俞的解答如下：苦味入于胃后，五谷之气味都不能胜过苦味，苦味入于胃之下脘，三焦之道受其影响而阻闭不通，三焦之道不通，则入胃之水谷会产生异常使其胃气上逆而变呕吐。牙齿，是骨之所余部分，苦味入胃后走骨亦走齿，如果口中感到有苦味，那就是入胃之苦味从口中复出了。口中苦味复出，可以知道其已经走骨了。呕吐、口中有苦味，苦味过度所致也。

五味的解答，第五解答的是甘味。甘走肉，多食甘会使人心中烦闷，原因何在？

少俞的解答如下：脾之气在外通达于肌肉，甘味入脾，所以甘味走于肌肉。甘味入于胃后，甘味之气柔弱细小，不能上达于上焦，而与饮食物一同存留在胃腑之中，胃腑因此也相应柔弱。胃腑柔弱则胃功能减弱，胃功能减弱则肠中寄生虫会乘机而动，虫动则会使人心中烦闷。心中烦闷，甘味过度所致也。

五味过度之害。五味过度会伤及人体，这一哲理首见于《素问·生气通天论》："是故味过于酸，肝气以津，脾气乃绝。味过于咸，大骨气劳，短肌，心气抑。味过于甘，心气喘满，色黑，肾气不衡。味过于苦，脾气不濡，胃气乃厚。味过于辛，筋脉沮弛，精神乃央。"

五味的空间性。五味有空间性，这一哲理首见于《素问·金匮真言论》："东方青色……其味酸。南方赤色……其味苦。中央黄色……其味甘。西方白色……其味辛。北方黑色……其味咸。"五味有空间性，《礼记》《管子》《吕氏春秋》也有相应的论述。

五方五行五脏与五味的联系。五味与五方、五脏相关，这一哲理首见于《素问·阴阳应象大论》："东方生风，风生木，木生酸，酸生肝，肝生筋，筋生心，肝主目……南方生热，热生火，火生苦，苦生心，心生血，血生脾，心主舌……中央生湿，湿生土，土生甘，甘生脾，脾生肉，肉生肺，脾主口……西方生燥，燥生金，金生辛，辛生肺，肺生皮毛，皮毛生肾，肺主鼻……北方生寒，寒生水，水生咸，咸生肾，肾生骨髓，髓生肝，肾主耳。"

论五味，在先秦时期的中华大地上，除了《周礼》与《黄帝内经》，还有儒家、道家与法家。

五味入五脏，儒家与法家都有这样的认识，都有这样的论述。是儒法两家与《黄帝内经》的共同点。有相同也有不同。不同的是，在何味入何脏的问题上，儒法两家与《黄帝内经》的解释不同。例如，《管子·水地》中有"酸主脾，咸主肺，辛主肾，甘主心，苦主肝"之论，此论显然与《黄帝内经》不同。儒家在《礼记》中的论述，也与《黄帝内经》不同。笔者认为，医道医术应该以《黄帝内经》为准，诸子之论可以了解一下，但不能以诸子为准。

《吕氏春秋·本味》之调味之专论。这里摘录一段，供读者鉴赏：

> 凡味之本，水最为始。五味三材，九沸九变，火为之纪。时疾时徐，灭腥去臊除膻，必以其胜，无失其理。调和之事，必以甘酸苦辛咸，先后多少；其齐甚微，皆有自起。鼎中之变，精妙微纤，口弗能言，志弗能喻，若射御之微，阴阳之化，四时之数。

译文："味道的根本，以水为始。五种味道三种调料，九次煮开、九次变化，火候是关键，或快或慢，去掉腥、臊、膻。味道调和的事，一定用全五味酸、甜、苦、辣、咸，谁先谁后谁多谁少，精妙美味，由此而起。鼎中精妙味道的变化，只可意会不可言传，如同射箭驾马，阴阳变化，四季转换。所以，时间虽久却不会坏弊，熟了却不烂。甜、酸、咸、辣，味道正合适。"

《灵枢·五音五味》，在针经《灵枢》之中，是五行之专论的第六篇。

五音可以与五味并列而论吗？

完全可以。

五音五味五色，音、味、色三位一体而论，是先秦诸子的特色。在道家、法家文献中，这三个字总是相伴一起出现的。

《道德经·第十二章》："五色令人目盲；五音令人耳聋；五味令人口爽……是以圣人之治也，为腹不为目，故去彼取此。"——请看，在老子这里，色、音、味是一体而论的。

《管子·揆度》："桓公曰：'事名二、正名五而天下治'，何谓'事名二'？对曰：天策，阳也；壤策，阴也。此谓'事名二'。何谓'正名五'？对曰：'权也，衡也，规也，矩也，准也。此谓'正名五'。其在色者，青黄白黑赤也，其在声者，宫商羽徵角也，其在味者，酸辛咸苦甘也。"——请看，在管子这里，色、音、味是一体而论的，而且是和阴阳五行一体而论的。

《文子·道源》："无声而五音鸣焉，无味而五味形焉，无色而五色成焉，故有生于无，实生于虚。"《文子·微明》："天有五方，地有五行，声有五音，物有五味，色有五章，人有五位。"——请看，在文子这里，色、音、味是一体而论的，而且是和天地五行一体而论的。

《鹖冠子·环流》："阴阳不同气，然其为和同也。酸咸甘苦之味相反，然其为善均也。五色不同采，然其为好齐也。无声不同均，然其可喜一也。"《鹖冠子·泰鸿》："调味章色正声，以定天道人事，三者毕此矣。"——请看，在鹖冠子这里，色、音、味还是一体而论的，而且是和阴阳与天地人一体而论的。

为何音、味、色三位一体而论，因为三者皆由五行哲理演化而来。五色之根在五行，五味之根在五行，五音之根也在五行。《黄帝内经》论五音五味五色，追其根本，同样是源于五行哲理。五行之五，太阳回归年一分为五也。一个时间段内，有一个音、色、味的组合。

汉代刘歆在《钟律书》中以万物一年之中的五种状态解释了五音："角者触也，物触地而出，戴芒角也。徵者祉也，物盛大而茂祉也。宫者中也，居中央，畅四方，倡始施生，为四声纲也。商者章也，物成熟，可章度也。羽者宇也，物始聚藏，宇覆之也。"一音之下，物有一种状态。五音之下，物有五种状态。这里的五音，实际上是五行的代名词，是一年五季的代名词。

《灵枢·五音五味》论五音五味，论的不是音乐，论的不是烹调，论的是五音与经脉的结合。音乐能否医病，西方医学尚在认识之中。而音乐与人体的结合，音乐与经脉的结合，音乐可以医病，是中医文化在几千年前所解答的。

《灵枢·五音五味》可以看作是《五味论》的继续，继续论述着《五味论》没有论完的问题。

同音共鸣者的疾病调治。现代物理声学告诉人们，振动频率相同的物体，其中一个振动时，另一个或另外的物体会产生共鸣。简言之，频率相同，会产生共鸣。本篇以同音为基础，界定出同音共鸣者患病，可以以相同方法医治相同的经脉。

"同声相应，同气相求。"是出于六十四卦第一卦的哲理。以同声同音为基础论疾病，论疾病的医治，是有理论根基的。

音乐到底能不能治病？今天的西方还在讨论，伟大的中华先贤在《黄帝内经》中已经形成了系统理论。

五行中的木，对应五音中的角，对应五味中的酸，对应五脏中的肝，对应六腑中的胆；肝胆有病，调味以酸，调音以角。

五行中的火，对应五音中的徵，对应五味中的苦，对应五脏中的心，对应六腑中的小肠；心与小肠有病，调味以苦，调音以徵。

五行中的土，对应五音中的宫，对应五味中的甘，对应五脏中的脾，对应六腑中的胃；脾胃有病，调味以甘，调音以宫。

五行中的金，对应五音中的商，对应五味中的辛，对应五脏中的肺，对应六腑中的大肠；肺与大肠有病，调味以辛，调音以商。

五行中的水，对应五音中的羽，对应五味中的咸，对应五脏中的肾，对应六腑中的膀胱；肾与膀胱有病，调味以咸，调音以羽。

同声相应的另一种形式。"方以类聚，物以群分"，这一格言，这一哲理，这一分类原则，出于《易经·系辞上》。这实际上是同声相应的另一种形式。方，四面八方的方，指不同的空间。类，各从其类的类，指万物的种类。物，万物中的物。群分之分，是分类之分。一句话八个字，八个字的一句话表达的是一条重要的哲理。前四个字说的是物有空间属性，同一空间中会出现性质相近的物；后四个字说的是物本身有归群归类性，性质相近的物会自动归在一起。

《灵枢·五音五味》以五音为基础，所论出的"在 A 如何，在 B 如何，在 C 如何，在 D 如何"，是对"方以类聚，物以群分"这一哲理的具体解释：

五行之木，在五音为角，在五谷为芝麻，在五畜为犬，在五果为李，在经脉为足厥阴经，在脏为肝，在色为青，在五味为酸，在时为春。

五行之火，在五音为徵，在五谷为麦，在五畜为羊，在五果为杏，在经脉为手少阴经，在脏为心，在色为赤，在五味为苦，在时为夏。

五行之土，在五音为宫，在五谷为稷，在五畜为牛，在五果为枣，在经脉为足太阴经，在脏为脾，在色为黄，在五味为甘，在时为长夏。

五行之金，在五音为商，在五谷为黍，在五畜为鸡，在五果为桃，在经脉为手太阴经，在脏为肺，在色为白，在五味为辛，在时为秋。

五行之水，在五音为羽，在五谷为大豆，在五畜为猪，在五果为栗，在经脉为足少阴经，在脏为肾，在色为黑，在五味为咸，在时为冬。

频率相同，可以产生共鸣，是现代物理学原理。同音共鸣，据此，可以以同样的方法及同一经络调治疾病。

五音之分与细分。五音之分，始于《素问·金匮真言论》。《素问》告诉后人，音出时间，一时一音，五时五音；音出空间，一方一音，五方五音。

五音的细分，始于《灵枢·五音五味》。五行五音，每一音又可以一分为五分为五种音。

木音为角，时令在春，空间在东，五行属木，五味属酸。木音一分为五分为：右角、角、上角、大角、判角。大与太相通，《素问》一直出现的是太角。

火音为徵，时令在夏，空间在南，五行属火，五味属苦。火音一分为五分为：右徵、少徵、质徵、上徵、判徵。

土音为宫，时令在长夏，空间在中央，五行属土，五味属甘。土音一分为五分为：少宫、上宫、大宫、加宫、左角宫。

金音为商，时令在秋，空间在西，五行属金，五味属辛。金音一分为五分为：右商、少商、商、上商、左商。大与太相通，《素问》一直出现的是太商。

水音为羽，时令在冬，空间在北，五行属水，五味属咸。水音一分为五分为：众羽、桎羽、上羽、大羽、少羽。

音乐小议。没有音乐构不成文化，音乐之音，在中华大地上，是从源头文化开始的。

音之论，在中华大地上，部部经典都在论：《易经》论，《尚书》论，《周礼》论，《周髀算经》论，请看以下论断。

《易经·中孚》上九爻辞："翰音登于天。"

《尚书·舜典》："八音克谐。"

《诗经·小雅·鹿鸣》："我有嘉宾，德音孔昭。"

《周礼·地官》："鼓人掌教六鼓、四金之音声。以节声乐。"

《周礼·春官》："以六律、六同、五声、八音、六舞，大合乐以致鬼神祇，以和邦国，以谐万民。"

《周髀算经·陈子模型》："冬至夏至，观律之数，听钟之音。"

以上六大论断告诉后人，部部经典都论音乐之音。

五音之论，诸子都在论：老子论，庄子论，管子论，文子论，鹖冠子论……请看以下论断。

《道德经·第十二章》："五色令人目盲；五音令人耳聋；五味令人口爽。"

《礼记·月令》论东西南北中五方，论出了角徵宫商羽五音。

《管子·宙合》："左操五音，右持五味。"

《孟子·离娄章》："师旷之聪，不以六律，不能正五音。"

《庄子·徐无鬼》："鼓角角动，音律同矣。夫或改调一弦，于五音无当也。"

《文子·道原》："无形而有形生焉，无声而五音鸣焉，无味而五味形焉，无色而五色成焉，故有生于无，实生于虚。"

《鹖冠子·世兵》："陈以五行，战以五音。"

《六韬·五音》："夫律管十二，其要五音，宫商角徵羽，此真其正声也，万世不易。"

以上八大论断告诉后人，老子、孔子、管子、孟子、庄子均论五音，换言之，儒家、道家、兵家、法家家家都论五音。

但是，五音的细分，只有《黄帝内经》。

乐出空间，乐出时间，是中华文化与中医文化的一致立场。《素问·金匮真言论》指出，东西南北中，一方一音，五方五音，东角西商南徵北羽中宫。《素问·针解》与《灵枢·经别》共同指出，一月一律，十二月十二律。

乐出天地，风生十二律，最好的阐释在《吕氏春秋·音律》："天地之气，合而生风，日至则月钟其风，以生十二律。……天地之气正，则十二律定矣。"

五音可以进一步细分，五音每一音均可以一分为五，分为五五二十五音，在中华大地上，这一说法只有中医文化有记载，具体记载在《灵枢·五音五味》。

律分阴阳，《周礼·春官》作出了细分。阳声：黄钟、大簇、姑洗、蕤宾、夷则、无射。阴声：大吕、应钟、南吕、函钟、小吕、夹钟。

历律一体，音律合于历法，定音定律的两个关键点在冬至夏至，是《周髀算经·陈子模型》所解释的奥秘。

乐出自然，乐出天地，孔子在《礼记·乐记》中作出了总结："大乐与天地同和，大礼与天地同节。"又："圣人作乐以应天，制礼以配地。"

乐能养生，乐能平衡气血，乐能移风易俗，乐能使天下安宁，孔子在《礼记·乐记》中作出了总结："故乐行而伦清，耳目聪明，血气和平，天下皆宁。"

教民以乐，以乐化人，孔子在《礼记·乐记》中指出："事不节而无功，然则先王之为乐也，以法治也。"

音乐面前，有人禽之变，孔子在《礼记·乐记》中指出："是故知声而不知音者，禽兽是也；知音而不知乐者，众庶是也。"

乐能治世，乐化天下，《礼记·乐记》中有如是说："王者功成作乐，治定制礼。"乐能乱世，乐能亡国，《礼记·乐记》中有如是说："乱世之音怨以怒……亡国之音哀以思。"

乐分好坏。好音乐育人，孔子听韶乐，三月不知肉味。坏音乐毁人，孔子在《论语》中有"郑声淫"的批评，《礼记》中有"郑卫之音，乱世之音"的批评。

在中华大地上，尽善尽美的韶乐是从舜时代开始的。"尽美矣，又尽善也"，是孔夫子对韶乐的评价。

尽善尽美的五音起于何时？肯定起于舜之前。历，《易经》与《周髀算经》共同指出，历出现在伏羲氏时代。按照历律一体的原则，五音可能是在伏羲氏时代或伏羲氏之前开始的。五音之后有六律，六律最早是在《周礼》中出现的。

频率相同，会有共鸣，是中华先贤在远古时期的发现，《吕氏春秋·召类》记载了这一发现："类同相召，气同则合，声比则应。鼓宫而宫动，鼓角而角动。"

没有音乐构不成文化，没有音乐也构不成中医。医论音论乐，《黄帝内经》以音律论养生，以音律论医病，可以查一查，在世界民族之林中到底有几家？

更为奇特的是，中华先贤以十二月、十二律为坐标论出了十二经脉。以十二月、十二律论经脉，可以查一查，在世界民族之林中到底有几家？

实验室中将物质一步步细分，是西方文化的通常做法。西方文化有能力细分，无能力综合。伟大的中华先贤，有能力细分，也有能力综合。无论五音怎么细分，归根结底还可以归结为五行，还可以归结为阴阳，还可以归结为道。

非常遗憾的是，细分量化的能力，被子孙丢弃了。在今天的中医界，还有人谈五音吗？还有人谈五音的细分吗？还有人谈音乐医治疾病的作用吗？

在中央电视台的节目中看到，关于"音乐到底能不能治病"这一课题，当代西方还在讨论，而在远古、中古时期的中华大地上，音乐医病、音乐养生、音乐育人、音乐教化则是日常生活中的基本内容。

本篇还讨论了一个胡须问题。本篇结尾处，黄帝与岐伯讨论起了胡须问题：男子为什么有胡须？女人与宦官为什么无胡须？

黄帝问："妇人为何无须，原因何在？是否与血气相关？"

岐伯答：冲任二脉有血有气，血随月信去而不返，血不养口唇，所以妇女无须。

胡须与任冲二脉直接相关。冲脉和任脉均起于胞中，向上在脊背的里面循行，为经脉气血汇集之海。其浮行循腹部上行，交会于咽喉，其中一条分支，环绕于口唇周围。此处敬请谨记，环绕于口唇的是冲任二脉。胡须与血气相关。冲任二脉中的血气充盛，会产生三个方面的外部特征：一是肌肉丰满，二是皮肤润泽，三是包括胡须在内的毫毛茂密。此处敬请谨记，冲任二脉中的血气有三大功能：养肌肉，养皮肤，养胡须。

妇女无须的具体原因。妇女与男子一样，冲任二脉俱全，但是，妇女每月均有经血排出，这就形成了气有余、血不足的生理特征。冲任二脉之中有气而缺血。血不养口唇，所以妇女无须。妇女无须，岐伯给出了如此详细的解释。

黄帝又追问了三个问题：一是有人损伤了阳器，阳痿而不能勃起，丧失了性的功能，为什么胡须仍然继续生长？二是宦官为什么不长胡须？三是有男子宗筋没有受到外伤，也不像妇女那样经常排出月经，为什么也不长胡须？

岐伯首先回答了宦官的"为什么"。"宦者去其宗筋，伤其冲脉，血泻不复，皮肤内结，唇口不荣，故须不生。"宦官的外生殖器官被阉割了，冲脉受伤，从此血失去了正常的循行路径。手术后的伤口干结，经脉中断，血泻而不复，唇口得不到冲任二脉的气血营养，所以胡须就不生长了。

不是宦官，为什么也不长胡须？理由是生理上先天有两大缺陷：一是其人任冲二脉血不足，二是其人生殖器官发育不健全。任、冲二脉，有气而血不足，不能上行营养唇口，所以不能生长胡须。

岐伯没有回答黄帝的第一个问题：有人损伤了阳器，为什么还继续长胡须？这个问题的答案，隐藏在了另外两个问题的答案之中：阳器受伤，并不等于经脉受伤。只要任冲二脉健全，气血依然畅通无阻，胡须就能正常生长。

3. 《黄帝内经》中关于五行的至理名言

其一，《素问·阴阳应象大论》："天有四时五行，以生长收藏，以生寒暑燥湿风。人有五脏化五气，以生喜怒悲忧恐。故喜怒伤气，寒暑伤形。暴怒伤阴，暴喜伤阳。……喜怒不节，寒暑过度，生乃不固。"

其二，《素问·六节脏象论》："五日谓之候，三候谓之气，六气谓之时，四时谓之岁，而各从其主治焉。五运相袭，而皆治之，终期之日，周而复始，时立气布，如环无端，候亦同法。故曰：不知年之所加，气之盛衰，虚实之所起，不可以为工矣。"

其三，《素问·移精变气论》："色脉者，上帝之所贵也，先师之所传也。上古使僦贷季，理色脉而通神明，合之金木水火土四时八风六合，不离其常，变化相移，以观其妙，以知其要。欲知其要，则色脉是矣。"

其四，《素问·脉要精微论》："微妙在脉，不可不察，察之有纪，从阴阳始，始之有经，从五行生，生之有度，四时为宜，补泻勿失，与天地如一，得一之情，以知死生。是故声合五音，色合五行，脉合阴阳。"

其五，《素问·脏气法时论》："五行者，金木水火土也，更贵更贱以知死生，以决成败，而定五脏之气，间甚之时，死生之期也。"

其六，《素问·天元纪大论》："日有五行，御五位，以生寒暑燥湿风。人有五脏，化五气，以生喜怒思忧恐。论言五运相袭而皆治之，终期之日，周而复始。"

其七，《素问·天元纪大论》："夫五运阴阳者，天地之道也，万物之纲纪，变化之父母，生杀之本始，神明之府也，可不通乎！"

其八，《素问·天元纪大论》："形有盛衰，谓五行之治，各有太过不及也。"

其九，《素问·五运行大论》："黄帝坐明堂，始正天纲，临观八极，考建五常。"

其十，《灵枢·五乱》："经脉十二者，别为五行，分为四时，何失而乱？何得而治？岐伯曰：五行有序，四时有分，相顺则治，相逆则乱。"

其十一，《灵枢·阴阳系日月》："五行以东方为甲乙木王春，春者苍色，主肝。"

其十二，《灵枢·逆顺》："气之逆顺者，所以应天地、阴阳、四时、五行也。"

（三）五行之简要述评

眼睛中的太阳，是动态的，就是视运动。太阳是恒星，恒星是不动的。太阳视运动，实质是地球的公转和自转。地球公转一周，即一个太阳回归年。太阳回归的时间周期，一分为十，即十月太阳历。太阳回归的时间周期，一分为五，即金木水火土五个季节。

十月太阳历的五个季节，构筑起了一个模型圆周运动五行模型。

五行，在天言五种循环的气候。

五行，在地言东西南北中五个方位。

五行，在人言肝心脾肺肾五脏。

五行，在天地之间言五音、五谷、五果、五菜、五畜、五 N、五 Y。

五种气候，首尾相连，无限循环，如环无端。

五种方位，具体位置固定，整体循环，如环无端。

人体五脏，具体位置固定，整体循环，如环无端。

五行，这个圆周循环模型，可以与太极图相媲美。

五行圆周循环模型，是太阳历制定过程中的一个重大成果。

五行圆周循环模型，表达的是太阳之道，表达的是时空一体的时空观。

一切从时空来，时空可以论一切，是五行模型可以论证一切问题的奥秘。

1. 五行在医药中

五行哲理，在医药两个领域建立起了两个模型，叙述如下：

其一，论药之模型。药分百草！有百草无百味！百草分出五味酸、苦、甘、辛、咸。五味之分，始于五行！

五行分五味，木酸火苦土甘金辛水咸，《素问·金匮真言论》与《尚书·洪范》中有如此之分，《礼记·月令》与《吕氏春秋·十二纪》中同样有如此之分。

其二，治未病之模型。《素问·四气调神大论》："圣人不治已病治未病，不治已乱治未乱。"

治未病，具体如何治？如何治未病？答案在五行相克哲理中，具体在《难经·七十七难》中，《难经·七十七难》以五行相克的哲理治未病。

2. 时空一体的时空模型

十月太阳历中的五行，一行 72 日；地球公转大圆中的五行，一行 72 度。72 日与 72 度，完全吻合，间不容发。如此者，时空一体也。

五行中的每一行，对应一定的时间，对应一定的空间。

时间是动态的时间，空间是动态的空间。

五行，动态的时空模型也。

五行，循环的时空模型也。

五行的对应性。在这个循环的时空模型之中，上至天文，下至地理，中间的气候、万物与人，自然而然地联系到一起：

木一行，对应一定的天文；

火一行，对应一定的天文；

土一行，对应一定的天文；

金一行，对应一定的天文；

水一行，对应一定的天文。

一行对应一定的天文，是绝对的！

但是，拿金木水火土五行与金木水火土五星的对应，是不对的。因为五行在地球公转大圆之内，在一个太阳回归年之中，而五星有地内行星，有地外行星，五星围绕太阳公转有不同的周期，例如，木星的公转周期是 11.86 年，木一行的 72 日不可能在这一时间段年年都对应木星。

太阳与地球，永远是两点一线的对应关系。冬至夏至，是太阳与地球对应的两个基本点，如此两点一线，如此两个基本点，是一岁的常态。如此常态，决定着万物的生死，决定着小花小草的"一岁一枯荣"。

月亮每月两次出现在太阳与地球对应的直线上，形成了三点一线的对应，就是月圆月缺的初一、十五。初一、十五，是天文大潮的原因。如此三点一线，如此月圆月缺，是一月的常态。如此常态，决定着江河大潮的起落。

金木水火土五星，从理论到实践，都有可能出现在太阳与地球之间的连线上，

形成四点一线、五点一线、六点一线、七点一线、八点一线的对应关系，如此对应是非常之态；非常之态一定会引起地球上的气候异常，物候异常，人体异常。

五行对应天文的意义，就在此处。

一定的时间，一定的空间，对应一定的气候，是绝对的！

木一行，对应一定的气候。

火一行，对应一定的气候。

土一行，对应一定的气候。

金一行，对应一定的气候。

水一行，对应一定的气候。

"一定"如果变成了"否定"，本来应该"这样的气候"变成了"完全不是这样的气候"，疾病或疫病就要发生了。

五行对应气候的意义，就在此处。

一定的时间，一定的空间，对应一定的物候，是绝对的！

木一行，对应一定的物候。

火一行，对应一定的物候。

土一行，对应一定的物候。

金一行，对应一定的物候。

水一行，对应一定的物候。

"一定"如果变成了"否定"，本来应该"这样的物候"变成了"完全不是这样的物候"，疾病或疫病就要发生了。

五行对应物候的意义，就在此处。

一定的时间，一定的空间，对应一定的天籁之音，是绝对的！

木一行，对应一定的天籁之音角音。

火一行，对应一定的天籁之音徵音。

土一行，对应一定的天籁之音宫音。

金一行，对应一定的天籁之音商音。

水一行，对应一定的天籁之音羽音。

"一定"如果变成了"否定"，本来应该"这样的音"变成了"完全不是这样的音"，疾病或疫病就要发生了。"冬至有雷声，十个牛栏九个空。"冬至的雷声，为非时之声。如此非时之声，会引起牛的死亡。另一种非时之声，也会引起猪的死亡。

五行对应五音的意义，就在此处。

同样的道理，一定的时间，一定的空间，对应一定的气味、颜色、谷物、水果、动物，就是《黄帝内经》出现五味、五色、五谷、五果、五畜的所以然。

第四章

五运六气与天道阴阳

275

3. 五行的循环性

最为关键的是，一定的时间，一定的空间，对应一定脏腑：木一行对应肝胆，火一行对应心、小肠，土一行对应脾、胃，金一行对应肺、大肠，水一行对应肾、膀胱。

地球公转，无限循环。从这一基点出发，一切都是循环的：

天文是循环的！

气候是循环的！

物候是循环的！

颜色是循环的！

气味是循环的！

音律是循环的！

谷物是循环的！

果物是循环的！

节令是循环的！

小草枯荣是循环的！

小花枯荣是循环的！

脏腑之气是循环的！

一切都有循环性，所以，病也有循环性。

五行生克的循环性与奇妙的医病之术。一切都有循环性！生生有循环性！一行接一行的相生性，演化出《黄帝内经》中"补母救子"的医术。

生者为母，被生者为子！

木生火！木为母，火为子。肝属木，心属火，肝为心之母。补母救子：心有病，可以补肝治之。

火生土！火为母，土为子。心属火，脾属土，心为脾之母。补母救子：脾有病，可以补心治之。

土生金！土为母，金为子。脾属土，肺属金，脾为肺之母。补母救子：肺有病，可以补脾治之。

金生水！金为母，水为子。肺属金，肾属水，肺为肾之母。补母救子：肾有病，可以补肺治之。

水生木！水为母，木为子。肾属水，肝属木，肾为肝之母。补母救子：肝有病，可以补肾治之。

"补母救子"之术，为中医文化所独有。

克克有循环性！隔行的相克性，演化出《难经》中"治未病"的医术。

《难经》中有何谓"治未病"与何谓"治已病"的区分。

此行有病，补在此行相克的一行，如此者治未病也。

木克土！肝属木，脾属土，见肝之病应实之以脾。

土克水！脾属土，肾属水，见脾之病应实之以肾。

水克火！肾属水，心属火，见肾之病应实之以心。

火克金！心属火，肺属金，见心之病应实之以肺。

金克木！肺属金，肝属木，见肺之病应实之以肝。

"治未病"之术，为中医文化所独有。

4. 重新认识五行

五行，在"科玄之争"中被斥为玄学。

诸子百家，家家论证问题依据的五行，为什么在当代沦落为不堪？

原因何在？

五行本义的失传与曲解。

五行本义的失传，前面已有讨论，这里讨论对五行的曲解。

对五行的曲解，始于汉代。

从个人讲，曲解五行的，首在董仲舒。

从学界讲，曲解五行的，首在白虎观会议。

董仲舒著《春秋繁露》一书，书中有五行相生之专论。专论之论，是"以我论之"的人文之论，而不是"以太阳论之"的天文之论。

"天地之气，合二为一，分为阴阳，判为四时，列为五行。行者行也，其行不同，列入五行。五行者，五官也，比相生而间相胜也。故为治，逆之则乱，顺之则治。"是《春秋繁露·五行相生》的开篇之论。读者可以认真看一看，董仲舒所说的五行与十月太阳历有关系吗？

"东方者木，农之本。"是《春秋繁露·五行相生》的木行之论，木一行有时间上的严格的定量吗？与十月太阳历有关系吗？

"南方者火也，本朝。"是《春秋繁露·五行相生》的火行之论，火一行有时间上的严格定量吗？与十月太阳历有关系吗？

"中央者土，君官也。"是《春秋繁露·五行相生》的土行之论，土一行有时间上的严格定量吗？与十月太阳历有关系吗？与十月太阳历的其他四行有关系吗？

"西方者金，大理司徒也。"是《春秋繁露·五行相生》的金行之论，金一行有时间上的严格定量吗？与十月太阳历有关系吗？

"北方者水，执法司寇也。"是《春秋繁露·五行相生》的水行之论，水一行有时间上的严格定量吗？与十月太阳历有关系吗？

董仲舒对五行的解释，远离了十月太阳历，典型的"以我论之"，典型的"我论五行"。

整个学界曲解五行的，发生在东汉皇宫之内的白虎观会上。公元79年，汉章帝刘炟召集大夫、博士、议郎、郎官和诸生在白虎观召开了一次讨论儒家经典的学术会议，班固将会议结果撰写成《白虎通德论》，又称《白虎通义》。书中有"五行"之专论，专论洋洋洒洒长达三千多字。《白虎通义·五行》有"五行是什么"与"五行多么重要"的大篇幅论述，但是没有一句"五行从何而来"的基本介绍。

"罢黜百家，独尊儒术。"是董仲舒对汉武帝刘彻的建议。"罢黜百家，独尊儒术"改变了中华先贤的思路与方法，将"以天文论人文"的思路，引入"以书论书""以人论人"。"以太阳论之"，以日月星论之的方法则完全被遗忘了。

"独尊儒术"与"以太阳论之"，孰轻孰重？

"独尊儒术"与"以天文论人文"，孰轻孰重？

笔者提出"重新认识五行"，目的是重新认识太阳，重新认识"以天文论人文"的思路与"以太阳论之"的方法。

在中华文化起源的源头，有孔夫子吗？有儒家吗？

在中华文化起源的源头，有什么呢？有"仰观天文，俯察地理"的先贤，有光芒四射的太阳，有圆缺转换的月亮，有无限循环的斗柄，是不是中华文化、中医文化的根本？是不是中华文化、中医文化的灵魂？太阳月亮北斗，先秦诸子可以超越吗？孔夫子可以超越吗？

世界上有多种宗教，真可谓教外有教；每一个宗教内部又有派别之分，真可谓教内有派，但太阳只有一个。

教与教争，派与派斗，为什么？理论、教义上有分歧也。太阳会引起分歧吗？太阳会引起争斗吗？

世界上的所有宗教，有反对太阳的吗？

阴阳是从太阳出发的！五行是从太阳出发的！中华文化、中医文化的理论要素，百分之九十五都是从太阳出发的！只要天上的太阳还在，中华文化、中医文化的理论基础就不会过时！问题是，"独尊儒术"之后的两千年来，还有人研究太阳与人文的关系吗？还有人研究太阳与中医的关系吗？

重新认识中医，重新认识阴阳五行，从重新认识太阳开始。

二、十二月太阳历与六气

现在集中精力专题讨论六气问题。

"故知其要者,一言而终,不知其要,流散无穷。"这一论断在《黄帝内经》中,出现了两次。第一次出现在《素问·六元正纪大论》,第二次出现在针经《灵枢·九针十二原》。谈五行五运,笔者引用了一次;谈六气,必须再引用一次。为什么?因为本来可以"一言而尽"的六气问题,现在却成了"说不清,道不明"的千古难题。

六气之"要","要"在何处?在太阳回归。

明白了太阳回归,认识了太阳回归形成的十二月太阳历,六气问题就可以"一言而终""一言而尽",总而言之,言而总之,六气问题就可一句话说清楚。

(一)六气的起源

六气之六,就是太阳回归年分出的六个时间段。

六气之气,就是六个时间段内运行的六种气候。

六气之六,讲的是时间段在数学中的规定性。

六气之气,讲的则是六个时间段内气候运行的正常与异常。

六气的源头,在十二月太阳历。

1. 《周髀算经》谈六气

太阳回归谈六气,此说出于《周髀算经》。《周髀算经·日月历法》:"外衡冬至,内衡夏至,六气复返,皆谓中气。"

外衡,就是南回归线;冬至,实际上就是太阳与南回归线直射的对应点。

内衡,就是北回归线;夏至,实际上就是太阳与北回归线直射的对应点。

从冬至到夏至,十二月太阳历分出了六个月。这六个月以冬至所在的子月为首,一二三四五六,这六个月为太阳回归年的上半年。节气节气,每个月一节一气,六个月六节六气。上半年的六个月有六气。

从夏至到冬至,十二月太阳历分出了六个月。这六个月以夏至所在的午月为首,七八九十十一十二,这六个月为太阳回归年的下半年。六个月六节六气,下半年的六个月有六气。

从冬至到夏至,再从夏至到冬至,如此往返一次,即一个太阳回归年。这里是"六气复返,皆谓中气"的所以然。

为表达太阳回归、六气复返,中华先贤创造一幅"七衡六间图"。这张图保留在《周髀算经·七衡六间》。图形如下:

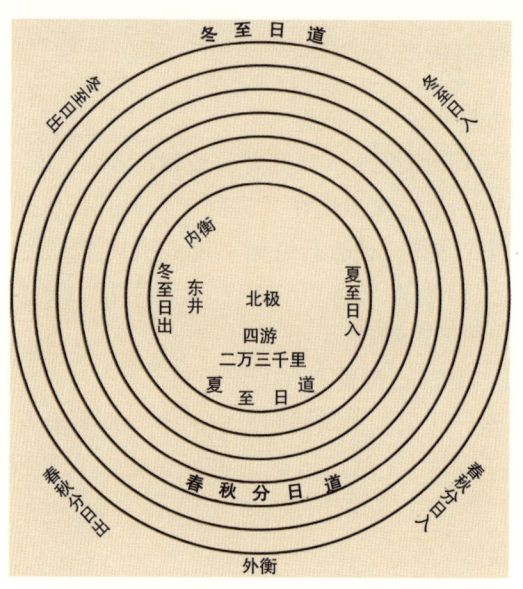

《周髀算经·七衡六间》 记载的六气循环图

2. 六气在彝族典籍中

六气的表达。表达六气，彝族典籍里出现了两张图。这两张图，反映出来六气的两种计算方法。

第一张六气图：天六气地六气循环图。

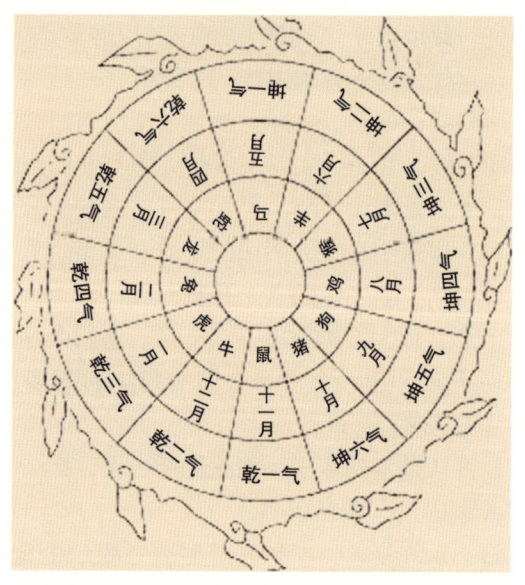

彝族典籍《宇宙人文论》 中的六气升降循环图

这张六气循环图，表达的是六气第一种分法。

太阳回归分前后两截：前一截为阳六气，后一截为阴六气；如此六气之分，出于彝族典籍《宇宙人文论》。阴阳可以论天地：天为阳，地为阴。所以，图中的六气，是以天地之气之名出现的。

十一月为天一气。

十二月为天二气。

正月为天三气。

二月为天四气。

三月为天五气。

四月为天六气。

五月为地一气。

六月为地二气。

七月为地三气。

八月为地四气。

九月为地五气。

十月为地六气。

为何"天一气"的起点在十一月？正确答案是：冬至在十一月。太阳回归，以日影最长点为起始点；日影最长点，影长 1.35 丈，这一天中华先贤定名为冬至；冬至，在今天在阴阳合历中的位置是十一月；所以，"天一气"的起点在十一月。一月一气，十二月十二气，前六个月为天六气，后六个月为地六气；天之气论阳，地之气论阴；天六气即阳六气（亦可称为乾六气），地六气即阴六气（亦可称为坤六气）。

六气的起始点在冬至。从冬至这一天开始，日影一天天变短，北半球的天气一天天变暖变热，这就是前半年论阳年的根本原因。阳气萌芽是从冬至开始的，"冬至一阳升"的所以然就在这里。

《宇宙人文论》中六气之分的分法，完全相同于《周髀算经》中的六气之分。

十二月一分为二，前六个月为阳月，后六个月为阴月。六气之分，是第一种分法。

$$12 \div 2 = 6 \text{（气）}$$

第一种分法中的六气，每一气的时间长度为：

$$365.25 \div 24 = 15.22 \text{（日）}$$

为什么要这么算？

是因为十二个月中每个月含一节一气，十二月内含十二节十二气，一共含二十四个节气。

太阳回归年的时间长度，《周髀算经·日月历法》给出的平均数据是365.25 日。365.25 日一分为十二，是一个月的时间长度：

$$365.25 \div 12 = 30.44（日）$$

是一个太阳月的时间长度。

那么，一个太阳回归年的时间长度一分为二十四，即一节一气的时间长度。

第二张六气循环图：在彝族文化中，第一种分法之外，还有第二种分法。这种分法以两个月为单位，将十二个月分为六份；两个月一份，两个月一气，十二个月有六气。

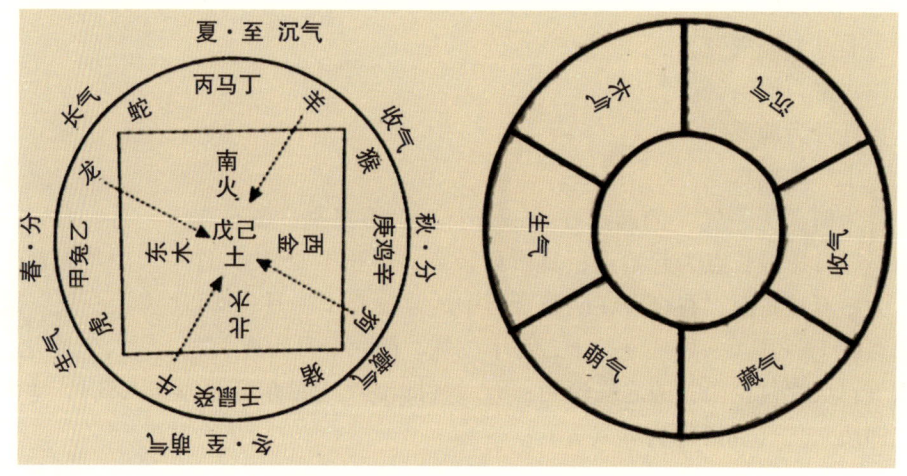

《彝族通史》中的六气升降循环图

六气的第一种分法，起始点在冬至；六气的第二种分法，起始点仍然在冬至。

萌气的起始点在冬至，沉气的起始点在夏至。

生气的时间段在春分，收气的时间段在秋分。

长气的时间段在立夏，藏气的时间段在立冬。

萌气为第一气，生气为第二气，长气为第三气，沉气为第四气，收气为第五气，藏气为第六气，萌气、生气、长气、沉气、收气、藏气如此六气，其基准是万物从生到死的六种状态。

彝族文化中的第一种分法，相同于《周髀算经》中的"七衡六间"。第二种分法，则完全相同于《素问·六微旨大论》中的六气。

第一种分法，其依据是太阳回归。回归的极限是南北回归线。两条回归线之间，一来六个月，一往六个月。一来有六气，一往有六气。十二个月十二气，前六气起于南回归线，终于北回归线；后六气起于北回归线，终于南回归线。

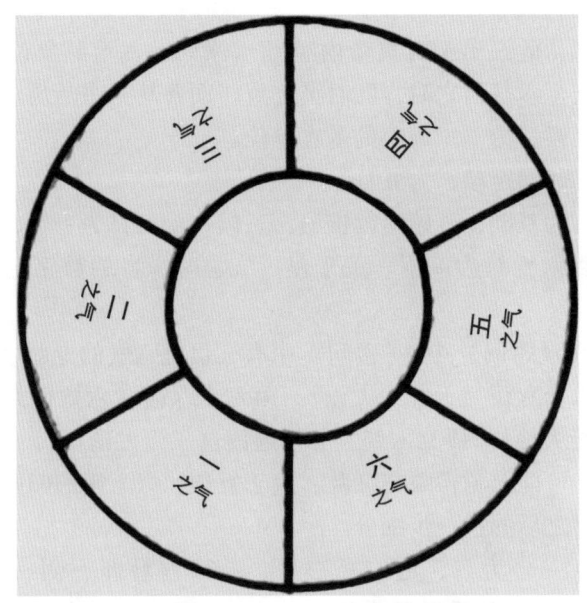

《素问·六微旨大论》中的六气

第二种分法，彝族文化的依据是万物生长的六种状态，《黄帝内经》的依据是六种气候特征。总而言之，第二种分法其依据是人的认识。人的认识，仍然没有脱离太阳回归这一基础。六气的前三气，在南回归线与北回归线之间；六气的后三气，在北回归线与南回归线之间。换言之，六气的前三气，起于南回归线，终于北回归线；六气的后三气，起于北回归线，终于南回归线。

第二种分法中的六气，每一气的时间长度为：

$$365.25 \div 6 = 60.875 \text{（日）}$$

为什么要这么算？

因为第二种分法中的六气，是以两个月为基本单位的。

一之气的时间段含两个月四个节气：冬至、小寒、大寒、立春。

二之气的时间段含两个月四个节气：雨水、惊蛰、春分、清明。

三之气的时间段含两个月四个节气：谷雨、立夏、小满、芒种。

四之气的时间段含两个月四个节气：夏至、小暑、大暑、立秋。

五之气的时间段含两个月四个节气：处暑、白露、秋分、寒露。

六之气的时间段含两个月四个节气：霜降、立冬、小雪、大雪。

3. 六气在《黄帝内经》中

讨论六气在《黄帝内经》中，先从六气在《素问》中开始。以四时十二月太阳历谈六气，此说出于《黄帝内经》。《素问·六节脏象论》："五日谓之候，三候谓之气，六气谓之时，四时谓之岁，而各从其主治焉。"

五日一候之候，为一个最小的基本单位。

一候之候的时间定量，为五日。

以一候五日为基础，开始继续推演：三候一十五日为一气，六气九十日为一时，四时三百六十日为一岁。关于候、气、时、岁的数字定量，是取整不取零。

（1）六气在《素问》中：《素问》中有三篇是六气的专题之论。这三篇专题之论是：第六十六篇《天元纪大论》，第六十八篇《六微旨大论》与第七十一篇《六元正纪大论》。研究六气，必须通读这三篇大论。

以书论书，可能会觉得眼花缭乱、过于复杂。以太阳回归而论，六气只不过是寒暑、四时之后的进一步细分。

太阳回归年一分为二，是一寒一暑。一寒一暑即一阴一阳。一寒一暑（一阴一阳）的时间长度取整数为各 180 日。一寒一暑论的是阴阳二气。

太阳回归年一分为三，是一寒一暑加春分秋分。苗族太阳历称此为一阴一阳加不阴不阳。春分秋分为何能论不阴不阳？因为立竿测影证明，春分秋分是太阳回归年的两个中间点。一个太阳回归年，只有春分秋分这两天的昼夜平均平分。昼为阳，夜为阴。昼夜平均平分即阴阳平均平分。阴阳平均平分，即亦阴亦阳亦或不阴不阳。一阴一阳加不阴不阳的时间长度取整数为各 120 日。一阴一阳加不阴不阳论的是阴阳三分——少阳、阳明、太阳，少阴、厥阴、太阴。

太阳回归年一分为四，是春夏秋冬四时。四时的时间长度取整数为各 90 日。四时论的是阴阳四象——少阳、太阳，少阴、太阴。

太阳回归年一分为五，是木火土金水五行。五行的时间长度取整数为各 72 日。

太阳回归年一分为六，有六气。六气的时间长度取整数为各 60 日。

请看，六气之六是不是寒暑、四时、五行之后的又一步细分?!

六气不是玄学！六气是太阳回归年六个时间段中的六种气候。

1）六气与天之道：在黄帝的视野里，六气就是无限循环的"天之道"。黄帝希望岐伯能够详细解释，使之"令终不灭，久而不绝"。岐伯在详细解释之前，先有一个原则性的解释："明乎哉问天之道也！此因天之序，盛衰之时也。"

论"天之道"，论出了"因天之序"，论出了"盛衰之时"。

序，涉及天文历法，首先涉及的是太阳历。六气，在太阳回归之序中。要想弄懂弄通六气，必须弄懂太阳回归之序。

因天之序，因的是太阳回归之序。《素问·八正神明论》："因天之序，盛虚之时，移光定位，正立而待之。""移光定位"者，立竿测影也。寒暑，界定于立竿测影之下；四时，界定于立竿测影之下；八节，界定于立竿测影之下；二十四节气，界定于立竿测影之下。因天之序，所因是太阳回归之序！

"因天之序"之外，还有"因时之序"；"因时之序"之外，还有"四时之序"；因天之序、因时之序、四时之序，说法不同，意思一样，强调的都是太阳回归之序。

因太阳之序，因的是寒暑之序、四时之序、五行之序、六气之序、八节之序、十二月之序、二十四节气之序。

因太阳之序，因的是盛衰之序。寒暑可以论盛衰。寒暑论阴阳，寒阴而暑阳；阳论盛，阴论衰；太阳回归周期一分两截，前一截论阳论盛，后一截论阴论衰。以太阳论之，阳为盛，阴为衰。《黄帝四经·经法·四度》中有"盛而衰，天地之道也"之论，《淮南子·泰族训》中有"天地之道，极则反，盈则损"之论；盛衰者，寒暑也。盛衰，还有一个出处，就是月亮圆缺。以月亮论之，圆为盛，缺为衰。"盛衰之时"，月亮圆缺的两种状态也。月亮圆缺论盛衰，《淮南子·地形训》中有"蛤蟹珠龟，与月盛衰"之论；《淮南子·说山训》中有"月盛衰于上，则螺蚌应于下，同气相动，不可以为远"之论；盛衰者，月之圆缺也。

月亮圆缺与六气无关，与六气相关的是太阳回归。

2）六气的重新对应：《黄帝内经》所讲的六气，应该是两个月为一气的六气。从冬至到夏至六个月分出阳三气，从夏至到冬至分出阴三气。

阳气为上升之气。上升，应该是一步步地上升。上升的三部曲应该是：少阳—阳明—太阳。

阴气为下降之气。下降，应该是一步步地下降。下降的三部曲应该是：少阴—厥阴—太阴。

如果如此"因天之序"没有错，那么三阴三阳与六气就应该有一个重新对应关系：

少阳，对应的应该是初春之风。

阳明，对应的应该是初夏之热。

太阳，对应的应该是夏至之火。

少阴，对应的应该是初秋之湿。

厥阴，对应的应该是初冬之燥。

太阴，对应的应该是冬至之寒。

按照太阳回归的法则，六气应该如此对应！

如此对应，六气才真正符合"因天之序"。

3）六气与六律的对应：律历同源，历律一体，中华先贤在制定太阳历的同时又区分出音律。历律同根同源，相生相伴。

历律一体，是孔子的认识。所以，《礼记·月令》中有十二月与十二律的对应。

历律一体，是杂家的认识。所以，《吕氏春秋·十二纪》中有十二月与十二律的对应。

经络是如何发现的？

是以太阳历的十二月论证出来的！

《灵枢·经别》："六律建阴阳诸经而合之十二月。"

"六律"者，阴六吕阳六律也。"建阴阳"者，音律分阴分阳也。十二月者，太阳历所区分的一岁的月数也。

最早记载阴阳十二律的经典，是《周礼》。《周礼·春官》："大师掌六律、六同以合阴阳之声。阳声：黄钟、大簇、姑洗、蕤宾、夷则、无射。阴声：大吕、应钟、南吕、函钟、小吕、夹钟。"

最早记载十二月的经典，是《逸周书》《周礼》和《周髀算经》。《逸周书·周月》："凡四时成岁，岁有春夏秋冬，各有孟仲季，以名十有二月。"《周礼·春官》："冯相氏掌十有二岁，十有二月。"《周髀算经·日月历法》："十二月十九分月之七，为一岁。"岁，太阳历论岁。岁，作为基础性的时间单位，确定于立竿测影。《后汉书·律志下》："影长则日远，天度之端也。日发其端，周而为岁。"影长，即日影最长点。从日影最长点再到日影最长点，如此循环一次，即一岁。一岁分四时，一时三个月，三四一十二，一岁四时十二个月。

《灵枢》告诉后人，经络是以六律、十二月为坐标论证出来的。为什么六律与十二月并列而论呢？因为太阳历的十二月与音律中的十二律，两者是同根伴生关系。

十二月与十二律，共同产生在立竿测影之下。《周髀算经·陈子模型》："冬至夏至，观律之数，听钟之音。"

十二月与十二律的对应关系，记载于《吕氏春秋》。《吕氏春秋·音律》："天地之气，合而生风。日至则月钟其风，以生十二律。仲冬日短至，则生黄钟。季冬生大吕。孟春生太簇。仲春生夹钟。季春生姑洗。孟夏生仲吕。仲夏日长至，则生蕤宾。季夏生林钟。孟秋生夷则。仲秋生南吕。季秋生无射。孟冬生应钟。天地之风气正，则十二律定矣。"

十二个节令与十二律的对应关系，出于明世子朱载堉。十二律与太阳历十二气的对应关系，朱载堉在《历律融通·律率》一书中叙述如下：

黄钟，冬至；大吕，大寒；

太簇，雨水；夹钟，春分；

姑洗，谷雨；仲吕，小满；

蕤宾，夏至；林钟，大暑；

夷则，处暑；南吕，秋分；

无射，霜降；应钟，小雪。

十二律有声无形，十二月无声无形，两者位于形而上。参照坐标无形，这里是经络为什么无形的所以然。

一阴一阳，本来是一分为二又合二而一的两分关系，但是论经络的三阴三阳却是一分为三、合三为一的三分关系，为什么？用苗族太阳历可以解释。苗族文化以太阳回归论阴阳，在"冬至阳旦，夏至阴旦"之间又论出了一个过渡的温带，温带苗族太阳历命名为"不阴不阳"。不阴不阳，可以合理解释三阴中间的厥阴、三阳中间的阳明。

4）六律六吕与十二经络的对应：十二律分阴分阳，分为阴六吕阳六律；十二经络亦分阴分阳，分为手三阴三阳与足三阴三阳。

手三阴经（手太阴肺经、手厥阴心包经、手少阴心经）、手三阳经（手阳明大肠经、手少阳三焦经、手太阳小肠经）。

足三阴经（足太阴脾经、足厥阴肝经、足少阴肾经）、足三阳经（足阳明胃经、足少阳胆经、足太阳膀胱经）。

5）六气的三种状态：六气之中的每一种气，都有三种状态：平，不及，过。平气，为正常之气。过与不及，为异常之气。

不及，即该来不来之气，如该冷不冷，该热不热，如此为不及。过，即该走不走，不该来而来的气，如不该热而热，不该寒而寒。

平气，养人养万物。

异常之气，伤人伤万物。

6）六气与疾病：异常之气，是诱发人体疾病的外因。

六气之一：风。

春夏秋冬四时，风对应春。实际上，四时八节皆有风，有正风也有邪风。

三阴三阳，风对应的应该是少阳。

邪风，可以诱发百病。请看以下七个论断。

其一，《素问·生气通天论》："故风者，百病之始也。"

其二，《素问·玉机真脏论》："是故风者，百病之长也。"

其三，《素问·风论》："故风者百病之长也。"

其四，《素问·至真要大论》："诸暴强直，皆属于风。"

其五，《灵枢·口问》："夫百病之始生也，皆生于风雨寒暑，阴阳喜怒，饮食居处，大惊卒恐。"

其六，《灵枢·五色》："雷公曰：'小子闻风者，百病之始也。'"

其七，《灵枢·百病始生》："夫百病之始生也，皆生于风雨寒暑，清湿喜怒。"

引起百病的风，是邪风。

和风细雨。与细雨相随相伴的和风，是不会引起疾病的。

金风送爽。与秋日相随相伴的金风，是不会引起疾病的。

风的基本特征是随四时八节的变化而发生不同方向的变化。风向随时，正风。风向逆时，邪风。

"风淫于内，治以辛凉，佐以苦，以甘缓之，以辛散之。"医治外因之风引起的疾病，《素问·至真要大论》记载了如此用药原则。

风分寒热。医治热风引起的疾病，药用辛凉；而医治寒风引起的疾病，药应该用辛热。

六气之二：热。

春夏秋冬四时，热对应春末夏初。

三阴三阳，热对应阳明。

六气论百病，热是病因之一。

《素问·阴阳应象大论》："热伤气……热胜则肿。"

《素问·至真要大论》："诸胀腹大，皆属于热。"

《素问·至真要大论》："诸病有声，鼓之如鼓，皆属于热。"

《素问·至真要大论》："诸转反戾，水液浑浊，皆属于热。"

《素问·至真要大论》："诸呕吐酸，暴注下迫，皆属于热。"

《灵枢·痈疽》："寒气化为热，热胜则腐肉，肉腐则为脓。"

"热淫于内，治以咸寒，佐以甘苦，以酸收之，以苦发之。"医治热因之病，《素问·至真要大论》介绍了如此方法。

"热者寒之。"医治热因之病，《素问·至真要大论》介绍了如此原则。

六气之三：火。

春夏秋冬四时，火对应夏至与夏至前后。

夏至，阳极之点。以六气论，夏至为三阳之处；以十二月论，夏至为六阳之处。以阴阳转换而论，夏至点是阳极生阴点。

三阴三阳，火对应太阳。

火分两种：一是外因之火，一种是内因之火。

外因之火有三种状态：正常曰升明；不及曰伏明；太过曰赫曦。

过与不及，是疾病之因。

《素问·至真要大论》："夫百病之生也，皆生于风寒暑湿燥火，以之化之变也。"

六气可以论百病，火是病因之一。

关于火与疾病的关系，《素问·至真要大论》有以下五条具体之论：

"诸热瞀瘛，皆属于火。"

"诸禁鼓栗，如丧神守，皆属于火。"

"诸逆冲上，皆属于火。"

"诸躁狂越，皆属于火。"

"诸病胕肿疼酸惊骇，皆属于火。"

诸，凡此种种也。皆，都，全，全部也。属于，病因之属也。

瞀（mào），目眩、昏闷，神志昏乱。瘛（chì），四肢抽搐。神志昏乱，四肢抽搐，如此诸病皆属于火。

正常之口，能言能语。异常之口，口噤不语。凡口噤不语，鼓颔战栗（下颚打颤，上下牙齿撞击），神志不安，如此诸病皆属于火。

正常之气，有升有降。异常之气，升而不降。凡逆气上冲，如此诸病皆属于火。

躁动不安，发狂越常，如此诸病皆属于火。

浮肿，酸楚疼痛，惊骇不宁，如此诸病皆属于火。

火有内外之分。外部之火，异常气候也。内部之火，体内阳盛也。外部邪火会引起疾病，内部邪火同样会引起疾病。《素问·至真要大论》："火气内发，上为口糜呕逆，血溢血泄。"

火因之病，如何医治？

"火淫于内，治以咸冷，佐以苦辛，以酸收之，以苦发之。"医治火因之病，《素问·至真要大论》介绍了如此方法。

热因病治之以寒，火因病更应该治之以寒。

六气之四：湿。

六气之湿，对应的是长夏秋初。在广州、珠海、深圳，春夏两季，凡是走廊、地板、墙壁上出现黄豆大的水珠时，风一定是西南风。西南风，时令属于长夏。

夏至一阴降。长夏位于夏至之后，所以长夏在一阴的位置上。一阴即少阴。

三阴三阳，湿对应的应该是少阴。

六气论百病，湿是病因之一。

《素问·生气通天论》："因于湿，首如裹，湿热不攘，大筋緛（音 ruǎn）短，小筋弛长，緛短为拘，弛长为痿。"

人受湿邪，头部像被布条缠裹；长期受湿热，大筋会收缩变短、小筋会松弛变长；大筋变短会形成拘挛，松弛变长会形成痿病。

《素问·生气通天论》："汗出见湿，乃生痤疿。"

痤，粉刺也。疿，小红疹。出汗又遇上湿气，就会产生痤疿。

《素问·生气通天论》："秋伤于湿，上逆而咳，发为痿厥。"

秋季受湿，冬季湿邪上逆而成咳嗽、痿病。

《素问·至真要大论》："诸痉项强，皆属于湿。"

凡是肌肉收缩、四肢痉挛及颈项强急诸病，皆属于湿。

《灵枢·小针解》："清气在下者，言清湿地气之中人也，必从足始。"

清湿之气在地在下，所以清湿之气侵入人体，必然从足部开始。

《灵枢·邪气脏腑病形》："身半已下者，湿中之也。"

下半身所发生的外因之病，是因为湿邪所致。

值得注意的是，湿气有寒热之分，即有热湿、寒湿两种湿气。

"湿淫于内，治以苦热，佐以酸淡，以苦燥之，以淡泄之。"医治湿因之病，《素问·至真要大论》介绍了如此方法。

六气之五：燥。

气之燥，对应的应该是秋分前后。

三阴三阳，燥对应的应该是厥阴。

"燥胜则干。"《素问·阴阳应象大论》指出，燥气过胜，会引起干枯；花草会干枯，皮肤会干燥。

"燥胜风。"《素问·阴阳应象大论》指出，燥能够抑制风。

"西方生燥，燥生金，金生辛，辛生肺，肺生皮毛。"《素问·阴阳应象大论》指出，燥与空间中的西方（西风）相联系，与五行之金、五味之辛、五脏之肺、人体皮毛相联系。——燥热过盛伤皮毛，寒能胜燥热。

"肾恶燥。"《素问·宣明五气》指出，五脏各有厌恶，心脏恶热，肺脏恶寒，肝脏恶风，脾脏恶湿，肾脏恶燥。

"岁金太过，燥气流行，肝木受邪。民病两胁下少腹痛，目赤痛眦疡，耳无所闻。肃杀而甚，则体重烦冤，胸痛引背，两胁满且痛引少腹。"《素问·气交变大论》指出，金运太过，燥气大流行，首先是肝木受邪，会引起下列疾病：两胁肋下及少腹部疼痛，双目红痛，眼睛角痒，耳聋，身体沉重，烦闷，胸痛。

"燥淫于内，治以苦温，佐以甘辛，以苦下之。"医治燥因之病，《素问·至真要大论》介绍了如此方法。

燥除湿气，是燥气的一大好处。

六气之六：寒。

三阴三阳，寒对应的应该是太阴。

凡是疼痛的疾病，病因均因于寒。请看以下七个论断。

其一，《素问·痹论》："痛者，寒气多也，有寒故痛也。"

其二，《素问·长刺节论》："寒气至，名曰骨痹。"

其三，《素问·气交变大论》："岁水太过，寒气流行，邪害心火。"

其四，《素问·至真要大论》："诸病水液，澄彻清冷，皆属于寒。"

其五，《灵枢·杂病》："厥而腹响响然，多寒气，腹中榖榖。"

其六，《灵枢·口问》："寒气客于皮肤，阴气盛，阳气虚，故为振寒寒栗，补诸阳。"

其七，《灵枢·水胀》："肤胀者，寒气客于皮肤之间。"

痛，皮痛、肌痛、骨痛、心痛、关节痛、颈椎痛，病因皆因于寒。

胀，皮胀、腹胀、肠胀、胃胀，病因皆因于寒。

疝，男人疝、女人疝、儿童疝，病因皆因于寒。

小便清，大便稀，病因皆因于寒。

"寒淫于内，治以甘热，佐以苦辛，以咸泻之，以辛润之，以苦坚之。"医治寒因之病，《素问·至真要大论》介绍了如此方法。

"寒者热之。"医治寒因之病，《素问·至真要大论》介绍了如此原则。

寒者热之！是医治寒因病的总原则。如何热，有各种方法。热药、热灸、热水、热气，以及各种物理热均可以医治寒因病。

六气中的三气：风寒湿。

一种气会引起疾病，多种气合而杂至同样会引起疾病。

《素问·痹论》："风寒湿三气杂至，合而为痹也。"

痹，指颈椎、腰椎，以及各关节部位疼痛、麻木、屈伸不利等症状的疾病。

以疼痛为特征的痹病，西医西药可以医治吗？所以然者何？西医没有气理论，没有风寒湿理论。

理在事先！没有这个理，就处理不了这个事。

道在术先！没有这个道，就没有这个技，这个术。

以疼痛为特征的痹病，在中医面前同样是一道难题。所以然者何？中医把一个"寒"字丢失了。痹病之病因，被界定在"风湿"二字上。丢掉了一个"寒"字，就解答不了"疼痛"二字。

(2) 六气在《灵枢》中：针经《灵枢》之中，没有六气的专题之论，但是有六气的精细之论与特别之论。

特别之论，在于《灵枢》论六气论出了人之六气。天有六气，人亦有六气。人有六气，是通过黄帝之口说出来的。《灵枢·决气》："黄帝曰：六气者，有余不足，气之多少，脑髓之虚实，血脉之清浊，何以知之？岐伯曰：精脱者，耳聋。气脱者，目不明；津脱者，腠理开，汗大泄；液脱者，骨属屈伸不利，色夭，脑髓消，胫酸，耳数鸣；血脱者，色白，夭然不泽，其脉空虚。"

气，有一气之源，有六气之分；一气之源在胃，六气之分在精、气、津、液、血、脉。

六气不足会引起五种疾病：

精不足会耳聋。精的大量脱失，则会出现耳聋。

气不足目不明。气的大量脱失，则会使人视觉不明。

津不足则大汗。津的大量脱失，则腠理开，出现汗大泄。

液不足病关节，面憔悴，耳常鸣。液的大量脱失，则出现关节屈伸不利，面色憔悴，脑髓消减，小腿酸软，经常耳鸣。

血不足面无华。血的大量脱失，则出现面色苍白，枯槁无华，脉道空虚。

具体精细之论，在于《灵枢》论六气论出了百病之外因。《灵枢·顺气一日分为四时》："夫百病之所始生者，必起于燥湿、寒暑、风雨、阴阳、喜怒、饮食、居处。"

"百病之所始生者"，百病之外因也。外因之中，包括燥湿、寒暑、风雨，这些致病因素都在六气的范围之内。百病之因，还有内因。喜怒、饮食、居处，为致病之内因。

（3）六气在《黄帝内经》中的至理名言：六气，是天道，是天之纲纪，这是一。六气，具有无限循环性与严格规定性，这是二。六气与五运配合，合于甲子，这是三。关于六气的至理名言，摘录几条，稍加注释，供读者鉴赏。

其一，《素问·天元纪大论》："帝曰：'上下周纪，其有数乎？'鬼臾区曰：'天以六为节，地以五为制。周天气者，六期为一备；终地纪者，五岁为一周……五六相合而七百二十气，为一纪，凡三十岁；千四百四十气，凡六十岁，而为一周，不及太过，斯皆见矣。'"

天论六气，六气一个太阳回归年。如此者，"周天气者，六期为一备"也。如此者，十二月太阳历也。地论五行，五行循环一个太阳回归年。如此者，"终地纪者，五岁为一周"也。如此者，十月太阳历也。五行论甲，六气论子，甲子配合，三十岁为一纪，六十岁为一周。

$$720 \div 30 = 24 \text{（气）}$$
$$1440 \div 60 = 24 \text{（气）}$$

节气在一个太阳回归年中有严格的规定性，在三十个与六十个太阳回归年中有首尾相连的循环性。规定性一旦出现问题，异常就出现。

其二，《素问·六微旨大论》："升已而降，降者谓天；降已而升，升者谓地。天气下降，气流于地；地气上升，气腾于天。故高下相召，升降相因，而变作矣。"

升降有时，升降有序，升降循环。升降两分而一体，升降两分而互根。四时的变化，万物的变化，风霜雨雪的变化，统统包含在升降的转化之中。

其三，《素问·六微旨大论》："故非出入，则无以生长壮老已；非升降，则无以生长化收藏。是以升降出入，无器不有。"

《易经·系辞下》："形乃谓之器。"又："形而上者谓之道，形而下者谓之器。"

有形之物谓之器。万物有形，自然之器也。

自然之器，形成于无形之气。阴阳二气的升降，决定着万物的枯荣。万物的生长收藏，是由阴阳二气的升降出入决定的。

"天地交而万物通也。""天地不交而万物不通也。"天地者，阴阳也。天阳地阴，阳气在下而上升，阴气在上而下降，如此者天地交也。天地交而万物通（生）也。

其四，《素问·六元正纪大论》："（黄）帝曰：'天地之数，终始奈何？'岐伯曰：'悉乎哉问也！是明道也。数之始，起于上而终于下，岁半之前，天气主之，岁半之后，地气主之，上下交互，气交主之，岁纪毕矣。'"

数，严格规定性也。天道之数，实际上是天气地气之数。黄帝的问题是天地之气有没有数字上的规定性？岐伯首先赞扬是"明道之问"，然后解答了气在数字上的严格规定性：天地之气，开始于上，终结于下。太阳回归年的前半年，天气（阳气）主之；太阳回归年的后半年，地气（阴气）主之。阳升阴降，一上一下，上下互交，即一个太阳回归年完整过程。

阴阳二气的交接点，是阴阳二气的平分点。

冬至点，阳气开始上升；夏至点，阴气开始下降；春分秋分，阴阳平均；一上一下，一升一降；先升后降，升降有序；日影长短两极的中间点上，阴阳平均；阴阳二气变化的规律与规定性就在于此。如此者，"岁纪毕矣"。

其五，《素问·六元正纪大论》："风温春化同，热曛昏火夏化同，胜与复同，燥清烟露秋化同，云雨昏暝埃长夏化同，寒气霜雪冰冬化同，此天地五运六气之化，更用盛衰之常也。"

温风与春同行，热风火气与夏同行，云雨湿气与长夏同行，燥气、白露清霜与秋同行，寒气、冰雪与冬同行，五运六气与四时相随相伴，同伴同行。

其六，《素问·六元正纪大论》："故知其要者，一言而终，不知其要，流散无穷。"

文言文惜字如金，但是，这一论断在《灵枢·九针十二原》原封不动又重复一次。何谓"其要"之"要"？太阳历也！从太阳历入手，研究与阅读《黄帝内经》，会有一通百通的效果。阴阳五行、四时六气、五音六律、天干地支、奇偶之数，所有这些基础性要素，只有用太阳历才能融会贯通。太阳历，首先是十月太阳历，其次是十二月太阳历。弄懂了这两种太阳历，《黄帝内经》中一道道基础性难题迎刃而解。

其七，《素问·六元正纪大论》："帝曰：'至哉圣人之道！天地大化运行之节，临御之纪，阴阳之政，寒暑之令，非夫子孰能通之？请藏之灵兰之室，署曰《六元正纪》，非斋诫不敢示，慎传也。'"

寒暑，界定在日影长短两极之下。阴阳，抽象于寒暑之中。这一论断，讲太阳历，讲地球与太阳动态的对应关系，讲黄帝对太阳历的敬慎态度。

地球绕太阳公转一周，日影发生一次长短两极变化，气候发生一次寒暑变化。一寒一暑，再进一步进两步进 N 步细分，可以分为寒温热、热温寒三季，可以分为春夏秋冬四季，可以分为金木水火土五行，可以分为风热火湿燥寒六气，可以分为八节、十二月、二十四节气、七十二候，如此者，天地之大化也。天地之大化，是圣人必须认识、必须敬重的自然之道。

4.《难经》以"两至"论三阴三阳

《难经·七难》："冬至之后，得甲子，少阳王，复得甲子阳明王，复得甲子太阳王，复得甲子太阴王，复得甲子少阴王，复得甲子厥阴王。王各六十日，六六三百六十日，以成一岁。此三阳三阴之王时日大要也。"

冬至之后的第一个甲子（60日），由少阳司令。

冬至之后的第二个甲子（60日），由阳明司令。

冬至之后的第三个甲子（60日），由太阳司令。

王者，司令也，主管也。"少阳王""阳明王"，讲的就是这一甲子的主管者。

王，亦可解释为兴旺之旺。

冬至之后的第一个甲子（60日），由少阳兴旺。

冬至之后的第二个甲子（60日），由阳明兴旺。

冬至之后的第三个甲子（60日），由太阳兴旺。

王者，兴旺之旺也。"少阳王""阳明王"，讲的就是这一甲子气的兴旺者。

冬至是太阳回归年的起始点。《苗族古历》将冬至定为阳旦。阳旦者，阳气萌芽的第一日也。冬至一阳生（升），然后一阳二阳三阳，少阳阳明太阳，三个甲子六个月，如此顺序，如此划分，显然符合太阳回归的自然法则。

夏至是太阳回归年的转折点。《苗族古历》将夏至定为阴旦。阴旦者，阴气萌芽的第一日也。夏至一阴生（降），然后一阴二阴三阴，少阴厥阴太阴，三个甲子六个月，如此顺序，如此划分，显然符合太阳回归的自然法则。

太阴者，纯阴三阴也。《难经》将夏至点定为太阴点，夏至之后阴气变化的顺序是三阴二阴一阴，太阴厥阴少阴，如此顺序，如此划分，显然不符合太阳回归的自然法则。

《难经》中出现的甲子，其功用在纪日。一个甲子60日，两个月。

冬至之后的60日（一个甲子），少阳为司令。

少阳之后的 60 日（一个甲子），阳明为司令。

阳明之后的 60 日（一个甲子），太阳为司令。

三个甲子，一共 180 日，太阳回归年的前半年。

冬至之后，三个甲子，一共 180 日，太阳回归年的前半年。

$$180+180=360（日）$$

$$360÷60=6（甲子）$$

六个甲子 360 日，由三阴三阳分别主管。主管者，司令也，兴旺之旺也。

从冬至到夏至，天气一步步变暖变热，阳气一步步兴旺，如此顺序演化出一阳二阳三阳。《难经》继承了这一顺序。

从夏至到冬至，天气一步步变凉变寒，阴气一步步下降，如此顺序演化出一阴二阴三阴。《难经》违背了这一顺序。

夏至点定为太阴点，是错误的。经典中的错误，尤其是明显的常识性错误，并不是先贤（经典创造者）的错误，而是传承过程中后人（经典继承者）的错误。

这一论断珍贵之处在于，其明确指出了三阴三阳划分基础在太阳历的冬至夏至。

（二）六气之简要述评

太阳回归年一分为六，分出六个时间段，即六气之六。一个时间段内一种气候，六个时间段六种气候，即六气之气。《黄帝内经》中分风热火湿燥寒六气，彝族文化中分萌气、生气、长气、沉气、收气、藏气六气。

地球公转大圆的一分为六，就是六个时间段。六个时间段内，六种气候即六气。

六气区分的根本依据，是地球公转过程中与太阳对应关系的一分为六。

从冬至到夏至为前三气，即一之气二之气三之气；从夏至到冬至为后三气，即四之气五之气六之气。每一气两个月，六气首尾相连，如环无端。

天道循环，六气循环；循环过程中，一旦出现违背"因天之序"的气候异常，马上可以得出两个结论：万物会有病！人体会有病！

以上所论，是一个太阳回归年之内的十二个月会形成的六气；如此六气，是小六气。十二个太阳回归年同样会形成六气；如此六气，为大六气。六十甲子之内，既会形成小六气，又会形成大六气。小六气异常，会引发疾病与疫病；大六气异常，会引发种种天灾，例如旱灾、涝灾与雪灾等。天气与天文是一体关系，天灾与天文是一体关系，是中华文化、中医文化的基本思路。以天文论天气，以天文论天灾，是中华文化、中医文化的基本方法。在人类文化宝库中，只有中华先贤创立了这一思路与方法。这一思路与方法正确吗？请看以下事例：

其一，太阳回归决定寒暑，寒暑决定雨雪。

其二，月亮圆缺决定朔望，朔望决定江河大潮的起落。

其三，太阳回归过程中加入了行星因素，就会形成暴雨与暴雪。

其四，月亮圆缺回归过程中加入了行星因素，就会形成江河的超级大潮——洪水之灾。

如果后人继承与延续了中华先贤的思路与方法，一可以预报、预防疫病，二可以预报、预防天灾。中华文化、中医文化既会造福于子孙，又会造福于整个人类。

第五章

时间与气候

一、何谓经典之经？

什么样的书才能称得起"经"？

《文心雕龙·宗经》有一个界定，原话是："三极彝训，其书言经。经也者，恒久之至道，不刊之鸿教也。"

翻译成白话文即：阐明天、地、人三才之道的书称为"经"。所谓"经"，就是永恒的道理，不可更改的教导。

远古时期，没有参考书，没有图书馆，中华先贤凭借什么创造出具有永恒意义的经典？

原则性的答案是：凭借的是天文。

具体的答案是：凭借的是天上的太阳月亮。

此说的依据何在？请看以下几个证据。

其一，《易经·贲·象传》告诉后人，人文的源头在天文，人文的起始点在"时变"。认识时间的变化、变化的时间，即是人文的起始点。

其二，《易经·系辞上》："一阴一阳之谓道。阴阳之义配日月。"

这一论断告诉后人，道在一阴一阳中，一阴一阳在日月中。

其三，《周易参同契》："日月为易。"

这一论断告诉后人，《易经》之《易》研究的对象是日月，换句话说，研究日月才产生了《易》。

经典之经，之所以永恒，之所以常青，其奥秘在于其根本依据在太阳在月亮，首先在太阳。

如果站在一个可以俯视历史的高度上，可以清晰地看出，源头的中华先贤的所有创造，都是围绕着两个基本点进行的。这两个基本点，一是"如何获得粮食的丰收"，二是"如何保证人体安康"。

要想获得粮食的丰收，要想保证人体的安康，源头的先贤研究的目标不是"求神的保佑"，而是如何顺应天时，如何顺应气候。

二、"天时"一词的出现

"天时"一词，最早是在《易传》中出现的。《易经·乾文言》："后天而奉天时。"这句话之前，还有一句顺应时间的至理名言——"与四时合其序"。

《易经·乾·象传》把乾卦的六爻诠释为六条龙，时间之时乘六条龙在天上运行。中华民族的龙图腾，与太阳相关，与时间相关。

一个"时"字，是在六十四卦第一卦出现的。

"天时"一词，是在六十四卦第一卦出现的。

"与四时合其序"这句至理名言，是在六十四卦第一卦出现的。

天地未分之前为先天，"有天地"之后为后天，后天之中，做人的根本原则就是顺应天时——"后天奉天时"。

三、时间之时的高度

一个"时"字，《尚书·大禹谟》上升到天道的高度——"满招损，谦受益，时乃天道。"

一个"时"字，《易经·贲·象传》上升到化天下的高度——"观乎天文，以察时变；观乎人文，以化成天下。"

四、时间之时与日影盈缩

"满招损，谦受益。"这一万古长青的至理名言，出于大禹时代，具体出于《尚书·大禹谟》。

第一次面对这一具有永恒意义的至理名言，笔者震惊之余的困惑是："创造如此跨越时空的至理名言，中华先贤凭借的是什么？"

阅读《周髀算经》时才知道，中华先贤凭借日影长短两极的变化，创造出了这一至理名言。《周髀算经·天体测量》："冬至夏至，为损益之始。"冬至之日日影最长，夏至之日日影最短。长极而短，短极而长。损益之损，源于日影由长变短；损益之益，源于日影由短变长。永恒的日影，永恒的至理名言；常青的日影，常青的至理名言。

日影长短两极的盈缩，一个完整的太阳回归年。太阳回归论岁，岁出于日影长短两极的盈缩，出于日影长短两极的循环。日影长短两极，区分出了冬至夏至；冬至论寒，夏至论暑。"两至"两个节令，寒暑两种气候。——时间与气候，在此完美地统一在了一起。

岁为时间，决定着小花小草的"一岁一枯荣"的寒暑为气候。——时间与气候，在此完美地统一在了一起。

日影盈缩，抽象出了"损益"；损益变化，落脚于"时乃天道"。

五、立竿测影之外的方法

为认定精确的时间，为认定循环的时间系统，源头的中华先贤是从仰观天文开始的。仰观天文，首先观测的是太阳。

立竿测影之外，还有两种方法：其一，地平大圆观察法；其二，山头观察法。

（一）地平大圆观察法

地平大圆观测法记载在三个地方：《周髀算经》《鹖冠子》与《太玄经》。

《周髀算经·日月历法》指出，冬至之日，日出东南方，日落西南方；夏至之日，日出东北方，日落西北方。日出方位的连线，冬至日的连线是南回归线，夏至日的连线是北回归线。

冬至夏至，两个节令；两条回归线一南一北两种空间，寒暑两极两种气候。时间、空间、气候，三位一体在此形成。

《鹖冠子·王鈇》："日诚出诚入，南北有极。"《鹖冠子》指出，日出日入有南北两个极限；冬至，日出东南方，日落西南方；夏至，日出东北方，日落西北方。南北两极的连线，就是南北两条回归线。冬至夏至，两个节令；两条回归线一南一北两种空间，寒暑两极两种气候。时间、空间、气候，三位一体在此形成。

（二）山头观察法

山头观测法记载于《山海经》。山头观察法，是借助大山观测日出日落。观测日出的山有七座，观测日落的山有七座；七座山的连线，犹如《周髀算经》中的"七衡六间"。山头观察法，实际上连出了三条线——南北两极的两条线，是南北两条回归线，中间一条线是赤道线。冬至夏至，寒暑两极；春分秋分，寒暑两极的中间。三条天文线，决定着四个节令，决定着四种气候。

"日一南而万物死，日一北而万物生。"是汉代扬雄在《太玄·玄摘（chi）》留下的论断。"日一南"，指的是日出方位由东北向东南的变化。"日一北"，指的是日出方位由东南向东北的变化。日出东南，冬至；日出东北，夏至。从冬至到夏至万物生，从夏至到冬至万物死。万物随太阳的回归而变化，变化体现在万物一生一死上。"日一南"与"日一北"，关乎万物的生死。万物的生死，折射出寒暑两种气候。

六、时间与气候：所有人文创造的落脚点

下面的内容，前面已有讨论，为了阐明时间与气候在中华文化、中医文化中的基础性地位，本文这里再做简要的回顾。

从天文到人文，中华大地上诞生了第一部书——洛书，诞生了第一张图——河图，诞生了太极、四象、八卦；所有这些创造，全部是表达时间与气候的。

（一）洛书中的时间与气候

从天文到人文，具体的说，从太阳到人文，集大成于第一部书——洛书。

洛书表达的是时间与气候！

洛书中的时间，首先是完整的太阳回归年。

洛书中的时间，第二是太阳回归年的两截之分——从冬至到夏至为前一截，从夏至到冬至为后一截。

洛书中的时间，第三是太阳回归年一分为五，分出的五行：五行即五季，五季即五行。

洛书中的时间，第三是太阳回归年一分为十，分出的十个月。十个月一可以用一二三四五六七八九十来表达，二可以用甲乙丙丁戊己庚辛壬癸十天干来表达。——敬请记住，十天干的第一重意义是表达时间的，具体表达的是十月太阳历的十个月的月序。

洛书中的时间，第四是一个月分出了 36 日，36 日一分为三分出三旬，一旬十二日；十二日一可以用一二三四五六七八九十十一十二来表达，二可以用子丑寅卯辰巳午未申酉戌亥十二地支来表达。——敬请记住，十二地支的第一重意义是表达时间的，具体表达的是十月太阳历一旬的日序。

洛书中的气候，首先是太阳回归年两截之分分出的一阴一阳。"一年分两截，两截分阴阳。"彝族十月太阳历，将一个太阳回归年一分为二分为两截，前一截为阳年，后一截为阴年。"阴阳者，寒暑也。"太阳回归抽象出了一寒一暑，寒暑是气候中的一对矛盾统一体。一寒一暑在洛书中，是用一与九两个奇数表达的：上九下一，是洛书的开篇之数。洛书的开篇之数，构成了针经《灵枢》之纲纪。等量代换，针经《灵枢》之纲纪在寒暑阴阳。阴阳，是奠定中华文化、中医文化的第一大基石，是奠定诸子百家的第一大基石。敬请记

住，第一大基石的本源在太阳，具体在太阳回归。

洛书中的气候，其次是五行之行表达的。五行之五，就是太阳回归年分出的五个时间段，五行之行就是五个时间段内运行的五种气候。同理可论五运之运。

如果说，阴阳是中华文化、中医文化的第一大基石，那么，完全可以说，五行是中华文化、中医文化的第二大基石。在一部《黄帝内经》中，阴阳五行是论证问题的基本依据。敬请记住，第二大基石的唯一源头在太阳，具体在太阳回归年一分为五分出的五个时间段。

洛书中的气候，其次是用二十个节令表达的。十月太阳历每个月36日，每月含两个节令，每18日一个节令。

（二）河图中的时间与气候

从天文到人文，详细地说，从太阳、月亮、北斗到人文，集大成于第一张图——河图。

河图表达的是时间与气候！

河图中的时间，首先是完整的太阳回归年。

河图中的时间，第二是北斗星斗柄指向子午两方位定出的寒暑。斗柄指向正北方的子位，寒；指向正南方的午位，暑。

河图中的时间，第三是太阳回归年的一分为四，分为春夏秋冬四时。河图中的四时，是用三八、二七、四九、五十、一六共五组奇偶之数表达的。《黄帝内经·素问》中在论春夏秋冬四时、东西南北中五方时，两次出现了"其数八""其数五""其数七""其数九""其数六"这五个奇偶之数；可以对应时间空间的奇偶之数，就源于河图。

河图中的时间，第四是太阳回归年一分为十二，分出的十二个月。十二个月一可以用奇偶之数来表达，二可以用十二地支来表达。——十二地支的功能，在河图中发生了变化，由洛书中的纪日变为河图中的纪月。

河图中的时间，第五是每月30日分三旬，每旬10日；一旬的10日，一可以用奇偶之数来表达，二可以用十天干来表达。——十天干的功能，在河图中发生了变化，由洛书中的纪月变为河图中的纪日。

河图中的气候，首先是北斗星斗柄指向南北分出的寒暑。太阳回归可以定寒暑，北斗星斗柄指向同样可以定寒暑。寒暑，气候中的两个极端；寒暑，一对矛盾统一体。一寒一暑在河图中，是用一与九两个奇数表达的：上九下一，是河图的开篇之数。河图的开篇之数，构成了针经《灵枢》之纲纪。等量代换，针经《灵枢》之纲纪在寒暑阴阳。

河图中的气候，其次是四时表达的。四时之四，就是太阳回归年分出的四个时间段，一个时间段内有一种气候，四个时间段内有四种气候。如此划分为《素问·四气调神论》奠定了理论基础。"四气"之"四"，春夏秋冬四时也。"四气"之"气"，四时之内的四种气候也。

河图中的气候，其次是用二十四个节令表达的。五行十月太阳历中含 20 个节令，四时十二月太阳历含二十四个节令。五行十月太阳历，每 18 日一个节令；四时十二月太阳历，每 15 日一个节令。

两分两至，即春分秋分、冬至夏至，在二十四个节令之内。分至，被《黄帝内经》界定为"天地之正纪"。"天地之正纪"等同于天地之正道。天道，是《黄帝内经》的大根大本，天道在时令之中，时间与气候在《黄帝内经》中的意义，由此可见一斑。

四时十二月太阳历中的气候，表达的方法还有七十二候。七十二候，是在《逸周书》出现的，但是"何谓气""何谓候"的解释，却是在《黄帝内经》出现的。

（三）太极图中的时间与气候

"太极"一词，首先是在《易经·系辞上》出现的。

太极图，首先是在地下文物中出现的。

湖南地下文物上有太极图！

湖北地下文物上有太极图！

四川地下文物上有太极图！

太极图，记载于少数民族的典籍之中。

彝族典籍中有太极图！

水族典籍中有太极图！

太极图，记载于少数民族的服饰之中。

彝族服饰中有太极图！

苗族服饰中有太极图！

瑶族服饰中有太极图！

太极图，内一分为二，外合二而一。一阴一阳，黑白两分；永不重合，永不分离。

《灵枢·刺节真邪》："阴阳者，寒暑也。"

针经《灵枢》告诉后人，阴阳就是寒暑两种气候。

《周髀算经·日月历法》以阴阳论寒暑，寒阴而暑阳。《周髀算经·日月历法》还告诉后人，寒暑之寒的根本原因在于"日光少"，寒暑之暑的根本原因在于"日光多"。

一阴一阳，关乎空间。《周髀算经·日月历法》指出，冬至阳在子，夏至阴在午。子午，是子午线中的子午。子午，一南一北，午在南而子在北。

太极图本身就包含二十四节气，《彝族通史》中的太极图周围就是二十四节气。

（四）八卦中的时间与气候

八卦，表达的是太阳历八节。

八卦之八，是太阳回归年一分为八分出的八个时间段；八卦之象，表达的是八个时间段内的八种气候。

"八卦"一词，是在《易经》中出现的。

八卦，八组抽象符号组成的一个整体；它不是什么，却什么都是，具有无限延伸的自然意义与人文意义；这里仅选择与时间气候相关的论断诠释如下。

其一，《易经·系辞上》："是故刚柔相摩，八卦相荡，鼓之以雷霆，润之以风雨，日月运行，一寒一暑。"

刚柔者，阴阳也。谈阴阳，紧随其后的是八卦；谈八卦，紧随其后的是雷霆、风雨；然后谈的是日月运行形成的一寒一暑。非常清晰，八卦与气候相关，与日月相关，首先与太阳相关。这里的八卦，是自然八卦。

其二，《易经·说卦》："天地定位，山泽通气，雷风相薄，水火不相射。"

天地、山泽、雷风、水火，天体八大要素也。这一论断告诉后人，八卦表达的是天体八大要素。天体八大要素分四组，两两一组，相互作用。相互作用，是一个永恒的定理，天地交而万物生焉，这就是两两之间相互作用的结果。

八大要素中的雷风，直接关乎气候；八大要素中的水火，间接关乎气候。水，狭义上的水，广义上的湿度；火，狭义上的火，广义上的温度。万物生长，生长在天地之间，生长在温度、湿度之中。从先天到后天的演化，第一步是出现天地，万物演化，有天地最为重要。《易经·序卦》开篇第一句就是"有天地然后万物生焉"。后天之中，有水火最为重要，温度与湿度是万物演化的基本条件。"水为生命之源！"是现代科学的结论。实际上，只有水而没有火（温度）很难演化出生命。谓予不信，请看南极与北极。

韩国国旗上，太极周围分布的是乾、坤、坎、离四卦。如此看来，天体之中，韩国重视的是天、地、水、火。

其三，《易经·说卦》："雷以动之，风以散之，雨以润之，日以煊之，艮以止之，兑以说之，乾以君之，坤以藏之。"

八卦，八种能量。雷、风、雨、日，八卦之中四卦；如此四卦，关乎气候。

其四，《易经·说卦》："帝出乎震，齐乎巽，相见乎离，致役乎坤，说言乎兑，战乎乾，劳乎坎，成言乎艮。万物出乎震，震，东方也。齐乎巽，巽，东南也，齐也者，言万物之洁齐也。离也者，明也，万物皆相见，南方之卦也；圣人南面而听天下，向明而治，盖取诸此也。坤也者，地也，万物皆致养焉，故曰：致役乎坤。兑，正秋也，万物之所说也，故曰：说言乎兑。战乎乾，乾，西北之卦也，言阴阳相薄也。坎者，水也，正北方之卦也，劳卦也，万物之所归也，故曰：劳乎坎。艮，东北之卦也，万物之所成终而所成始也，故曰：成言乎艮。"

这一论断诠释八卦，首先诠释出的是空间八方。震，正东方之卦；巽，东南方之卦；离，正南方之卦；坤，西南方之卦；兑，正西方之卦；乾，西北方之卦；坎者，正北方之卦；艮，东北方之卦。东西南北、东北东南西南西北，八卦表达的是空间八大方位。彝族文化将八卦命名为"宇宙八角"，八角之八，就是空间八大方位。

这一论断诠释八卦，其次诠释出的是太阳历的八个时间段。"兑，正秋也。"兑，正西方之卦。如果说正西方之卦（兑卦）表达的是正秋，那么，触类旁通，举一反八，就有以下结论：

正东方之卦的震卦，表达的应该是正春；

正南方之卦的离卦，表达的应该是正夏；

正北方之卦的坎卦，表达的应该是正冬。

东西南北四方之卦表达的是春夏秋冬，那么东北东南西南西北四隅之卦表达的应该是立春立夏立秋立冬。八节表时间，八方表空间，时间与空间统一在了八卦之中。

艮，东北方之卦，节令表立春，"万物之所成终而所成始也"，这里是万物的终结点，又是万物的起始点。

离，正南方之卦。如果说正北方之坎卦表达的是水，那么正南方之离卦表达的应该是火。南北相望，水火相济。离卦的人文意义，有"圣人南面而听天下，向明而治"之语。维新的日本天皇，其年号"明治"二字，就抽象于"向明而治"这四个字。

其五，《易经·说卦》："神也者，妙万物而为言者也。动万物者，莫疾乎雷。挠万物者，莫疾乎风。燥万物者，莫熯（han）乎火。说万物者，莫说乎泽。润万物者，莫润乎水。终万物始万物者，莫盛乎艮。故水火相逮，雷风不相悖，山泽通气，然后能变化既成万物也。"

造万物者为神！《圣经》中的神，有模样有语言有脾气；《易经》中的神，无形无体无语言无脾气；《易经》中的造物者，只是自然功能。

自然功能中，一卦一种功能：雷动万物，风挠万物，火燥万物，泽悦万物，水润万物，艮终始万物。这六种自然功能全部关乎气候。

自然功能，还可以两两相互作用：水火两两相互作用，雷风两两相互作用，山泽两两相互作用。

下面诠释一条人文意义的八卦。《易经·系辞上》："八卦而小成，引而伸之，触类而长之，天下之能事毕矣。"

这里的八卦，是人文意义中的八卦。这一论断告诉后人，在八卦的基础上"引而伸之""触类而长之"，就会把"天下之能事"办好。

如此解释，可信吗？请看以下几句至理名言。

其一，《素问·标本病传论》："言一而知百病之害。"

其二，《周髀算经·陈子模型》："问一类而以万事达者，谓之知道。"

其三，《文子·九守》："知一即无一不知。"

其四，《庄子·天地》："通于一而万事毕。"

小小的奇数一，为什么有如此巨大的威力？

答案在《韩非子》之中。《韩非子·扬权》："道无双，故曰一。"

明白了道理，以道理为基础向外延伸，可以把万般能事办好。能事者，能工巧匠之事也。

八卦之理，表达的是天理地理人理，一句话表达的是自然之道理。同一个八卦，延伸出了天体模型、人体模型、家庭模型。同一个八卦，军事家一个看法，建筑家一个看法，数学家一个看法，如此者，"引而伸之"也，"触类而长之"也。以八卦为基础触类旁通，可以办好天下之能事。能事者，能工巧匠之事也，圣人之事也。会不会发明创造，有没有大功于天下，是衡量"能不能"的唯一标准。《易经·系辞下》记载的五大圣人——包羲氏、神农氏、黄帝、尧、舜，个个都是在八卦的基础上发明创造的典范；五大圣人名下，个个都有器具发明创造的功绩，例如结绳为网，例如发明臼杵，发明衣裳。《礼记·礼运》："天下为公，选贤与能。"五大圣人个个是能者、贤者，他们以发明创造的功绩称王的。

八卦具有无限的象征意义，但第一重意义表达的是太阳历八节。尸子，先秦诸子中的一子，其《尸子》对八卦的诠释，具有三重重要意义：一是解释了八卦作者为谁？二是解释八卦的意义为何？三是解释了八卦的功能为何？

（五）七衡六间图中的时间与气候

七衡六间图，是由《周髀算经·七衡六间》记载的；是一张表达太阳回归年的几何图。所谓七衡，就是内小外大的七个同心圆；所谓六间，就是七个同心圆界定出的六个空白地带。

最小的同心圆，象征夏至时节太阳运行的轨道。

最大的同心圆，象征冬至时节太阳运行的轨道。

从外到内的六个空白地带，象征从冬至到夏至的六个月；从内到外的六个空白地带，象征从夏至到冬至的六个月；太阳回归，一来一往，从南回归线到北回归线为来，从北回归线到南回归线为往，一来六个月，一往六个月。一来一往一个太阳回归年，一个太阳回归年一共十二个月。——十二个月，是时间。

"外衡冬至，内衡夏至；六气复返，皆谓中气。"一个月一个中气，十二个月十二个中气。——十二个中气，是气候。

时间与气候，统一在了七衡六间图中。

（六）二十四节气中的时间与气候

二十四节气诞生于立竿测影！

竿下日影，有一个规律性的变化，即：长极而短，短极而长。如此规律性的变化，折射出的是太阳回归。

太阳回归分两截，第一截日影长极而短，如此从长到短的变化，区分出了十二个节气。十二个节气依次为：冬至、小寒、大寒、立春、雨水、惊蛰、春分、清明、谷雨、立夏、小满、芒种。

太阳回归分两截，第二截日影短极而长，如此从短到长的变化，区分出了十二个节气。十二个节气依次为：夏至、小暑、大暑、立秋、处暑、白露、秋分、寒露、霜降、立冬、小雪、大雪。

从冬至到夏至的前六个月，含十二个节气；从夏至到冬至的后六个月，含十二个节气；十二个月，一共二十四个节气。——二十四节气，第一是讲时间，第二是讲气候。时间与气候，统一在了二十四节气之中。

（七）七十二候中的时间与气候

完整的太阳回归年去掉尾数，一分为七十二，即七十二候。

七十二，是一个太阳回归年分出的七十二个时间段；候，是七十二个时间段内的气候与物候。

七十二候，完整地记载在《逸周书·时训》中。

七十二候图，完美地出现在《彝族通史》中。

（八）《黄帝内经》以时间气候为本

1.《黄帝内经》关于时间与气候的论述

以时间气候为本，《黄帝内经》最精辟的表述，揭示在下面几个论断中：

其一，"不知年之所加，气之盛衰，虚实之所起，不可以为工矣。"（《素问·六节脏象论》）

点评：为工之工，中医医生也。如何为工？何以为工？这一论断强调的不是汤头歌，不是望闻问切，强调的是时间与气候。年，太阳回归年也。太阳回归年，时间也。"年之所加"者，时间的推算也。"六六之节"即六十甲子的推算也。"气之盛衰"者，寒暑转换也。《黄帝四经·经法·四度》："极而反，盛而衰，天地之道也。"《管子·重令》："天道之数，至则反，盛则衰。"天地之道极而反，天地之道盛而衰。中午的日影可以论天道，日影的长短两极界定出一寒一暑。寒暑之变，即盛衰之变。寒暑之变，即天道的盛衰之变。"虚实之所起"者，病之根源也。病在人体之内，病因在人体之外。《素问·宝命全形论》："天有寒暑，人有虚实。"请看，论证虚实的坐标在寒暑。寒暑变化，会引起人体之内的虚实变化。寒暑的界定，在日影的长短两极；日影的长短两极变化的根源在太阳回归。

为工者第一前提，在于认识、明白太阳回归年。这句话是结论，结论之前还有太阳回归年的详细介绍，原话是："五日谓之候，三候谓之气，六气谓之时，四时谓之岁，而各从其主治焉。五运相袭，而皆治之，终期之日，周而复始；时立气布，如环无端，候亦同法。故曰：不知年之所加，气之盛衰，虚实之所起，不可以为工矣。"何谓候？何谓气？何谓时？何谓岁？何谓五运相袭的周而复始？何谓时立气布的如环无端？这些基本常识，才是为工者的基本功。

其二，"不知年之所加，气之同异，不足以言生化。"（《素问·五常政大论》）

点评："生化"者，万物生死之变也，花草枯荣之变也，是谁决定着万物的生死之变？是谁决定着花草的枯荣之变？太阳回归年也，太阳回归年决定的"气之同异"也。

太阳回归决定着寒暑；寒暑决定着万物的生死之变，决定着花草的枯荣之变。太阳回归决定着春夏秋冬四时；四时决定着万物的生长收藏之变。

前一个论断讲的是"不知年之所加，不可以为工"，这一个论断讲的是"不知年之所加，不足以言生化"；为工，是人事；生化，是自然之事。为工，事关人之病；生化，事关万物之病。为工，为的是天下事；生化，为的是天地万物之事。无论什么事，都离不开太阳回归之事。

其三，"敢用针者，不知年之所加，气之盛衰，虚实之所起，不可以为工也。"（《灵枢·官针》）

点评：用药，是为工者；用针，同样是为工者。无论是用药用针，都要遵循太阳法则。用药，应该遵循寒暑之序、四时之序；用针，同样应该遵循寒暑之序、四时之序。用药，应该重视气候的正常与异常；用针，同样应该重视气候的正常与异常。

用药用针者，一定要知道，年之所加是能否为工的第一前提。

其四，"失时反候者，百病不治。"（《灵枢·卫气行》）

点评：医治百病，首先要看的不是人体之内的病，首先要看的是人体之外的时间与气候。

用针用药，要遵循"因时之序"。

春有何病？春刺何处？

夏有何病？夏刺何处？

秋有何病？秋刺何处？

冬有何病？冬刺何处？

春有何病？春用何药？

夏有何病？夏用何药？

秋有何病？秋用何药？

冬有何病？冬用何药？

是"因时之序"。

用针用药，要遵循"因天之序"。

春，天气是否正常？

夏，天气是否正常？

秋，天气是否正常？

冬，天气是否正常？

春，是不是春行夏令，春行秋令，春行冬令？

夏，是不是夏行秋令，夏行冬令，夏行春令？

秋，是不是秋行冬令，秋行春令，秋行夏令？

冬，是不是冬行春令，冬行夏令，冬行秋令？

何谓春行夏令？即暖春变热春，东风变南风。

何谓春行秋令？即暖春变凉春，东风变西风。

何谓春行冬令？即暖春变寒春，东风变北风。

何谓夏行秋令？即热夏变凉夏，南风变西风。

何谓夏行冬令？即热夏变寒夏，南风变北风。

何谓夏行春令？即热夏变暖夏，南风变东风。

何谓秋行冬令？即凉秋变寒秋，西风变北风。

何谓秋行春令？即凉秋变暖秋，西风变东风。

何谓秋行夏令？即凉秋变热秋，西风变南风。

何谓冬行春令？即寒冬变暖冬，北风变东风。

何谓冬行夏令？即寒冬变热冬，北风变南风。

何谓冬行秋令？即寒冬变凉冬，北风变西风。

以五行判断气候异常，需要计算；以六气判断气候异常，同样需要计算；以春夏秋冬四时判断气候异常，不需要计算，掌握两个标准，马上可以判断气候的正常与异常。

第一个标准：《灵枢·九宫八风》中的正风邪风判断。只要熟读《灵枢·九宫八风》，早晨起床后抬头一看风向，马上就可以判断气候的正常与异常。

第二个标准：近期与当天的天气预报，看看近期的温度与当天的温度，马上就可以判断气候的正常与异常。

《黄帝内经》中称"大论"的文章一共有八篇：《四气调神大论》《天元纪大论》《五运行大论》《六微旨大论》《气交变大论》《五常政大论》《六元正纪大论》《至真要大论》，八篇大论全部是时间与气候的。时间与气候的基础性意义，由此可见一斑。

强调邪风致病，强调像躲避弓箭一样躲避邪风，贯穿于整部《黄帝内经》。时间与气候的基础性意义，由此可见一斑。

为工者一定要记住的两点：一是时间有严格的规定性与循环性；二是气候有合时的正常性与不合时的异常性。

为工者还应该记住的一点是：

四气之四这个数字就是时间段的表达，太阳回归年一分为四就是四气之四，四气之气就是四个时间段内的气候。

五行五运之五、六气之六，八风之八，以此类推。

四五六八，就是《素问·上古天真论》所讲的术数之数。天文历法是术，时间段的数目是数。《史记·索隐·历书》："黄帝使羲和占日，常仪占月，臾区占星气，伶伦造律吕，大桡作甲子，隶首作算数，容成综六术而著调历。"何谓术？天文历法为术！是《史记·索隐》中的结论。六术归结于历。历者，术也，术之总汇也。何谓数？太阳历所分出的四时八节、五运六气之数。

病从邪风来！

疼痛从寒气来！

痹病从风寒湿三气来！

百病从内外两种因素来！

这些是《黄帝内经》论证百病的依据！

2.《黄帝内经》关于百病与气候关系的论断

下面摘录十一条百病与气候关系的论断，供读者鉴赏。

其一，《素问·上古天真论》："夫上古圣人之教下也，皆谓之虚邪贼风（虚邪贼风，泛指四时不正之气。），避之有时，恬惔虚无，真气从之，精神内守，病安从来。"

外部邪风，内泄真气，是致病的两大因素。要想平安度百岁，《黄帝内经》从第一篇起就强调内外要注意的两大方面：外避"虚邪贼风"，内则恬惔虚无。

其二，《素问·生气通天论》："故风者，百病之始也。"

第一次出现风致百病。"风为百病之始"。始，开始之始。百病是从受风开始的。当然，这里的风是邪风。

其三，《素问·玉机真脏论》："是故风者，百病之长也。"

第二次出现风致百病。"风为百病之长"。长，先后有序之长，先至者为长。

其四，《素问·风论》："故风者百病之长也。"

第三次出现风致百病，"风为百病之长"。长，先后有序之长，先至者为长。

其五，《素问·骨空论》："黄帝问曰：'余闻风者百病之始也，以针治之奈何？'岐伯对曰：'风从外入，令人振寒，汗出头痛，身重恶寒，治在风府，调其阴阳，不足则补，有余则泻。'"

第四次出现风致百病。"风为百病之始"。

其六，《素问·痹论》："痛者，寒气多也，有寒故痛也。"

疼痛的根源在寒气。关节痛、颈椎痛，病因在于受寒。

其七，《素问·调经论》："风寒湿三气杂至，合而为痹也。"

风寒湿三气的联合，合而成痹。三种气的痹，有三种特征。

风气胜者为行痹。行痹，以疼痛部位游走不定为特征。

寒气胜者为痛痹。痛痹，以疼痛剧烈为特征。

湿气胜者多着痹。着痹，以肢体沉重或麻木不仁为特征。

其八，《素问·调经论》："五脏之道，皆出于经隧，以行血气，血气不和，百病乃变化而生，是故守经隧焉。"

内因形成百病，根本原因在于四个字：血气不和。

其九，《素问·至真要大论》："夫百病之生也，皆生于风寒暑湿燥火，以之化之变也。"

引起百病的外因在六气。六气为何？风寒暑湿燥火。

其十，《灵枢·口问》："夫百病之始生也，皆生于风雨寒暑，阴阳喜怒，饮食居处，大惊卒恐。"

引起百病的因素有外因有内因。外因在风雨、寒暑、阴阳，内因在情绪上的大喜大悲大怒，在饮食中的暴饮暴食，在居处条件的恶劣，以及突然受到惊吓。

其十一，《灵枢·九宫八风》："谨候虚风而避之，故圣人回避虚邪之道，如避矢石然，邪弗能害，此之谓也。"

谨慎地观察风的正邪、善恶、实虚。圣人躲避虚风邪风恶风的侵袭，就像躲避雷石和箭矢一样。所以，邪风恶风虚风就不会伤害到贤者。

七、部部经典记载的一个"时"字

时间之时，是中华文化的基础，是中医文化的基础；不懂时间之时，无法理解中华文化的伟大。研究时间，实际上也是研究气候变化。

其一，《尚书·尧典》："历象日月星辰，敬授民时。"

"历象日月星"，指的是太阳观测、月亮观测、北斗星观测如此三种天文观测。三种天文观测，最终的落脚点是"敬授民时"。

观测太阳制定太阳历，观测月亮制定太阴历，观测北斗星制定北斗历，这三种天文观测全部是为了确定精确的时间单位与循环的时间系统。

精确的时间单位，指导着今年"何时下种，何时收获"。循环的时间系统，指导着年年"何时下种，何时收获"。没有精确的时间单位，没有循环的时间，中华大地上不可能出现万年以前的人工水稻，没有人工水稻会有农耕文明吗？

没有精确的时间单位，没有循环的时间，中华大地上绝对不会出现中华文明。同样的道理，中华大地上绝对不会出现中华文化与中医文化。前面的内容，全部是围绕这一问题讨论的。下面展示部部经典中的一个"时"，希望引起读者朋友对文化的重新认识。

敬请注意，关于"时"字的经典之论，以下只引用原文，不再展开讨论。

其一，《尚书·大禹谟》："时乃天道。"

其二，《易经·乾·象传》："大明终始，六位时成，时乘六龙以御天。"

其三，《易经·乾文言》："后天奉天时。"

其四，《易经·乾文言》："与四时合其序。"

其五，《易经·乾文言》："终日乾乾，与时偕行。"

其六，《易经·贲·象传》："观乎天文，以察时变；观乎人文，以化成天下。"

其七，《易经·艮·象传》："时行则行，时止则止，动静不失其时，其道光明。"

其八，《易经·损·象传》："损刚益柔有时，损益盈虚，与时偕行。"

其九，《易经·益·象传》："凡益之道，与时偕行。"

其十，《易经·丰·象传》："日中则昃，月盈则食，天地盈虚，与时消息……"

其十一，《素问·四气调神大论》："夫四时阴阳者，万物之根本也，所以圣人春夏养阳，秋冬养阴。"

其十二，《素问·生气通天论》："因时之序。"

其十三，《灵枢·卫气行》："谨候其时，病可与期，失时反候者，百病不治。"

其十四，《灵枢·卫气行》："是故谨候气之所在而刺之，是谓逢时。"

其十五，《诗经·小雅·鱼丽》："物其有矣，维其时矣！"

其十六，《诗经·周颂·噫嘻》："率时农夫，播厥百谷。"

其十七，《周礼·天官·食医》："凡食齐视春时，羹齐视夏时，酱齐视秋时，饮齐视冬时。凡和，春多酸，夏多苦，秋多辛，冬多咸，调以滑甘。"

其十八，《周礼·天官·疾医》："四时皆有疠疾：春时有痟首疾，夏时有痒疥疾，秋时有疟寒疾，冬时有嗽上气疾。"

其十九，《逸周书·周月解》："万物春生夏长秋收冬藏，天地之正，四时之极，不易之道。"

其二十，《逸周书·程典》："百物鸟兽鱼鳖，无不顺时。"

其二十一，《逸周书·大聚》："天不失其时，以成万财。"

其二十二，《黄帝四经·经法·四度》："动静参于天地谓之文。"

其二十三，《礼记·王制》："考时月定日。"

其二十四，《礼记·礼器》："礼也者，合于天时。"

其二十五，《管子·形势》："天予之时，地生之财。……天不予时，地不生财。"

其二十六，《文子·道原》："动不失时。"

其二十七，《庄子·知北游》："天地有大美而不言，四时有明法而不议，万物有成理而不说。"

其二十八，《庄子·则阳》："阴阳相照相蓋相治，四时相代相生相杀。"

其二十九，《鹖冠子·天则》："天有分于时，时有分于数。"

其三十，《鹖冠子·环流》："时立而物生。"

其三十一，《鹖冠子·环流》："命者自然者也。……故有一日之命，有一年之命，有一时之命，有终身之命。"

其三十二，《孟子·梁惠王上》："不违农时，谷不可胜食也。"

其三十三，《孟子·公式丑上》："虽有镃基（农具），不如待时。"

其三十四，《孙子兵法·始计》："天者，阴阳、寒暑、时制也。"

其三十五，《孙子兵法·兵势》："终而复始，日月是也。死而更生，四时是也。"

其三十六，《孙子兵法·虚实》："五行无常胜，四时无常位，日有短长，月有死生。"

其三十七，《韩非子·功名》："非天时，虽十尧不能冬生一穗。"

其三十八，《吕氏春秋·孝行览·首时》："圣人之见时，若步之与影不可离。"

其三十九，《吕氏春秋·孝行览·首时》："故圣人之所贵，唯时也。"

其四十，《吕氏春秋·孝行览·首时》："事之难易，不在小大，务在知时。"

其四十一，《列子·天瑞》："常生常化者，无时不生，无时不化。"

其四十二，《列子·天瑞》："风雨也，四时也。"

其四十三，《列子·天瑞》："天有时，地有利。"

部部经典，都有一个"时"字；试想一下，弄不懂一个"时"字，会读懂部部经典吗？实际上，一个"时"字，就是部部经典的基础。中华文化，就是一个"时"字开始的。《易经》六十四卦，开篇第一卦是乾卦，乾卦表达的是什么？表达的是太阳回归决定的时间变化。大明者何也？太阳也。六龙者何也？太阳回归的阳六月阴六月也。"群龙无首"者何也？阴阳交接、终则有始、如环无端的无限循环状态也。龙是太阳龙，龙是时间龙；不懂时间的变化，不懂变化的时间，能读懂《易经》吗？"观乎天文，以察时变；观乎人文，以化成天下。"化天下的人文，基础在天文，具体是从"时变"开始的。

"时变"何也？变化的时间，时间的变化也。《黄帝内经》指出，阴阳即寒暑，寒暑即阴阳。寒暑源于何处？太阳回归也。《易经·系辞下》："寒往则暑来，暑往则寒来，寒暑相推而岁成焉。"寒暑往来一次，即一岁。岁是什么？既是精确的时间单位，又是循环的时间系统。《易经·乾文言》："与四时合其序。"四时如何界定？界定于立竿测影也。四时者，太阳历也。四时的每一时，都是精确的时间单位；完整的四时，完整的时间系统也。薄薄的一部《易经》，几十次出现一个"时"字，试想一下，不懂时间之时，不懂时令之时，会真正理解一部《易经》吗？

先秦诸子，子子都谈一个"时"字，试想一下，不懂一个"时"字，会真正弄懂先秦诸子吗？

第六章

五运六气的推算和取舍

一、五运的推算与取舍

（一）五运的推算

五运的推算分两种：一是小五运的推算，二是大五运的推算。

1. 小五运、小五行的推算。

小五运指的是一岁之内的五运。太阳回归一次是一岁。十月太阳历的一岁之内分五个季节。五季即五行，五行即五运。五行五运之五，指的是一岁之内的五个时间段；五运之运，五行之行，指的是五个时间段之内运行的五种气候。一个时间段一种气候，五个时间段五种气候。五行即五运，五运即五行。所有这些，之前已有讨论，此处再强调一次。只有明白时间段与气候的关系，才能顺利进行推算。

一岁之内的五行五运，从冬至开始推算。为什么要以冬至为起点？冬至是立竿测影所认识的日影最长点。日影最长点，《周髀算经》《后汉书》将其定为太阳回归年的起始点。《周髀算经·天体测量》将冬至界定为二十四节气的第一节。立春不是二十四节气的第一节，冬至才是二十四节气的第一节。《后汉书》将日影最长点视为"天度之端"。《后汉书·律志下》："影长则日远，天度之端也。日发其端，周而为岁。"

第一行、第一运是从冬至三日之后的第四日开始推算。为什么从冬至三日之后的第四日开始推算？是因为十月太阳历将冬至定为大年节。大年节，过节过三日。所以。五行五运的推算，需从冬至之后的第四日开始推算。

从冬至之后的第四日开始，第一个七十二日为木运亦即木一行。

木运木行之后的第二个七十二日为火运亦即火一行。

火运火行之后的第三个七十二日为土运亦即土一行。

土运土行之后的第四个七十二日为金运亦即金一行。

金运金行之后的第五个七十二日为水运亦即水一行。

夏至，出现在土一行，十月太阳历将夏至定为小年节。小年节，平年过两日，闰年过三日。亲爱的读者朋友，敬请在此处留心一下。夏至的出现，使七十二日出现了断裂。出现了断裂，还会有精确推算吗？十月太阳历的一岁分五行五运，这是原则。夏至前后的五行五运怎么分？实际上，历史与现实一直没有答案。怎么办？请留意下面的"舍五运而取四时"。

如果不明白五行次序，不明白五行每一行的时间长度，可以查阅《管子·五行》。

2. 大五运、大五行的推算

大五运、大五行指的是十岁之内的五运五行。十岁之内，每两岁为一行一运，分为大五运、大五行。

大五运、大五行，出现在干支纪年表之中。每一部《辞海》、每一部《大辞典》、每一部《新华字典》后面都附有"干支纪年表"。干支纪年，首先出现的是十天干，其次出现的是十二地支。十天干与十二地支的最小公倍数是六十。六十个太阳回归年，中华先贤界定为一个"甲子"。甲子无限循环，周而复始。大五运、大五行无限循环，周而复始。一个甲子的六十年之中，大五行、大五运循环六次。

如何判断干支纪年表的大五运、大五行？

依据在十天干！十天干是推算大五运、大五行的依据。

十天干甲乙丙丁戊己庚辛壬癸，依次分为甲乙、丙丁、戊己、庚辛、壬癸五组，如此五组依次表达木火土金水五运五行。

干支纪年表中，凡是以甲乙开头的均为木行木运：甲为阳木，乙为阴木。

干支纪年表中，凡是以丙丁开头的均为火行火运：丙为阳火，丁为阴火。

干支纪年表中，凡是以戊己开头的均为土行土运：戊为阳土，己为阴土。

干支纪年表中，凡是以庚辛开头的均为金行金运：庚为阳金，辛为阴金。

干支纪年表中，凡是以壬癸开头的均为水行水运：壬为阳水，癸为阴水。

一定要记住的是，五行五运的变化，对应的是天文变化。天文、天气、天灾，在中华先贤眼里是一体关系。

（二）舍五运而取四时

熟读《素问·金匮真言论》的朋友一定会知道，文中将五行与四时进行了融合。具体融合如下：

木行木运融合于四时之春。

火行火运融合于四时之夏。

土行土运融合于四时之末十八日。

金行金运融合于四时之秋。

水行水运融合于四时之冬。

春夏秋冬四时，是可以严格定量的！

严格定量，定量于立竿测影！是竿下日影的长度界定出了立春立夏立秋立冬。竿下日影，是连续的，没有出现断裂，所以一个太阳回归年中的四时，可以精确计算。原则上的大数，即一时90日，四时共360日。精确的数字，是一时91.31055日。

太阳回归年即一岁的时间长度，《尚书·尧典》与《灵枢·九宫八风》中的数据是366日，《周髀算经》中的数据是365.25日，元朝郭守敬实测数据是365.2425日，今天的全世界认同的数据是365.2422日，从古至今的这几个数据，其中的任何一个除以4，得数中的大数均为90，所以，与其推算五运，不如推算四时。推算四时，以冬至为始，以冬至为终。一个太阳回归年一分为四，清清楚楚，干干净净，没有丝毫的拖泥带水。

春，野花发而幽香，天气一天天变暖，如此标准极易判断。春，出现过寒过凉、过于炎热的天气，皆为异常。过寒，即春行冬令；过凉，即春行秋令；过热，即春行夏令。

夏，佳木秀而繁阴，天气一天天炎热，如此标准极易判断。夏，出现过寒过凉的天气，皆为异常。过寒，即夏行冬令；过凉，即夏行秋令。

秋，风霜高洁，天气一天天凉爽，如此标准极易判断。秋，出现过寒过热的天气，皆为异常。过寒，即秋行冬令；过热，即秋行夏令；温暖，即秋行春令。

冬，水落石出，先雪后冰，天气一天天变寒，如此标准极易判断。冬，出现温暖过热的天气，皆为异常。温暖，即冬行春令；过热，即冬行夏令。白露为霜，冬日见霜，即冬行秋令。

五行难以推算，四时则可以轻易推算。所以，笔者建议，从今以后的气候异常的研究与运用，应该舍五行五运而取四时。

此处必须说明的两个基本问题：第一，五行对应五方的时空观是正确的，在正确的时空观面前，只能坚守，不能取舍。第二，以五行为主线的自然组合是正确的，自然组合中的相互联系、相互制约的立场只能坚守，不能取舍。

二、六气的推算与取舍

（一）六气的推算

六气本身，就有两个标准。

第一个标准是：太阳回归年的十二个月，一分为二，分为前六个月与后六个月。一个月为一气！前六个月为阳六气，后六个月为阴六气。

第二个标准是：太阳回归年的十二个月，以两个月为基本单位分为六气。一个太阳回归年依次分为：一之气，二之气，三之气，四之气，五之气，六之气。

两种标准都可以精确地推算出六种气候，问题是如何在两个标准中选取其一？

两个标准究竟以哪一个为准？

现实生活中有答案吗？

（二）舍六气而取八风

六气两个标准，两个标准都可以定量，但是难以取舍。所谓难以取舍，即实用之中到底取哪一个为标准呢？

《灵枢·九宫八风》中的八风，极易区分，极易定量，极易判断。

冬至，北风为正，偏离正北方向的风均为邪风。

夏至，南风为正，偏离正南方向的风均为邪风。

春分，东风为正，偏离正东方向的风均为邪风。

秋分，西风为正，偏离正西方向的风均为邪风。

立春，东北风为正，偏离东北方向的风均为邪风。

立夏，东南风为正，偏离东南方向的风均为邪风。

立秋，西南风为正，偏离西南方向的风均为邪风。

立冬，西北风为正，偏离西北方向的风均为邪风。

凡偏离正风180度的风，均为大邪风。连续的大邪风，一定会引起疾病和流行性疫病，一点商量的余地都没有。

以八风为标准进行气候异常的判断，是不是容易记忆，是不是简单易行？

所以，笔者建议从今以后关于气候异常的研究，应该舍六气而取八风。

第七章

中医文化的十大

优秀之处

一、跨越时空的数理基础

太阳回归年有精确的数字！太阳回归年小周期的数字为 365 日，大周期数字为 1461 日，平均数据为 365. 25 日。

月亮圆缺有精确的数字！大月为 30 日，小月为 29 日，平均数据为 29. 53 日。

斗柄循环有精确的数字！斗柄循环的数字相同于太阳回归。

所以，由此出发的寒暑、四时、五行、六气、八节、十二月、二十四节气、七十二候，这些基本要素均可以在算术运算中得到精确的数字。太阳回归年去掉尾数进行运算，得到以下结果。

寒暑各 180 日：360÷2＝180（日）

四时各 90 日：360÷4＝90（日）

五行各 72 日：360÷5＝72（日）

六气各 60 日：360÷6＝60（日）

八节各 45 日：360÷8＝45（日）

十二月各 30 日：360÷12＝30（日）

二十四节气各 15 日：360÷24＝15（日）

七十二候各 5 日：360÷72＝5（日）

希望中医文化的热爱者、研究者、继承者记住这里的一系列精确的数字，正是这一系列的精确的数字构成了中医经典《黄帝内经》的数理骨架。天文历法为术，这些数字即术数之数。

二、跨越时空的时空观

《黄帝内经》中的时间，不是单纯的时间，而是与空间相对应，且须臾不可分离的时空。时间空间也不是单纯的时间空间，而是和万物一体循环的时间空间。《黄帝内经》中的时空观，是时空物三位一体的时空观。

三位一体的时空观，从现象上看，源于太阳回归；从本质上看，源于地球公转与自转。

立竿测影，中华先贤区分与确定了寒暑（阴阳）两极、春夏秋冬四时，以及完整的二十四节气，最终确定的是太阳回归年。竿下日影，是空间中的直线；这条直线具有时间意义，所以这条直线同样也是时间线。——直线时空，在此形成。

竿下日影，一直处于盈缩运动之中——长极而短，短极而长。日影的一长一短、一短一长，反映的是地球公转过程中的一步步靠近太阳与一步步远离太阳。圆周时空，在此形成。

时空一体的结论，出于《后汉书》。《后汉书·律历下》："在天成度，在历成日。"所谓"在天成度"，指的是太阳在黄道上运行距离的计量；所谓"在历成日"，指的是天文历法中的时间计量。太阳在黄道上运行一度，历中记载的是一日。黄道为 365 度的大椭圆，太阳沿黄道运行；太阳运行一度，历中记载一日；太阳运行 365 度，历中记载 365 日。度论空间，日为时间。时间与空间，是不可分割的、一体两面关系。在银河系里，太阳是恒星，太阳是不会运动的，太阳运动是人们视觉中的运动，称为"视运动"。太阳视运动的实质是地球公转。日影长短两极的极点——冬至点与夏至点，实际上是地球公转过程中的近日点与远日点。夏至，为北半球的近日点；冬至，为北半球的远日点。

地球公转一周，一个太阳回归年，是亘古不变的规律。公转一周，是空间；太阳回归年，是时间。时空两位一体，须臾不可分离。时间与空间合二而一的时空观，是永恒而常青的时空观。

地球公转一周，一个太阳回归年，万物生长收藏一次，时空物两位一体，须臾不可分离。时空物合三为一的时空观，是永恒而常青的时空观。

现代物理学，从牛顿力学到爱因斯坦的相对论（狭义相对论与广义相对论），再到玻尔的量子力学，一直没有合理地解释时间与空间。所以，引出美国科学院院士、物理学大家惠勒"物理学的基础结构注定要坍塌"的结论。

合理地解释了时间与空间，这里应该是现代一流物理学家崇拜阴阳（太极）的根本原因。

为表达时间与空间，中华先贤创造出了一套完整完美的计时系统——天干地支。天干地支既可以表达时间，又可以表达空间。

十天干可以表达空间，表达东西南北中五方。甲乙丙丁戊己庚辛壬癸分五组，甲乙表东方，丙丁表南方，戊己表中央，庚辛表西方，壬癸表北方。

十天干可以表达时间，在十月太阳历中，十天干首先表达的是十个月的月序，其次表达的是五行（季）之序：甲乙表五行的木一行，丙丁表五行的火一行，戊己表五行的土一行，庚辛表五行的金一行，壬癸表五行的水一行。在十二月太阳历中，十天干即表达一旬 10 日的日序。

十二地支可以表达空间，表达空间十二方。子丑寅卯辰巳午未申酉戌亥，首先是子午定南北，其次是卯酉定东西。苗族太阳历有"日出卯而入酉，日出而作，日入而息"之说。十二地支，在十月太阳历中表达的一旬 12 日的日序，在十二月太阳历中表达的一旬 12 月的月序。

预知干支的永恒性与常青性，可以看三个地方：一看地图的子午线，二看每日的"子夜"与"中午"，三看《辞海》《辞典》后面所附的"干支纪年表"。十天干与十二地支的最小公倍数是 60。干支结合形成甲子纪年法，即干支纪年法。环顾全球，如此精确定量、无限循环的纪年法，还能找出第二例吗？

三、跨越时空的大局观

《黄帝内经》论病论养生，先看的是"时间如何，气候如何"；先看的是此时何时，此气何气。

"四气"，涉及太阳回归。

"五行""五运"，涉及太阳回归。

"六气"，涉及太阳回归。

"八风"，涉及太阳回归或斗柄指向。

"月圆不补，月缺不泻"，涉及的是月亮圆缺。

把人放在太阳背景下来认识，放在月亮背景下来认识，放在北斗星背景下来认识，如此即《黄帝内经》的大局观。

"夫道者，上知天文，下知地理，中知人事，可以长久。此之谓也。"《素问·气交变大论》这一论断告诉后人，论证一切问题，都要从上中下"三知"为基本点。如此大局观，是不是优于显微镜的显微?! 强调大局观，绝对不是排斥显微镜，笔者强调的是论证问题、认识疾病，绝对不能仅仅从局部出发，一定要有上中下、左中右的相互联系。显微镜加大局观，如此才能正确认识疾病。

四、跨越时空的医道医理

医理从道！医术从变！

医道源于太阳回归之道，医理医术源于太阳回归之变。请看以下例证。

其一，《素问·四气调神大论》："夫四时阴阳者，万物之根本也，所以圣人春夏养阳，秋冬养阴。"

请看，圣人养生必须遵循春夏秋冬之序。太阳从南回归线南来到北回归线，形成春夏；太阳从北回归线北往到南回归线，形成秋冬。竿下日影，由长变短有春夏；竿下日影，由短变长有秋冬。春夏，见日光越来越多，如此为阳；人序合于太阳回归之序，所以有"春夏养阳"；秋冬，见日光越来越少，如此为阴，人序合于太阳回归之序，所以有"秋冬养阴"。

其二，《素问·阴阳应象大论》："阴阳者，天地之道也，万物之纲纪，变化之父母，生杀之本始，神明之府也，治病必求于本。"

论阴阳论出了六大命题：天地之道、万物之纲纪、变化之父母、生杀之本始、神明之府、治病之本。六大命题开端于天地之道，落脚于治病之本，由此可见，天地之道与治病之本之间有着牢不可分的紧密关系。

弄懂这一论断，《黄帝内经》的奥秘一览无余。

阴阳的第一源头在何处？第一源头在"两至"——冬至夏至。中原华夏的《周髀算经》，苗族古代的太阳历，以及彝族的十月太阳历，均以冬至论阳，以夏至论阴。冬至夏至出于立竿测影，具体出于日影的长短两极，总而言之一句话，阴阳出于太阳回归之变。

阴阳为什么可以论"天地之道"？前面已经谈过，中午的日影可以论天道，春夏秋冬四时可以论天道，阴阳出于竿下日影的长短两极，所以阴阳同样可以论"天地之道"。

阴阳为什么可以论"万物之纲纪"？万物生长靠太阳！万物的生死，由寒暑所决定；万物的生长收藏，由春夏秋冬四时所决定，寒暑四时均出于太阳回归，寒暑本身就是阴阳，四时由阴阳演化而来，所以阴阳可以论"万物之纲纪"。

阴阳为什么可以论"变化之父母"？春生夏长秋收冬藏，万物的如此变化，由四时所决定，四时与阴阳是一体关系。《管子·四时》："阴阳者，天地之大理也；四时者，阴阳之大经也。"《庄子·在宥》："阴阳并毗，四时不至，寒暑之和不成，其反伤人之形乎！"四时可以论万物变化，阴阳与四时是一体关系，所以阴阳可以论"变化之父母"。

阴阳为什么可以论"生杀之本始"？生杀，指的是万物萌芽与凋谢。《黄帝四经·道法》："天地之恒常，四时、晦明、生杀、（柔）刚。"唐朝白居易《桐花》："地气反寒暄，天时倒生杀。"宋朝沈括《梦溪补笔谈·象数》："阴阳消长，万物生杀变化之节。"万物的一生一死，即一生一杀。一生一杀背后决定因素是一寒一暑，一寒一暑即一阴一阳，所以阴阳可以论"生杀之本始"。

阴阳为什么可以论"神明之府"？"神明"一词出于两部元典——《易经》与《黄帝内经》。《易经·系辞上》："圣人以此斋戒，以神明其德夫，是故阖户谓之坤，辟户谓之乾。一阖一辟谓之变，往来不穷谓之通。"《易经·系辞下》："古者包牺氏之王天下也，仰则观象于天，俯则观法于地，观鸟兽之文与地之宜，近取诸身，远取诸物，于是始作八卦，以通神明之德，以类万物之情。"何谓神明？《易经·系辞传》中的神明实际上是变化的阴阳。马王堆出土的帛书中有《黄帝四经》一书，书中有"神明"之注释。《黄帝四经·经法·名理》："道者，神明之原也。"《黄帝四经》告诉人们，神明实际上是道的代名词。《庄子·天道》："天尊地卑，神明之位也；春夏先秋冬后，四时之序也。"天尊地卑，空间中的高下也。春夏先秋冬后，时间中的前后秩序也。庄子论神明，论的是空间中的高下位置，论的是时间中的前后秩序。道在时间空间中，道在自然秩序中。道之所在，神明之所在也。一阴一阳之谓道，神明实际上是道的代名词。有注释者把"神明"解释为"神的光明"，是不对的！

阴阳为什么可以论"治病之本"？"治病之本"本于阴阳。中医讲究"八纲辨证"，边陲苗医讲究"两纲辨证"。两纲者，阴阳也，寒热也。贵州黔东南的苗医，一接触病人，立刻判断的是"此病是阴病还是阳病，病因在寒还是在热"。如此判断有依据吗？《素问·至真要大论》："谨察阴阳所在而调之，以平为期，正者正治，反者反治。"这一论断告诉后人，所有的疾病首先要判断的是阴阳。一阴一阳是天地之道，一阴一阳也是疾病之道。医病的终极目标不是消灭病菌，而是"以平为期"。平者，平也，平衡也。平衡什么？首先是平衡气血。"血气不和，百病乃变化而生。"（《素问·调经论》）如何平衡气血？一种方法是：寒者热之，热者寒之，是"正者正治"。如何平衡气血？一种方法是：寒者寒之，热者热之，是"反者反治"。阴阳为什么可以论"治病之本"？因为阴阳是天地之本，是万物之本，也是疾病之本。苗医的"两纲辨证"，完全可以作为经验借鉴。

这里还要讨论"正者正治"与"反者反治"。

"正者正治"之实例，热感冒发热，正确的方法是"热者寒之"，正确的用药应该是用凉药退热。

"反者反治"之实例，受寒感冒发热，正确的方法是"热者热之"，正确的用药应该是用甘温之药退热。

为医者一定要记住，寒因病一定不能用凉药，甘温照样除大热。金元四大家中的李东垣先生，就是用"补中益气汤"治愈流行性发热的。

医道源于天道，医理从道，医术从变，天道第一发源地在太阳回归，只要太阳还在，医道医理就会永葆青春。

五、跨越时空的诊病之术

西医用仪器诊病，患者一进医院，各种仪器检查；如此诊病之术，可以称为"仪器诊病"。

《黄帝内经》诊病，在患者未进医院之前，就要看"此时何时？此方何方？此气何气？此风何风？"。

此时何时？讲的是春夏秋冬四时。四时一时有一时之病，四时有四时之病。此时何时，看的是此时是春还是夏，是秋还是冬？

此方何方？讲的是东西南北中五方。一方水土养一方人，一方水土也生一方病。东西南北中空间不同，地方病也不一样。此方何方，看的是患者在中华大地上所处的是东西南北中哪一方？《素问·异法方宜论》就是讲地方病的。一方水土，一方饮食，一方习俗，所以空间不同，病也有地方特色。

此气何气？讲的是气候是否合时？是不是春行秋令？是不是夏行冬令？

此风何风？讲的是风向是否合时？是不是春日刮西风？是不是夏日刮北风？是不是秋日刮东风？是不是冬日刮南风？

一接触患者，首先进行的是简便易行的"望闻问切"。望，看患者面部颜色是否正常；闻，听患者口中声音是否正常；问，给患者一个陈述的机会；切，看脉搏是否正常。

仪器检查，只能知道"病在哪里"，并不能知道"病因在哪里"；望闻问切，一可以知道"病在哪里"，二可以知道"病因在哪里"。

这里有必要讨论一下"望闻问切"。

"望闻问切"四诊法，并不是出于《黄帝内经》，而是出于《难经·六十一难》。

经言望而知之谓之神，闻而知之谓之圣，问而知之谓之工，切脉而知之谓之巧，何谓也？

然。望而知之者，望见其五色以知其病。

闻而知之者，闻其五音以别其病。

问而知之者，问其所欲五味，以知其病所起所在也。

切脉而知之者，诊其寸口，视其虚实，以知其病，病在何脏腑也。

经言以外知之曰圣，以内知之曰神，此之谓也。

译文：经典上讲，通过望诊就知道病情的就叫神，通过闻诊就知道病情的就叫圣，通过问诊就知道病情的就叫工，通过切脉就知道病情的就叫巧，所以然何在？

答：望而知之，就是观察病人面部的青、赤、黄、白、黑五种颜色，从而知道疾病在五脏的部位——肝病青，心病赤，脾病黄，肺病白，肾病黑。

闻而知之，就是倾听病人所发出的呼、言、歌、哭、呻五种声音，从而辨别疾病的性质。

问而知之，就是询问病人对酸、苦、甘、辛、咸五种滋味的不同嗜好，从而知道病人的发病原因和病变的所在部位。

切脉而知之，就是切按病人寸关尺三部的脉象，审察它的虚实，从而知道疾病的邪正盛衰，疾病是在哪一脏哪一腑。经典上讲，根据外部细微变化就知道内部病情的叫作神，奥秘就在由外到内的准确判断。

望闻问切，这四项基本功是衡量"神、圣、工、巧"的标准。

"易简而天下之理得矣。"《易经·系辞上》告诉后人，"易简"二字可以表达天下之理。

望闻问切，简易到极点的四诊法，可以认识各式各样的疾病，包括年轻姑娘怀孕。

诊脉之法今天还在沿用，说明了什么？

说明的是不是诊脉之法的永恒性与常青性？

讲一个《黄帝内经》哲理常青的故事。2019 年 10 月在珠海横琴，广州省中医界面向全国召开了一个中医溯源会议。19 号下午，会议邀请笔者发言，国家香山科学会议秘书长杨炳忻教授主持会议。笔者在发言中讲了两个问题：一是《黄帝内经》的基础理论百分之九十五均发源于太阳历，并当场展示了笔者所著的《太阳与中医》；二是笔者得出了一个结论：今年冬天一定有大面积流行性疫病的发生，一点商量的余地都没有。同年冬至，在云南省楚雄彝族自治州彝族年的座谈会上，笔者又一次讲了这个结论。笔者敢于得出这个结论，理论依据有二。

第一个理论依据是《素问·刺法论》开篇处所讲的"升降不前，气交有变，即成暴郁"。

第二个理论依据是《素问·刺法论》所讲的"刚柔失守，三年化疫"。

所谓"升降不前"，是指冬至夏至这两天的气候异常。冬至，应该刮北风；夏至，应该刮南风；如果风向错位在 180 度，即冬至刮南风，夏至刮北风，这就是"升降不前"。

所谓"刚柔失守"，就是阴阳寒暑错乱。"刚柔失守"与"升降不前"，词语不同而实质相同，所指的均是寒暑失序、气候错乱。寒暑失序、气候错乱三年，即会产生疫病，这就是"三年化疫"的奥秘所在。

观察四时风向，观察冬至夏至这两天的风向，笔者已经坚持多年，根据《黄帝内经》的两个理论依据与数年的风向观察，笔者得出了 2019 年冬季流行性疫病一定会发生的结论。当时，几十位教授、研究员均在会议大厅。笔者讲述这个故事，所强调的是中医文化的永恒性与常青性，所强调的是医道医理的永恒性与常青性。2019 年至今，气候一直反常。反常的实例有以下几项：

清明时节的雨，应该是纷纷细雨；实际情况却是清明时节下起了暴雨。——清明时节的暴雨，属于气候异常。

春天的风向，应该由东北转正东再转东南，实际情况却是春天直接刮起了东南风。东南风是立夏时节的风。——春天与东方无关的风向，属于气候异常。

秋天的风向，应该是由西南转正西再转西北，实际情况却是秋天一直在刮东北风、东风。东北风、东风是立春、春分时节的风。——秋天与西方无关的风向，属于气候异常。

同样的道理，夏天与南方无关的风向，属于气候异常；冬天与北方无关的风向，属于气候异常。

2023 年二十四节气中的小雪，东北的实际情况却是下起了暴雪。毫无疑问，这属于气候异常。

有心的读者去读一下《灵枢·九宫八风》，2 小时就可以掌握邪风的判断标准。

六、跨越时空的养生之术

《黄帝内经》所开创的中医文化，首先强调的是养生，其次才是治病。

养生，最关键的不是"如何进补"，而是"食饮有节，起居有常，不妄作劳"。

养生，日常生活中，最应该注意的是"三不能"；不能"以酒为浆"，不能"以妄为常"，不能"醉以入房"。

养生，必须"因天之序，因时之序"。春夏养阳，秋冬养阴，是"一年分两截"的养生原则。春养肝、夏养心、秋养肺、冬养肾、每个季节的最后18日健脾，是"一年分四时"的养生原则。

"月圆不补，月缺不泻"，是朔望月的养生原则。

养生，养在饮食中。

下面介绍一下"中医食疗养生"的歌谣：

> 若要皮肤好，粥里放红枣。
> 若要不失眠，粥里添白莲。
> 腰酸肾气虚，煮粥放板栗。
> 心虚气不足，粥加桂圆肉。
> 头昏多汗症，粥里加薏仁。
> 润肺又止咳，粥里加百合。
> 消暑解热毒，常饮绿豆粥。
> 乌发又补肾，粥加核桃仁。
> 若要降血压，煮粥加荷叶。
> 滋阴润肺好，煮粥加银耳。
> 春季防流脑，荠菜煮粥好。
> 健脾助消化，煮粥添山楂。
> 梦多又健忘，粥里加蛋黄。
>
> 利尿消肿治脚气，赤豆粥里胜补剂。
> 消热生津又和胃，甘蔗做粥来补胃。
> 伤风感冒又腹痛，生姜上场来做粥。
> 滋肾补肝又明目，枸杞加上粥里香。
> 生梨润肺化痰好，苹果止泻营养高。
> 黄瓜减肥有成效，抑制癌症猕猴桃。
> 番茄补血助容颜，莲藕除烦解酒妙。
> 橘子理气好化痰，韭菜补肾暖膝腰。

萝卜消食除胀气，芹菜能治血压高。

白菜利尿排毒素，菜花常吃癌症少。

冬瓜消肿有利尿，绿豆解毒疗效高。

木耳搞癌散血淤，山药益肾浮肿消。

海带含碘散淤结，蘑菇抑制癌细胞。

胡椒驱寒兼除湿，葱辣姜汤治感冒。

鱼虾猪蹄补乳汁，猪肝羊肝明目好。

益肾强腰吃核桃，健肾补脾吃红枣。

养生，养在"吐故纳新"中。"吐故纳新"是一种呼吸方法。深深地吸气，细细地呼气，把吸进去的气吐出来，这就是"吐故纳新"。"吐故纳新"呼吸之法，出于《庄子·刻意》。

养生，养在导引养生的"六字口诀"中。明朝学者高濂所撰《遵生八笺》中有《四时调摄》一章，其中有导引养生的气功六字诀：嘘，呵，呼，吹，呬，嘻。六个字，六种呼吸的方式。嘘养肝，呵养心，呼养脾，吹养肾，呬养肺，嘻养三焦。这个六字口诀收入了《中国大百科全书·传统医学卷》，所以本文将《遵生八笺》中的六气养生法摘录如下：

六气治肝法。治肝用嘘，以鼻渐渐引长气，以口嘘之。肝病者大嘘三十遍。《秘诀》曰：嘘以治肝，要两目睁开为之，口吐鼻取，不使耳闻。

六气治心法。治心用呵，以鼻渐渐引长气，以口呵之。心病者大呵三十遍。治邪热，肝邪气，四肢壮热，眼昏翳肉，赤红风痒。

六气治肺法。治肺用呬，以鼻渐渐引长气，以口呬之，勿令耳闻。肺病者大呬三十遍，细呬三十遍。治肺劳热，气壅咳嗽，皮肤燥痒，疥癣恶疮，四肢劳烦，鼻塞，胸背疼痛。

六气治肾法。治肾用吹，以鼻渐渐引长气，以口吹之。肾病者大吹三十遍，细吹十遍。治冷气腰疼，膝冷沉重，久立不得，阳道衰弱，耳内虫鸣。

六气治脾法。治脾用呼，以鼻渐渐引长气，以口呼之。脾病者大呼三十遍，细呼十遍。治冷气，壮热，霍乱，饮食不化，偏风麻痹，腹内结块。

六气治三焦法。嘻属三焦，三焦不和，嘻以理之。

呼吸养生，这就是气功。

气功并不神秘，只不过是按照季节的不同，调整呼吸不同的方式、呼吸的深度而已。呼吸也能养生！将呼吸转化为一种养生之术，中华大地之外，不知何处还有？

必须强调的是：气功是养生之法，不能作为一种信仰。

长沙马王堆，出土了帛书古医书，其中《天下至道》记载了"七损八益"的养生方法，介绍如下，供读者鉴赏。

八益：一曰治气，二曰致沫，三曰知时，四曰畜气，五曰和沫，六曰积气，七曰待盈，八曰定倾。

七损：一曰闭，二曰泄，三曰竭，四曰勿，五曰烦，六曰绝，七曰费。

八益中的第一益是治气。治气，实际上就是调整呼吸。

八益中的第二益是致沫。致沫，就是聚积口中的唾液。

八益中的第三益是知时。知时，就是知天时，将人时合于天时。

八益中的第四益是畜气。畜气，即积蓄精气、元气。

八益中的第五益是和沫。和沫，即混合口中的唾液。

八益中的第六益是积气。积气，即不断地积累精气。

八益中的第七益是待盈。待盈，即保持旺盛的精力。

八益中的第八益是定倾。定倾，即保持精神镇静。

七损中的第一损曰闭。所谓闭，指的是精道闭塞。

七损中的第二损曰泄。所谓泄，指的是精华遗泄。

七损中的第三损曰竭。所谓竭，指的是精力枯竭。

七损中的第四损曰勿。所谓勿，指的是力不从心，所用不能。

七损中的第五损曰烦。所谓烦，指的是精神烦乱。

七损中的第六损曰绝。所谓绝，指的是气血偏颇。

七损中的第七损曰费。所谓费，指的是精血耗费。

损，是有害的，是应该避免的。益，是有益的，是应该经常坚持的。七损，强调的是七个应该避免、医疗的症状；八益，强调的是应该注意，应该坚持的八种养生方法和手段。

七、跨越时空的针刺之术

针刺之术，从古至今，一直在沿用，一直在传承，这是跨越了时间！

中国的针刺之术，传到了非洲，传到了欧洲，传到了美洲，这是跨越了空间！

针刺之术可以止泻，马三立在相声中说："拉稀，针刺肚脐下面的关元穴，一针下去，肚里热乎乎的，拔出针，稀的不拉了，干的也不拉了。"

针刺之术可以止痛，马三立在相声中说："牙痛用针扎合谷扎下关，一针下去不痛了。合谷离牙齿二尺多远，怎么管的事？"

海湾战争期间的新闻中，看到美国军队的军医，用针刺的方法为军人治疗失眠。有人问：针刺为什么可以治疗失眠？这位医生回答：上帝知道为什么。

如果岐伯、黄帝的后人，会用太阳回归年的十二月来解释十二经络，会用太阳回归年的365日来解释365个穴位；如果岐伯、黄帝的后人，会解释针刺之术的基本点在于疏通气血，会解释针刺增温可以止痛、止泻，会解释针刺使气血畅通而医治失眠，合理解释之后，相信针刺之术会传遍世界的各个角落。

气理论，为中医所独有。睡眠与苏醒，《黄帝内经》是用卫气入阴、卫气入阳解释的。人为何早晨苏醒，晚上入睡？苏醒时为何眼睛先睁，入睡时为何眼睛先困？《灵枢·卫气行》中的答案是：卫气入阴，人会入睡；卫气入阳，人会苏醒。早晨卫气入阳，卫气入阳先入眼睛，所以人苏醒时眼睛先睁；晚上卫气入阴，卫气入阴先离开眼睛，所以人睡眠时眼睛先困。

治疗失眠的关键，在于疏通卫气。治疗失眠的穴位有：安眠穴、三间穴、百会穴、太冲穴、太溪穴、神门穴。针刺这些穴位会治愈失眠。

八、跨越时空的自然药物

西药有时间上的局限性！

20个世纪50年代，用5万单位的青霉素即可退热，到了21世纪，1000万单位的青霉素也退不了热。

为什么前后用量差距这么大？

答案是：西药用久了人体会产生抗药性！

西药起于人工合成，中药起于自然，是两种药物的根本差别。

以春夏秋冬四时为基准，植物药分出了四气——温热凉寒。以木火土金水五行为基准，植物药分出了五味——酸苦甘辛咸。分四气五味植物药，从古沿用至今，没有听说有什么抗药性。甘温之药进补，苦寒之药泻火，药性古今未变。

彝族医生用药分季节：春用叶，夏用花，秋用果，冬用根。

少数民族用药，产生了歌谣。下面介绍笔者在云南收集到的歌谣：

> 有毛能止血，有刺善祛风。
> 肿节治跌打，粘漓拨毒功。

藤茎粘风湿，中空消水肿。

花叶能升散，籽实专下行。

麻辣治蛇咬，芳香功止痛。

酸涩可收敛，甘味补气雄。

苦寒泻火热，辛辣善温中。

咸味能软坚，质重能镇静。

三月三，荠菜当灵丹。

识得千里光，全家不生疮。

家有地榆皮，不怕烧脱皮；家有地榆炭，不怕皮烧烂。

若要睡得好，常服灵芝草。

知母贝母款冬花，止咳化痰一把抓。

家有叶上花，不怕骨头碎成渣。

家有搜山虎，不怕肚子胀如鼓。

此处追加一个"萝卜通大便"的实例。这个实例是在汪曾祺先生的文集中看到的：一个人大便几天不通，生吃了一个白萝卜，当天大便就通了。

萝卜可以通大便，红枣、红薯也可以通大便，如此功能既可以跨越时间，也可以跨越空间。

莱菔子（萝卜籽）会泄气，谓予不信，可以试试。

自然药物源于自然，永远也不会产生抗药性！

一种草药（青蒿），向前跨一步，换回了一个诺贝尔奖。青蒿素得奖，当然是好事。可是，整个民族把目光死死地盯在这个奖项上，这就不是好事了。青蒿之外还有蒿，青蒿素之外是不是还有素？退热的植物药一大把，可不可以提取出退热的 X 素？止痛的植物药一大把，可不可以提取出止痛的 X 素？

自然药物还会为中华民族做出什么贡献？

自然药物还会为世界做出什么贡献？

这两个问题，是不是中医界，乃至整个民族思考的问题。

九、跨越时空的邪风论

邪风，是中华先贤的独特发现。

论邪风的《灵枢·九宫八风》，是中华先贤在理论上的独特贡献。

洪水可以杀人，邪风同样可以杀人。《灵枢·九宫八风》告诫人们，要像躲避弓箭、雷石那样，躲避邪风。

连年的疫病，研究者的目光死死地盯住了细菌、病毒，病毒、细菌当然可以引起疫病，但是，邪风同样可以引起疫病；关于这一点，似乎没有引起研究者注意。

"疫"与"疠"这两个字，是从甲骨文中出现的。从《史记》《汉书》到《资治通鉴》，记载了几十次大疫的发生。预报疫病，治疗疫病，中华文化、中医文化积累了丰富的经验。在气候异常、四时风向错乱的基础上预报疫病，在扶养正气的基础上治疗疫病。先贤们的经验，文化中的理论，后世子孙应该牢牢记住，而不应该轻易忘记。

"正气存内，邪不可干"是中华先贤写在《黄帝内经》中的话。"正气内虚，邪必相干"是笔者接着先贤继续说的话。扶养正气，"一正压百邪"，是医治邪风病的根本纲领。

十、跨越时空的数字化

古希腊大哲学家、大数学家毕达哥拉斯只是说了"一切都是数"这句名言，但并没有用数表达一切。

毕达哥拉斯只是说了"数的关键在单双"这句名言，但并没有指出单双之数的关键所在。

伟大的中华先贤为表达整个宇宙，创造了奇偶之数。洛书、河图中的两个圆〇●，就是一奇一偶。这两个圆〇●，彝语发音土鲁，汉语意思为宇宙。奇偶之数，合而论之可以论宇宙；奇偶之数分而论之，一可以论空间，二可以论时间；宇即三维空间，宙即一维时间。数表宇宙，是不是一切都是数?！奇偶之数一表时间，二表空间，是不是数的关键在单双?！

"一切都是数。""数的关键在单双。"在洛书、河图中可以得到清晰的答案。

奇偶之数组成了洛书，中华大地上的数字化，是从洛书、河图开始的。

起于洛书中的上九下一，延续于针经《灵枢》。《灵枢》在开篇之作《九针十二原》中指出，针经之纲纪在一与九。

河图中的奇偶之数，延续于《黄帝内经》。《素问》两次论四时五方时出现的"其数八""其数七""其数五""其数九""其数六"这五个奇偶之数。

这五个奇偶之数，也延续于《礼记·月令》与《吕氏春秋·十二纪》。

"徽幼习《九章》，长再详览。观阴阳之割裂，总算术之根源。"是大数学家刘徽在《九章算术·序言》中留下的结论。刘徽告诉后人，中华大地上的算术，发源于阴阳。阴阳奇偶，起源于洛书。

中国科学院院士吴文俊先生，在《东方数学的使命》一文中，对中西方数学做出了如下评价："一提到科学或者数学，脑子里想到的就是以欧美为代表的西方科学和数学。我要讲的是，除了以西方为代表的科学和数学之外，事实上还有跟它们完全不同的所谓东方科学与数学。"

文章中，吴文俊院士引用了美国计算机大师对中国数学的评价，原话如下："计算机数学是算法的数学，中国的古代数学是一种算法的数学，也是一种计算机的数学。"

吴文俊院士，对中国数学做出了如下结论："我们最古老的数学也是计算机时代最适合、最现代化的数学。"接着这句话继续说："我们最古老的医学也是最现代的医学。"

吴文俊院士的大作，发表在 2003 年 12 月 12 日《光明日报》上，被《新华文摘》转载，笔者是在《新华文摘》上看到的。

一切都是数，是从洛书出发的！

奇偶之数，是从洛书出发的！

时空一体，是从洛书出发的！

方与圆，是从洛书出发的！

五行五音，是从洛书出发的！

表达干支纪年表的干支，是从洛书出发的！

太阳回归年，是从洛书出发的！

两个永恒而常青的节令——冬至夏至，是从洛书出发的！

洛书对中华文化的贡献，是不是需要重新认识?！

洛书对中医文化的贡献，是不是需要重新认识?！

两种太阳历：《黄帝内经》的密码

——代后记

阮永队（以下简称阮）：刘老师，是什么原因使你写这部《五运六气简史》？

刘明武（以下简称刘）：众多中医继承者与热爱者都知道，五运六气是《黄帝内经》的基础理论，但在现实中，五运六气却成了千古难题——从古至今，研究者成千上万，弄懂者万不出一。

讨论五运六气，不能像"瞎子摸象"那样，以局部论全局，以一点论其余。更不能以书论书，以字论字，一定要明白一条根本道理：书中的道理在书外，人文的道理在天文，中医的道理同样在天文。要想真正弄懂五运六气，必须讨论太阳历演化史。弄懂了太阳历的演化，五运六气顷刻之间就有了清晰答案——五分钟之内，就会明白什么是五运，什么是六气。

阮：在没有图书馆，没有资料室的古代，中华先贤凭借什么条件，创造出了这部生命力常青的《黄帝内经》？

刘：《黄帝内经》的形成，不是形成于以书论书、以经论经、以字论字，不是形成于资料堆积，而是形成于以天文论人文，形成于以天文论中医。

《黄帝内经》形成的思路，是以天文论人文，以天文论中医；《黄帝内经》形成的方法，是太阳回归论阴阳论五行论四时论六气论八风论 A 论 B 论 CD，以月亮圆缺论虚实，以北斗星斗柄循环论正风邪风，以二十八星宿论如环无端的圆环。

离开了天文，《黄帝内经》就成了无源之水、无本之木。

离开了太阳回归、月亮圆缺、斗柄循环，根本无法打开《黄帝内经》的大门。

阮：太阳、月亮、北斗、二十八星宿，在《黄帝内经》中具有同等地位吗？

刘：非也！

《黄帝内经》的理论基础，主要是由两种太阳历奠定的。换言之，《黄帝内经》中百分之九十五的问题，是由两种太阳历解答的。剩下百分之五的问题，是由太阴历、北斗历、二十八星宿历解答的。两种太阳历——十月太阳历与十二月太阳历，是《黄帝内经》的密码。

阮：从何处入手，才能认识太阳历的基础性作用？从何处入手，才能认识其他几种历的基础性作用？

刘：从阴阳五行、天干地支、针经之纲纪的一与九，五行对应五方的时空观、脏腑的阴阳属性、脾主四时之末 18 日入手，来认识十月太阳历。彝族文化解释，洛书是用来表达十月太阳历的。现代科学都不能解释的经络与穴位，古代的中华先贤为什么能解释？因为古代先贤是以太阳历为基础认识经络与穴位的。一部针经，为何以一与九两个奇数为纲纪？因为一与九是洛书之数。洛书之数是表达十月太阳历的，首先是表达冬至夏至的。一阴一阳第一发源地是从冬至夏至出发的。

从四时、六气、十二月、十二律、十二经络、天地之正纪、《素问》中两次出现"其数八""其数七""其数五""其数九""其数六"这五个奇偶之数入手，来认识十二月太阳历。为什么以十二这个数字论经络？因为河图中的太阳历分十二月。为什么以三百六十五这个数字论人体穴位？因为太阳回归年的大数为三百六十五。

彝族文化解释，河图是用来表达阴阳合历的。阴阳合历以十二月太阳历为基础，融合了十二月太阴历与十二月北斗历。

十月太阳历在中原失传了！失传了十月太阳历，阴阳五行、天干地支就成了无法解释的玄学。《黄帝内经》中一系列基础性问题，都成了无解之难题。

阴阳五行详细的解释在正文中，十月太阳历的诸多贡献，正文都有详细解释。

太阴（月亮）历的基础性贡献是月圆月缺，由此演化出《黄帝内经》中的补泻原则——"月圆不补，月缺不泻"；由此演化出《黄帝内经》中的气血虚实——月圆气血满，月缺气血虚。

二十八星宿的基础性贡献是如环无端的形状。由此演化出《黄帝内经》的气血运行如环无端，十二经络首尾相接如环无端。

实际上，四时循环、五行循环都是如环无端的圆周运动。

应该记住的是，圆周运动的起始点在冬至，不是在立春。

阮：太阳历的技术性贡献在哪里？例如，一接触病人，马上可以采用的技术性标准是什么？

刘：最常用的技术性标准有两个：一是病因寒热的判断，二是病症虚实的判断。

有百病无百因，归根结底，只有寒热两种因。例如，六气中的风可以归结为寒风与热风，六气中的湿可以归结为寒湿与热湿。寒热的坐标在太阳！《灵枢·邪客》："天有冬夏，人有寒热。"医生一接触病人，见面的顷刻之间，就应该判断出病人的病因是寒还是热。苗医的寒热两纲辨证，值得我们借鉴。

有百病无百症，归根结底，只有虚、实两种症。虚实的坐标在太阳！《素问·宝命全形论》："天有寒暑，人有虚实。"医生一接触病人，见面的顷刻之间，就应该判断出病人的病症是虚还是实。"三不知"不可以为工的标准里，排位第三的是"不知虚实之所起"。

阮：为什么祖先会写，子孙不会读？祖先写出的经典，后世子孙为什么读不懂？

刘：造成如此困境的原因，是思路与方法的问题。中华先贤创造经典的思路是"书中的道理在书外，人文的道理在天文，中医的道理同样在天文"；而后世子孙读书的思路是"以人文论人文"，读书的方法是以经解经，以书解书，以字解字，完全忘记了天道的第一源头在太阳，完全忘记了阴阳的第一源头在太阳，完全忘记了五行唯一的源头在太阳。

以天文论人文，是中华先贤的创造思路；以太阳论之，以月亮论之，以北斗论之，是中华先贤的创造方法，认识了中华先贤的思路与方法，难懂的经典就会变成易学易懂的经典。

阮：历史性难题五运六气，用中华先贤的思路与方法也能轻易解答吗？

刘：当然！

惜字如金的《黄帝内经》，反复出现一个论断："知其要者，一言而终，不知其要，流散无穷。""知其要者"之要，就是太阳回归。明白了太阳回归，《黄帝内经》的一系列难题即可迎刃而解，包括五运六气。

五行出于十月太阳历！五行五运之五，是太阳回归年分出的五个时间段；五行之行、五运之运，是五个时间段内运行的五种气候。——用太阳回归解释五行五运，是不是可以"一言而终"？！

六气出于十二月太阳历！六气之六，是太阳回归年分出的六个时间段；六气之气，是六个时间段内运行的六种气候。——用太阳回归解释六气，是不是可以"一言而终"？！

《易经·系辞上》有一句至理名言："易简而天下之理得矣。"彝族文化里有一句至理名言："真传一句话，假传万卷书。"两个论断，一个意思：大道至简。凡是不简不易、云山雾罩、似是而非的长篇大论，均可以视为是文字垃圾。

阮：现实生活中，如何运用五运六气判断气候的正常与异常？

刘：为判断气候的正常与异常，中华先贤创造出了多种判断标准：五运六气是一种，四时五行是一种，九宫八风是一种。多种判断标准中，最容易掌握的有两种：一是四时五行，二是九宫八风。

纯粹的五行，需要计算。冬至过后的第四日开始算第一行即木一行，木一行72日之后是火一行，火一行72日之后是土一行，土一行72日之后是金一行，金一行72日之后是水一行的72日。为什么要在冬至过后的第四日开始算第一行，因为十月太阳历冬至过大年，大年过三日。五行是太阳回归年去尾数一分为五的结果。五行之分，还涉及夏至。夏至过小年，小年过两日，闰年过三日。如此计算，五行之间就不能连续计算。说起来简单，真正计算起来就很麻烦。

还好《素问·金匮真言论》把四时与五行对应：春夏秋冬四时对应木火土金水五行；春对应木一行，夏对应火一行，秋对应金一行，冬对应水一行；四时之末的四个18日对应土一行。用四时代替五行，就可以轻松顺利地去判断气候的正常与异常了。

春暖为正常，春热、春凉、春寒都属于异常；

夏热为正常，夏暖、夏凉、夏寒都属于异常；

秋凉为正常，秋暖、秋热、秋寒都属于异常；

冬寒为正常，冬暖、冬热、冬凉都属于异常。

另一种标准就是《灵枢·九宫八风》。八风之八，指的是"分至启闭"八节。分，春分秋分；至，冬至夏至；启，立春立夏；闭，立秋立冬。八风之风，即八节八种风向。风向非常容易判断：

冬至，正风为北风，东风、西风都是邪风，南风为大邪风。

夏至，正风为南风，东风、西风都是邪风，北风为大邪风。

春分，正风为东风，南风、北风都是邪风，西风为大邪风。

秋分，正风为西风，北风、南风都是邪风，东风为大邪风。

立春立夏立秋立冬，"四立"之时的风向文中已有介绍，此处不再介绍。

邪风一定会引起疫病！一点商量的余地都没有。

邪风会引起流行性疫病，这一标准是中华先贤给子孙留下的理论财富。风会引起流行性疫病，这一标准是中华先贤对人类的巨大贡献。

六气本身就有两套标准：一是太阳回归年的十二个月，一分为二：前六个月为阳六气，后六个月为阴六气；二是以两个月为单位将十二月一分为六，分为一之气、二之气、三之气、四之气、五之气、六之气。彝族文化称为萌气、生气、长气、沉气、收气、藏气。两套标准，以谁为准？所以，六气与四时相较，还是用四时为判断标准为上；六气与八风相较，还是用八风为判断标准为上。

阮：《素问·八正神明论》中出现的"移光定位"是什么意思？

刘：《黄帝内经》中的"移光定位"，等同于《周髀算经》中的立竿测影。用日影的移动，来区分寒暑、四时、八节、二十四节气，来确定太阳回归的完整过程。"移光定位"，定的是时间，定的是气候，定的是《黄帝内经》的大根大本。

《素问·上古天真论》开篇处要求养生者要"和于术数"，何谓术数？太阳历就是术，四时之四、八节之八就是数，以此类推，二十四节气中的二十四、七十二候中的七十二，就是数。"和于术数"的真谛，就是要求养生者要和于太阳历的节令。

《素问·六节脏象论》："行有分纪，周有道理，日行一度，月行十三度而有奇焉。故大小月三百六十五日而成岁，积气余而盈闰矣。立端于始，表正于中，推余于终，而天度毕矣。"其中的"立端于始，表正于中"，指的也是立竿测影。"故大小月三百六十五日而成岁"这一数据就是太阳回归年时间长度的数据。

请看，离开了太阳历，会打开《黄帝内经》的大门吗？离开了太阳历，会理解《黄帝内经》吗？

阮：《素问·刺法论》反复出现"刚柔"一词。"刚柔"是什么意思？"刚柔失守"是什么意思？"刚柔相济"是什么意思？

刘："刚柔"一词，最早是在《易经》中出现的。"刚柔"一词的解释，最早是在《易经·系辞上》出现的。《易经·系辞上》："刚柔者，昼夜之象也。"《周髀算经·陈子模型》："昼者阳，夜者阴。"以刚柔论昼夜，以昼夜论阴阳，等量代换，刚柔即阴阳。

"刚柔失守"，即阴阳错乱。《灵枢·刺节真邪》："阴阳者，寒暑也。"阴阳错乱，即寒暑失序。寒暑失序，要引发疫病。用《素问·刺法论》中的话说是："天地迭移，三年化疫。"该寒不寒，该热不热，这就是天地迭移。天地迭移即寒暑失序，即刚柔失守。连续三年刚柔失守，就会引发疫病。

中医文化也讲"刚柔相济"。刚柔者，水火也，心肾也。刚柔相济，指的是心肾相交，水火相济。

阮：从古至今，有"医易同源"之说，"医易同源"同在何处？

刘："医易同源"同在太阳历上。《易经》的基础是六十四卦，六十四卦的根源在八卦，八卦表达的是太阳历八节。先秦诸子中的尸子，留下《尸子》一书。《尸子》解释八卦，解释出了太阳历八节："伏羲氏画八卦，别八节而化天下。"《灵枢·九宫八风》中的八节，既是北斗历八节，也是太阳历八节。"医易同源"，是其一。

《素问》的开篇之作《四气调神大论》强调养必须合于四时之序，《易经·乾文言》强调生产生活必须"与四时合其序"。"医易同源"，是其二。

《灵枢·九宫八风》中的八节，既是北斗历八节，也是太阳历八节。"医易同源"，是其三。

《黄帝内经》讲五行，《帛书易经》也讲五行。《帛书周易·二三子》："德与天地始，必顺五行。""医易同源"，是其四。

洛书为针经贡献出了一与九之纲纪，河图为《素问》贡献出了"八、七、五、九、六"五个奇偶之数；《易经》同样讲河图洛书。《易经·系辞上》："河出图，洛出书，圣人则之。""医易同源"，是其五。

《易经》讲阴阳，最终落脚于太阳月亮；《易经·系辞上》："一阴一阳之谓道。阴阳之义配日月。"《黄帝内经》讲阴阳，最终同样落脚于太阳月亮；《素问·阴阳离合论》："日为阳，月为阴。""医易同源"，是其六。

《易经》讲寒暑循环，《易经·系辞下》："寒往则暑来，暑往则寒来，寒暑相推而岁成焉。"《黄帝内经》同样讲寒暑循环，《素问·气交变大论》："阴阳之往复，寒暑彰其兆。"《灵枢·刺节真邪》："阴阳者，寒暑也。""医易同源"，是其七。

阮：《伤寒论》与五运六气有关系吗？

刘：有！

五运六气与《伤寒论》的产生有着源流关系。

张仲景在《伤寒杂病论·序》中写到，由于疫病流行，他的家族原有200多人，自汉献帝建安纪年（196）以来，不到10年的时间，就有2/3死亡，其中70%死于伤寒。汉代的疫病流行，当时没有细菌一说。疫病的病因，主要论气候异常。

由体外之因，到体内之病，病因在伤寒！《难经·五十八难》："伤寒有几，其脉有变否？然：伤寒有五，有中风，有伤寒，有湿温，有热病，有温病，其所苦各不同"。请看伤寒病病因有五种——风、寒、湿温、热、温。病在人体之内，病因是不是在人体之外的气候之中？！

张仲景以气候错乱论伤寒，留下了 113 （一说 114）个药方。后世子孙，学习《伤寒论》，学习的重点在药方，完全忘记了一条基本道理：病在人体之内，病因在人体之外。

"失时反候者，百病不治。"希望千千万万个中医继承者，一定要记住《黄帝内经》中的这一条根本道理。

阮：如何看待"中医不科学"这一评价？

刘：这一评价是外行人说的外行话！

中医的基础不是出于自然科学，而是出于自然法则。自然科学是人的认识，自然法则是客观存在。人的认识有局限性！牛顿力学之后为什么会出现爱因斯坦的相对论；相对论之后为什么会出现玻尔的量子力学……正面的评价为不断进步，正确的评价应该是：人的认识有局限性，人的眼睛没有发现规律与永恒。

日影长短两极的变化没有局限性，日出日入南北两极的变化没有局限性，有的是永恒性与常青性；换言之，太阳没有局限性，有的是永恒性与常青性。天地之道抽象于此，一寒一暑、一阴一阳抽象于此。天道阴阳，是客观存在的自然法则，这里是中华文化、中医文化的基础。明白了这一点，才会建立文化自信心。明白了这一点，才会明白当代一流的物理学家为什么会高度评价阴阳太极图。

图书在版编目（CIP）数据

五运六气简史 / 刘明武著. -- 长沙 ： 湖南科学技

术出版社，2025. 5. -- ISBN 978-7-5710-3172-5

Ⅰ. R226

中国国家版本馆 CIP 数据核字第 2024TH5130 号

WUYUN LIUQI JIANSHI

五运六气简史

著　　者：刘明武

出 版 人：潘晓山

责任编辑：李　忠 杨　颖

出版发行：湖南科学技术出版社

社　　址：长沙市芙蓉中路一段 416 号泊富国际金融中心

网　　址：http://www.hnstp.com

湖南科学技术出版社天猫旗舰店网址：

　　　　　http://hnkjcbs.tmall.com

邮购联系：0731-84375808

印　　刷：湖南省众鑫印务有限公司

　　　　　（印装质量问题请直接与本厂联系）

厂　　址：湖南省长沙市长沙县榔梨街道梨江大道 20 号

邮　　编：410100

版　　次：2025 年 5 月第 1 版

印　　次：2025 年 5 月第 1 次印刷

开　　本：710 mm×1000 mm　1/16

印　　张：23.5

字　　数：417 千字

书　　号：ISBN 978-7-5710-3172-5

定　　价：168.00 元